LUGU JIBING WAIKEXUE

颅骨疾病外科学

/// 主编 刘献志 闫东明

郑州大学出版社

图书在版编目(CIP)数据

颅骨疾病外科学／刘献志，闫东明主编. — 郑州：郑州大学出版社，2023. 5
ISBN 978-7-5645-9327-8

Ⅰ. ①颅…　Ⅱ. ①刘…②闫…　Ⅲ. ①颅 - 外科学　Ⅳ. ①R651.1

中国版本图书馆 CIP 数据核字(2022)第 252794 号

颅骨疾病外科学
LUGU JIBING WAIKEXUE

策划编辑	李龙传	封面设计	王　微
责任编辑	薛　晗	版式设计	王　微
责任校对	张彦勤	责任监制	李瑞卿

出版发行	郑州大学出版社	地　　址	郑州市大学路 40 号(450052)
出 版 人	孙保营	网　　址	http://www.zzup.cn
经　　销	全国新华书店	发行电话	0371-66966070
印　　刷	河南瑞之光印刷股份有限公司		
开　　本	787 mm×1 092 mm　1 / 16		
印　　张	15.75	字　　数	375 千字
版　　次	2023 年 5 月第 1 版	印　　次	2023 年 5 月第 1 次印刷

书　　号	ISBN 978-7-5645-9327-8	定　　价	126.00 元

作者名单

主　审　张志强　保建基

主　编　刘献志　闫东明

副主编（按姓氏笔画排序）

王树凯　王俊宽　孙红卫　杨波　翟　广　魏新亭

编　委（按章节顺序排序）

白亚辉　余　斌　赵亚鹏　王艳敏　于　洋　张风江

陶晓刚　李雪元　罗文正　占益平　朱旭强　赵培超

吴力新　陈　煜　景戈翰　王正锋　甄英伟　郭社卫

杨帅鼎　周广通　张保建　梁军鑫　丁江伟　周　刚

耿俊杰　李　远　郭世超　董　阳　刘鹏飞　林文阳

梁军鑫　李东朋　郭孟果　田　毅　杜　伟　张龙洲

赵有让　耿杰峰　郭松波　李天豪　王　蒙　丁大领

前　言

历经几代人孜孜不倦的艰苦奋斗，我国神经外科取得了长足的发展，特别是近些年，神经外科的亚专业取得了令人折服的跨跃性进展，如功能神经外科、介入神经外科、颅底外科、脊髓脊柱神经外科、小儿神经外科等表现尤为突出。这些专科不但临床应用进步傲人，还有很多专著问世。最近，有关胎儿神经外科疾病正在引起有关专家的关注。但是，各个分支的发展一般都不会是齐头并进的，颅骨疾病进展就相对滞后。可以这样说，由于神经外科医生经常做开颅手术，对颅骨的解剖结构是非常熟悉的。但对颅骨疾病，除了颅骨损伤容易诊治以外，对其他颅骨原发和继发疾病，由于其发病率低，大多数病变缺乏典型的临床表现和影像学特征，又缺乏相应的参考书，以及平时对颅骨疾病重视不够，使年轻医生甚至经验比较丰富的高年资医生，做出术前准确诊断变得异常困难。像颅内脑膜瘤、皮样及表皮样囊肿等是临床上常见的病变，诊断相对容易，若发生于颅骨，诊断就比较困难了。所以颅骨疾病的术前误诊率远高于颅内疾病。颅颈连接区的先天及后天异常也是神经外科常见的颅骨相关疾病。多年来我们对该区病变做了一些工作，取得了一些体会和进步。但对复杂畸形，涉及严重四肢瘫和延、颈髓受累者，仍有许多难题需要进一步探索。因此迫切需要有对颅骨疾病进行比较详细叙述的书籍，供广大神经外科医师参考，以解决临床应用中的困惑。

鉴于以上原因，我们在日常临床工作中特意积累了一些包括颅盖骨、颅底骨以及颅颈连接区颅骨疾病的相关资料。经过反复商讨，决定以这些资料为基础编纂成书，以供参考。

本书共分七章，内容涵盖颅骨的基本知识及应用解剖、先天性疾病、后天发育异常、外伤、肿瘤、感染等疾病。各章节的撰写者绝大多数是具有博士学历的主任医师或副主任医师。同时，编写过程中参阅了大量近代国内外文献，力求图文并茂、文字简练、内容充实、详尽实用，并能准确反映现代医学水平。初稿完成后，交由审校人审改。经历两年半时间，三修其稿，最后经编委会审阅定稿。

本书中的病理资料由郑州大学第一附属医院病理科张红燕副主任医师和胡培珠主治医师提供，在此表示感谢！

由于编者知识水平及临床经验有限，疏漏和错误之处在所难免。恳请广大同仁批评斧正。

刘献志　闫东明

2023 年 1 月

目 录

第一章 颅骨的结构及影像解剖

第一节 颅骨的胚胎及发育过程

解剖上,通常将颅骨分为脑颅和面颅两部分,两者以经过眶上缘和外耳门上缘的连线为分界线。脑颅又分为由软骨化骨而成的颅底部分和由膜性成骨而成的颅盖(颅顶)部分(也称颅骨穹窿部)。出生时,颅骨穹窿的骨头是单层的,在第4年左右出现中间的板障,变为由内板、板障、外板3层构成颅盖骨雏形。颅骨穹窿骨的发育是一个漫长的过程,在胚胎发育早期开始,至成年期完成。

在胚胎期的前8周。间充质阶段或预凝结阶段的上皮-间充质转化形成间充质细胞,进而形成颅骨穹窿。第二个阶段是胎儿期,即从胚胎期结束到出生这一段时间。在这一阶段,原始膜性颅骨形成的膜内骨化开始。各块颅骨之间由致密结缔组织构成的颅缝相连接,颅缝作为膜内骨生长的位点,在颅骨的发育过程中起着至关重要的作用。同时,颅骨通过移位和骨的重塑而不断地生长和发育。

一、胚胎期

1. 间充质细胞的形成　在妊娠前4周内,胎儿头部有两个间充质的来源,主要是未分割的轴旁中胚层和颅神经嵴,这一过程称为上皮-间充质转化,即上皮细胞变为间充质细胞的过程。在妊娠第3周结束时,上皮细胞产生的间充质细胞通过原始条带迁移形成第三胚层——中胚层。在脊索和神经管两侧的中胚层增生形成近轴中胚层的纵柱。第3周末,近轴中胚层分化并开始形成体节,体节分化为骨节。体节首先出现在胚胎未来的枕叶区域。中胚层从头侧到第一个体节形成7个颅节。随着发育,中胚层变得更加分散,作为头部间质松散地填满正在发育的头部。

2. 间充质细胞的凝结　颅骨的发育开始于间充质细胞的凝结,这些间充质细胞包围着发育中的大脑并含有骨祖细胞。在骨形成的部位,间充质细胞紧密聚集形成间充质凝结。当该区域变得高度血管化时,一层膜就形成了。间充质细胞的凝结也标志着软骨形成或膜内成骨的特异性选择基因的开始。在妊娠第4周,头间充质发育形成外胚层囊的基部,这是颅骨形成的最早证据。与此同时,枕部骨节的间质集中在发育中的后脑下的脊索周围。从这个区域开始,间充质凝结向头部延伸,形成了大脑的底板。在妊娠第5周,产生膜性脑颅的间充质。首先在发育的大脑周围形成一个囊膜,被称为原始膜或原发膜。这是颅顶的第一个迹象,出现在妊娠30 d左右。它们由颅骨两侧的间充质弯曲板组成,并逐渐延伸,彼此融合,它们也会延伸到颅骨的底部,成为颅底的一部分。

二、胎儿期

骨形成的过程称为骨化。正常、健康的骨组织形成有两个过程:①膜内成骨是指骨细胞直接沉积到原始的结缔组织(间充质);②软骨化成骨,即软骨作为骨的前体,而后由骨细胞沉积而成骨。原始的脑膜分为外层和内层,外层的原始脑膜形成原始硬膜,原始的硬膜形成膜内成骨的骨化中心,由骨化中心向外周形成颅顶骨。而在颅底,首先是软骨的形成,然后由软骨化成骨,骨化形成颅底骨。骨缝是在胚胎发育过程中形成的,位于颅骨的膜性骨附近,是连接相邻骨的柔性纤维组织。硬膜的反折和骨缝的方向是一致,大脑镰和小脑幕的结合,形成了矢状缝和人字缝。一旦骨缝形成,骨发育的第二个阶段就开始了。在这个阶段中,颅骨的快速生长是通过每个骨域周围的骨祖细胞的增殖和分化来实现的,这个过程被称为成骨前缘。在出生时,所有的颅顶骨都是被骨缝分隔开的,出生后骨缝处开始骨化。

出生后,颅顶骨在第一年生长较快,然后生长速度变慢,大约在7岁左右,颅骨完全发育成和成人的形态基本一致。颅底骨的生长由蝶、筛骨的前部开始,在出生后5年内基本发育成熟,但蝶枕交界处的软骨可持续生长至15岁左右才停滞。

第二节 颅骨骨孔及通过骨孔的结构

脑颅可分为颅顶和颅底。各类神经和血管经颅骨的孔道进出颅腔,其中尤以颅底的孔道较多,多种病变累及这些孔道,导致相应的症状。这些颅骨的孔道多形状复杂,从颅内和颅外观察同一孔道,其开口形态变化较大。

一、颅外面观

(一)前面观

从前面观察(图1-1),常见的孔道(从上至下)如下。

1. 眶上孔　位于眶上缘的外侧2/3处,有时未形成完整骨孔,其下部开放,被称为眶上切迹。该孔或切迹内有眶上神经和血管走行。

2. 眶上裂　由蝶骨大翼、小翼和蝶骨体围成的三角形狭长裂隙,其走行方向为由外向内并逐渐向下倾斜。该裂隙内动眼神经、滑车神经、外展神经及三叉神经第一分支眼神经从此出颅。

3. 视神经管　位于蝶骨小翼和蝶骨体交界处，呈卵圆形，其内有视神经和眼动脉通过。

4. 眶下裂　由蝶骨大翼、上颌骨的眶面、腭骨眶突、颧骨及蝶骨体围成的狭窄的裂隙。该裂隙内有颧神经、上颌神经的眶下支和颧支、上颌动脉分支及眼下静脉走行。

5. 眶下孔　位于上颌骨眶面的眶下缘中份下方约 1 cm 处，其内有上颌神经的眶下支及眶下血管走行。

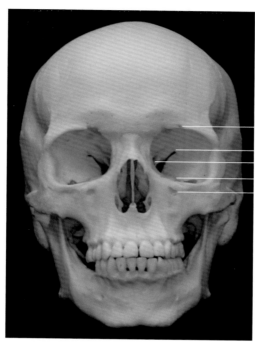

图 1-1　颅外面观(前面观)

（二）顶面观

从顶面观察(图 1-2)，无较大的骨孔，常可见位于颅顶骨上的小骨孔，其中位于顶骨上的顶孔较明显，一般在近矢状窦附近，其中是引流至上矢状窦的导静脉。

（三）侧面观

从侧面观察(图 1-3)，可见位于颞骨内的外耳门，由颞骨的鼓部、鳞部和乳突部围成，是外耳道通往外界的开口。另外，在枕乳缝附近或者缝内可见有乳突孔，其内走行导静脉至乙状窦。

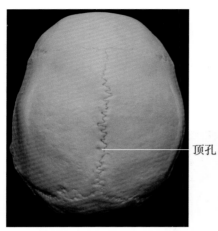
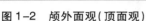

图1-2　颅外面观(顶面观)

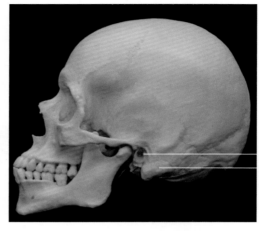

图1-3　颅外面观(侧面观)

（四）底面观

从底内面观察（图1-4），自前向后依次有下列孔隙。

1. 切牙孔　位于中切牙的后面，其内有鼻腭神经和腭大血管的分支。

2. 腭大孔　位于腭横缝外侧腭缘附近，其内有腭大神经及血管分支。

3. 卵圆孔　位于棘孔的内侧，破裂孔的外侧，蝶骨大翼的颞面，其内有三叉神经的第三支经此出颅。

4. 棘孔　位于卵圆孔的外侧，其内有脑膜中动脉。

5. 破裂孔　位于蝶骨、枕骨和岩骨的交界处，其下端有纤维软骨封闭，形成颈内动脉管的下壁，其内无重要神经、血管走行。

6. 颈动脉管　位于颞骨的岩部、破裂孔的后外方，其为颈内动脉进入颞骨的入口。

7. 颈静脉孔　由枕骨的颈静脉突和颞骨岩部围成的大而不规则的裂隙，其内有舌咽神经、迷走神经、副神经及岩下窦、颈内静脉。

8. 茎乳孔　位于颞骨茎突的后方，二腹肌沟的前方，其内有面神经的主干及茎乳动脉。

9. 枕大孔　位于枕骨前正位，为卵圆形，前窄后宽，是颅骨最大骨孔，其内有延髓、脑膜、脑脊液、椎动脉、副神经通过。

10. 舌下神经管　位于枕髁的上方，从后上向前下走行，内有舌下神经出颅。

11. 髁管　位于枕髁后方，枕骨的后下面，内有导静脉。

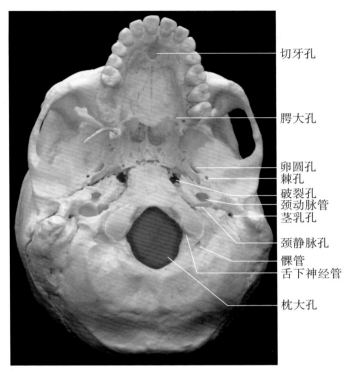

切牙孔

腭大孔

卵圆孔
棘孔
破裂孔
颈动脉管
茎乳孔

颈静脉孔

髁管
舌下神经管

枕大孔

图1-4 颅底面观(外面观)

二、颅内面观

从颅骨的内侧面,以蝶骨嵴和岩骨嵴为界,可以将其分为前颅窝、中颅窝和后颅窝,前颅窝的底最高,后颅窝的底最低(图1-5)。

(一)前颅窝

由额骨、筛骨和蝶骨小翼组成,从前向后分别为以下裂隙。

1. 盲孔 位于鸡冠与额嵴之间的凹陷处,其内有导静脉走行。

2. 嗅丝裂孔 位于筛顶的多个细小的孔道,嗅神经的嗅丝在其内穿行。

3. 视神经管内口 由位于内侧的蝶骨体、上方的蝶骨小翼及外下方的视柱围成,其内有视神经和眼动脉走行。

(二)中颅窝

由蝶骨大翼和颞骨岩部组成,从前向后,从外至内有以下裂孔。

1. 眶上裂 由蝶骨大翼、小翼和蝶骨体围成的三角形狭长裂隙,其走行方向为由外向内并逐渐向下倾斜。该裂隙内有动眼神经、滑车神经及三叉神经第一分支眼神经走行。

2. 圆孔 位于眶上裂后方,卵圆孔前方,向前部走行,其内有三叉神经第二支。

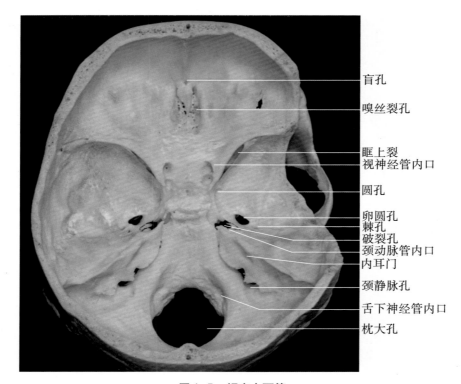

盲孔

嗅丝裂孔

眶上裂
视神经管内口

圆孔

卵圆孔
棘孔
破裂孔
颈动脉管内口
内耳门

颈静脉孔

舌下神经管内口

枕大孔

图1-5　颅底内面管

3.卵圆孔　位于棘孔的内侧,破裂孔的外侧,蝶骨大翼的颞面,其内有三叉神经的第三支。

4.破裂孔　位于蝶骨、枕骨和岩骨的交界处,其下端有纤维软骨封闭,形成颈内动脉管的下壁,其内无重要神经血管走行。

5.棘孔　位于卵圆孔的外侧,脑膜中动脉经此孔入颅。

6.颈动脉管内口　位于颞骨的岩部、破裂孔的上方,其为颈内动脉进入海绵窦的入口。

（三）后颅窝

由枕骨、蝶骨和颞骨岩部后方组成,从前向后,从外至内有以下裂孔。

1.内耳门　位于颞骨岩部后方,后颅窝的外侧壁,颈静脉孔的前上方,其内有面神经、前庭蜗神经(位听神经)及迷路动脉。

2.颈静脉孔　由枕骨的颈静脉突和颞骨岩部围成的大而不规则的裂隙,其内有舌咽神经、迷走神经、副神经及岩下窦、颈内静脉。

3.舌下神经管内口　位于枕髁的上方,从后颅窝内指向前外侧,舌下神经由该管出颅。

4.枕大孔　位于枕骨前正位,为卵圆形,前窄后宽,其内有延髓、脑膜、脑脊液、椎动脉。副神经的脊髓根上行经枕大孔入颅与延髓根汇合,之后进入颈静脉孔。

第三节 颅骨的重要标志及其体表投影

颅骨的表面覆盖皮肤、皮下组织,部分肌肉,隔着头发及皮肤可触及颅骨的一些骨性标志,某些皮肤表面的标志亦可定位颅骨的一些重要结构。颅骨包绕脑组织形成颅腔,颅骨的一些重要标志常常对应颅内或者脑表面的一些重要神经、血管。因此,学习颅骨的重要标志及体表投影,可以定位颅内的重要结构。一部分颅骨的标志在体表可以触及,一部分在显露颅骨后才能辨认(图1-6、图1-7)。

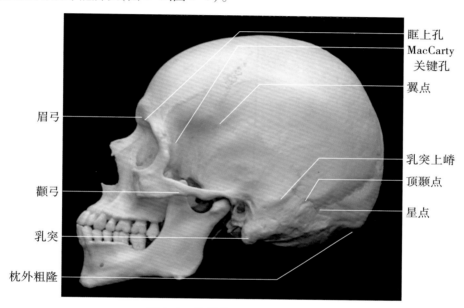

图1-6 颅骨的重要标志(侧面)

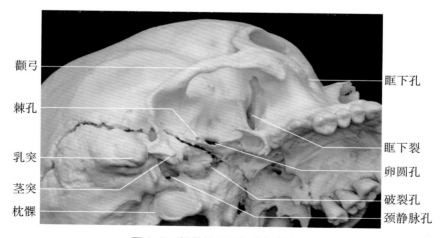

图1-7 颅骨的重要标志(后侧面)

一、体表触及

1. 眉弓　位于眶上缘的上方，额结节的下方，呈弓形隆起，一般位于眉毛的深部，在体型较瘦小的人可较明显，其对应大脑额叶的底面，是前颅底的平面，中线两侧有额窦夹于内外板之间。

2. 颧弓　由颞骨颧突和颧骨的颞突组成，面神经的主要分支位于颧弓下方。手术时，耳前切口位置如果低于颧弓下缘，有损伤面神经主要分支的风险。

3. 耳屏　位于耳郭前方的扁平凸起。颞浅动脉主干位于其前方约 1 cm，在行动脉搭桥时，可由此由近及远触摸颞浅动脉。面神经额支距离耳屏前方大于 1 cm，因此手术时，切口应位于耳屏前方 1 cm 以内，防止损伤面神经。另外，面神经主干约走行于耳屏与乳突尖连线的中位平分线上，有助于寻找面神经主干。

4. 乳突　位于耳垂的后方。其后内方为二腹肌后腹附着处，称为二腹肌沟，二腹肌沟的位置大约为乙状窦在颅骨表面的投影。另外，乳突和下颌角的连线的中点处，为枕大神经的位置。

5. 枕外粗隆　位于枕骨外面最突出的隆起，与枕骨内面的窦汇相对应。颧弓根部与枕外粗隆的连线，相当于上项线的位置，约为横窦的投影。

二、显露颅骨

1. 眶上孔　有时未成孔，又称为眶上切迹，位于眶上缘中、内 1/3 交界处，其内有眶上血管和神经，在眶额部开颅时，开颅部位位于眶上孔外侧时一般不会打开额窦。

2. MacCarty 关键孔　位于三缝结合处（即额颧缝、蝶颧缝和额蝶缝结合处）的后方5 mm 处的额蝶缝上，钻开此孔后可同时显露额部硬膜及眶内骨膜，是额颞眶颧开颅的关键孔。

3. 翼点　为额、顶、颞、蝶四骨的汇合之处，位于颧弓中点上方约两横指处，呈 H 型，是颅骨较薄弱的部位，其内侧面形成包绕脑膜中动脉额支的骨沟，在受到外伤后，骨折线经过该处，导致动脉破裂出血，是硬脑膜外血肿的主要责任血管。

4. 乳突上嵴　也称为颞线，为外耳道后上方，颧弓向乳突上方延伸形成的骨嵴，代表了中颅窝底部水平。其与鳞状缝的交界位于岩骨嵴的外侧端。

5. 顶颞点　鳞状缝与顶乳缝的交界点，乙状窦和横窦交界区的前缘在其深面。

6. 星点　位于人字缝、顶乳缝和枕乳缝的交界处，通常位于横窦和乙状窦交界处的下表面，此处钻孔通常可显露横窦及乙状窦交界处的内侧。

7. 茎突　为颞骨鼓部下方的针状细骨。恰位于面神经出茎乳孔处前方。在侧方观察时，颈内动脉管的外口位于茎突的内侧，术中切除茎突及其附着的肌肉可显露颈内静脉和颈静脉球的结合处及颈内动脉进入岩骨处。

8. 枕髁　由枕髁部的外表面突出部分与寰椎形成关节，位于枕大孔的前半外侧，呈卵圆形，向下突出，面向下外侧，其轴指向前内。椎动脉绕过枕髁进入枕大孔，髁导静脉经枕髁进入颈静脉球。

三、体表投影

为了判断颅内重要的脑沟、脑回和脑裂的走行,人为地在脑表面标记数条直线,可通过这些直线判断它们的大概位置。其中最常用的为 Rhoton 教授所标记的体表投影线(图1-8)。

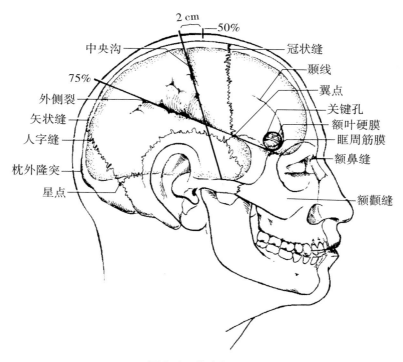

图1-8 体表投影线

手术铺单前常用的头皮表面标志包括冠状缝、矢状缝、人字缝、中央沟、外侧裂、翼点、枕外粗隆、星点和关键孔。

首先标记鼻根、枕外粗隆和额颞点,然后确定外侧裂和中央沟的位置,鼻根位于中线上鼻骨和额骨的连接处,枕外粗隆为窦汇在颅外的骨性隆起,额颞点位于颧弓上缘与眶外侧连接处上方2.5 cm的眶缘处,恰位于眶外缘和上缘的连接处的下方。然后在矢状缝上画一条线,利用软尺量出鼻根至枕外粗隆的距离,并标出连线的中点和后3/4点(50%和75%点)。

外侧裂位于从额颞点沿头部外侧面向后至3/4点的连线上,翼点在颞部大致相当于蝶骨嵴的外侧端,位于外侧裂线上额颞点后方3 cm处。中央沟的确定根据两点,即上中央沟点和下中央沟点,上中央沟点位于正中矢状线上鼻根至枕外粗隆连线中点后方2 cm,下中央沟点位于颧弓上缘中点至上中央沟点连线与外侧裂线的交点处。连接上下中央沟点,即为中央沟的位置。

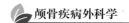

第四节　颅腔容积及头围

一、颅腔容积

颅腔内容物中 87% 为脑组织,9% 为脑脊液,余下的 4% 为血液。

成人颅腔容积为 1 400 mL 左右。成人脑组织容积为 1 250 mL。成人脑脊液总量为 100 ~ 150 mL,每天分泌 400 ~ 500 mL,不断循环,脑室、脑池及颅内蛛网膜下腔空间约 75 mL,脑脊液 75 mL。脑脊液的分泌和循环受多种因素影响。不同年龄的幼儿,尚缺乏具体数字。

二、头围

头围是用软卷尺齐双眉上缘,后经枕骨结节,左右对称环绕 1 周。新生儿头围平均 34 cm,前半年增加 8 ~ 10 cm,后半年增加 2 ~ 4 cm,第二年仅增加 2 cm,2 岁时达 48 cm,5 岁时 50 cm,15 岁时接近成人头围,54 ~ 58 cm。

头围标准表如下:

1 ~ 6 个月时体重(kg)= 出生体重(或 3 kg)+月龄×0.6(kg)。

7 ~ 12 个月体重(kg)= 出生体重(或 3 kg)+月龄×0.5(kg)。

2 ~ 10 岁体重(kg)= 年龄×2+7(或 8)。

成年女性的头围 54 ~ 58 cm,成年男性的头围 56 ~ 60 cm。

婴儿头围标准计算公式:头围 = 身长(cm)×4/10+15。

头围的大小与脑的发育密切相关,头围测量可作为儿童智力发育的指标之一。头围测量在 2 岁前最有价值,头围过大常见于脑积水和佝偻病后遗症,过小见于脑发育不全及小头畸形。

第五节　颅骨的影像检查

对颅骨疾病的诊断,CT 是最常用的影像检查,利用 CT 做横断成像扫描,标准的是以眶耳线为基线,层厚 5 mm,连续向头顶部扫描。为了获得更细微的图像,可采用层厚 1 mm,行冠状位和矢状位重建。颅骨和颅骨气房的观察,一般采用+300 的窗位,1 000 ~ 2 000 的窗宽观察。一般颅底病变对颅骨的侵犯较多,多采用颅底 CT 检查。颅顶骨的病变较少见,但需要分辨一些正常的结构或变异。颅骨的 3D 重建对观察颅骨的骨折具有特殊的优势(图 1-9)。

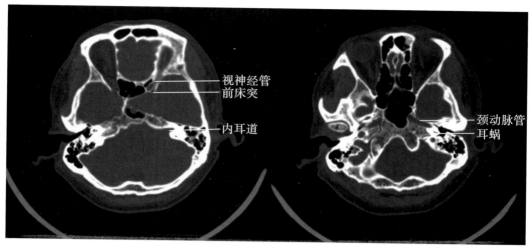

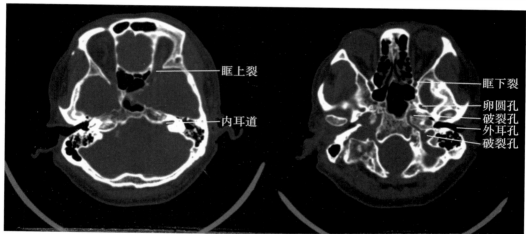

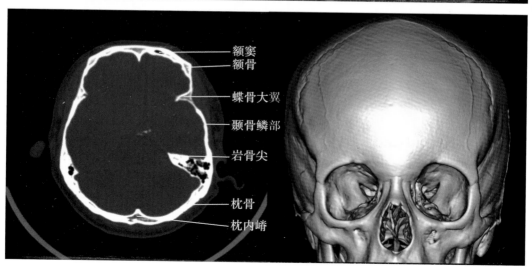

图 1-9　标记了常见正常颅骨的断层影像解剖和 3D 重建影像

　　X 射线对颅骨疾病的检查目前已经越来越少应用。正常头颅因个体、年龄和性别而有明显差别,一般表现在几个方面:颅壁,颅缝,颅骨压迹,蝶鞍,岩骨内耳道及生理性钙化。成人颅骨较儿童厚,且颅骨的各部分厚薄也不一致。由于颅骨由内板、外板及中间的板障构成,在 X 射线上呈两边密度高,中间密度底。颅盖骨的骨缝在 X 射线上较容易辨别,呈锯齿状,儿童较清晰,位置较固定,不可误认为骨折线。颅骨的压迹常由固定的组织导致,如脑回、脑膜中动脉、板障静脉和蛛网膜颗粒。脑回的压迹导致局部颅骨变薄,X 射线表现为圆形或卵圆形低密度区;脑膜中动脉压迹在侧位上表现为条索状低密度影;板障压迹呈网状或树枝状低密度影,多位于顶骨;蛛网膜颗粒压迹则位于中线旁,是边界清晰的虫蚀样低密度影。蝶鞍大小、形状及结构需要在侧位上观察。正常蝶鞍差较大,前后径为 7 ~ 16 mm,平均为 11.5 mm,深径为 7 ~ 14 mm,平均为 9.5 mm,形状有椭圆形、扁平形和圆形。岩骨及内耳道在后前位片可从眶内观察,内耳道两侧基本对称,差别小于 0.5 mm。生理性钙化常位于松果体、侧脑室脉络球、大脑镰(图 1-10)。

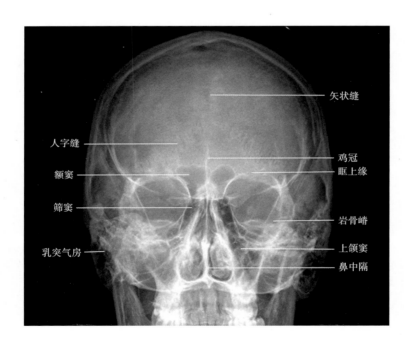

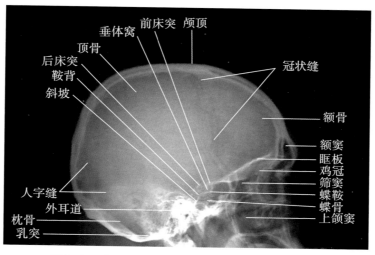

图 1-10 标记了常见正常颅骨的 X 射线的影像解剖

（白亚辉 翟 广）

第六节 颅颈交界区的结构及生物力学

颅颈交界区（craniocer vical junction，CVJ）是头颅和颈椎的过渡区域，由枕骨大孔周围的枕骨、寰椎、枢椎及与之连接的关节、韧带、肌肉，以及途经的血管和相应节段的神经等组织共同构成。颅颈交界区畸形常常引起延髓和上颈髓受压及脑脊液动力学改变，从而导致四肢运动和感觉功能受损为主的一系列复杂的临床表现。

一、颅颈交界区畸形胚胎学基础

颅颈交界区由 4 个枕部体节和前 3 个颈部体节（第 5～7 体节）发育而成。第 1～3 枕部体节融合为枕骨基底部嘴侧部分、舌下神经根、舌下动脉以及骨性的舌下神经管；第 4 枕部体节尾侧致密区与第 1 颈部体节（第 5 体节）头侧疏松区融合，称为前寰椎。前寰椎中轴部的头侧部分与第 1～3 枕部体节融合成枕骨基底部，尾侧部则成为齿突尖部的原基及齿状突尖韧带；其外侧部致密区成为枕髁和枕大孔前外侧缘的残迹和翼状韧带、十字韧带，疏松区部分生成 C_1 神经根。第 5 体节尾侧半和第 6 体节头侧半生成第 1 颈生骨节，后者的中轴部分生成齿突的基底部，外侧部分成为寰椎后弓。第 6 体节尾侧半和第 7 体节头侧半生成第 2 颈生骨节，相应的其中轴部分成为枢椎椎体，外侧部分形成枢椎后弓。在上述骨骼生成及分化过程中，相应的神经、血管化也在同步进行。

二、颅颈交界区骨骼、关节结构

颅颈交界区骨骼主要由枕骨、寰椎、枢椎 3 个结构组成。

枕骨位于头颅后下方,并向下、向前延伸参与颅底构成。在枕骨的下方正中有一孔状结构称作枕骨大孔,连通颅腔与椎管。在枕骨大孔的左右两边各有一个卵圆形隆凸,称枕髁。枕骨通过枕髁与寰椎两侧侧块相连形成寰枕关节。枕髁上方有舌下神经管。枕骨大孔前方为基底部,即斜坡,向前上与蝶骨体相接。枕骨大孔后方为枕鳞,枕鳞组成颅后窝下部,其外侧面正中的后下方有枕外隆凸,由此向两侧延伸为上项线,为斜方肌附着处(图 1-11、图 1-12)。

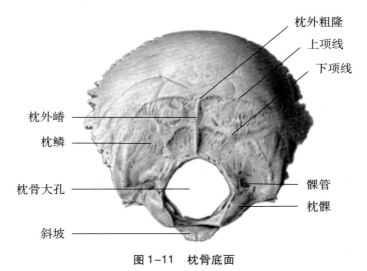

枕外粗隆
上项线
下项线
枕外嵴
枕鳞
枕骨大孔
髁管
枕髁
斜坡

图 1-11　枕骨底面

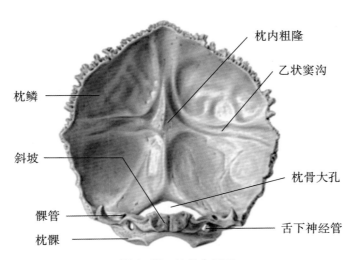

枕内粗隆
乙状窦沟
枕鳞
斜坡
枕骨大孔
髁管
枕髁
舌下神经管

图 1-12　枕骨内侧面

寰椎外形呈环状,无椎体,由前弓、后弓和两个侧块相互连接构成,前弓较短、弯曲度小,向前隆凸与两侧侧块前面连接,前面正中有一凸起为前结节,是颈长肌和前纵韧带附着处,后面正中形成凹形为齿突凹,与枢椎齿突相关联,形成寰齿关节。后弓较长,且弯曲度较大,与两侧块后面连接,其后正中有一粗糙凸起,即后结节,为左、右头后小直肌的附着点,前、后弓均上下扁平,较为脆弱,后弓与侧块连接处下缘各有一浅切迹,与枢椎椎上切迹合成椎间孔,有颈2神经根通过,上缘两侧上关节面后方各有一深沟,称椎动脉沟,有椎动脉和颈1神经根通过。侧块左右各一,有上、下两个关节面,上关节面椭圆形,向内凹,与枕髁相关节,形成寰枕关节;下关节面近圆形,略凹陷,与枢椎的上关节面相关节,形成寰枢外侧关节。侧块的内侧面粗糙,并突出一个结节,为寰椎横韧带附着处。寰椎的横突,较第2~6颈椎横突长,为附着于尖端的肌肉维持和调节头部平衡提供强有力的杠杆,横突内有一孔状结构称为横突孔,内有椎动脉通过(图1-13)。

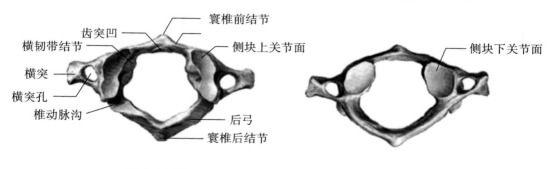

寰椎上面观　　　　　　　　　寰椎下面观

图1-13　寰椎上下面观

枢椎即第2颈椎,是最坚固的颈椎椎体,枢椎的下半部分与下方的颈椎椎体相似,上半部分称为齿状突,是枢椎椎体上方伸出的指状突起,胚胎发育早期为寰椎的椎体,在发育过程中脱离寰椎而与枢椎椎体融合,齿状突前方和后方各有一关节面,分别与寰椎后方的齿突凹和寰椎横韧带相关节。枢椎的椎体较下位颈椎椎体略小。齿突基底部两侧有上关节突,上面有椭圆形的上关节面,与寰椎侧块的下关节面相对应形成关节,上关节突的后方有一浅宽的椎骨上切迹,与寰椎侧块后方浅切迹合成椎间孔,此处静脉丛丰富,颈2神经由此穿出。枢椎椎弓根短粗,下方有下关节突,其下为下关节面,下关节面斜向前下方,与下位颈椎两侧侧块上关节面构成侧块关节。在下关节突的后方,椎弓下缘,形成较深的椎骨下切迹,与下位锥体的椎骨上切迹合成椎间孔。枢椎椎板厚而坚固,棘突下位椎体长且粗大,下面有深沟,末端分叉,是颈部肌肉重要附着点。横突短小斜向外下,中有横突孔斜向外上方,末端偏后有一后结节,为横突间肌附着点。是动物为适应头部的旋转运动而产生的(图1-14、图1-15)。

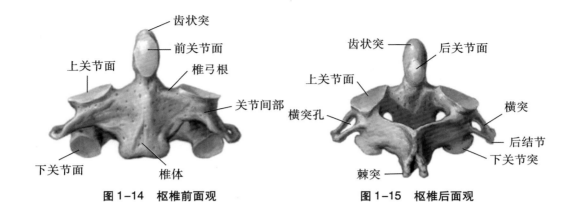

图 1-14　枢椎前面观　　　　　图 1-15　枢椎后面观

三、颅颈交界区关节与韧带

颅颈交界区关节均为滑膜关节,包括 2 个寰枕关节、2 个寰枢侧块关节和 1 个寰枢正中关节,各关节间有复杂的韧带结构连接共同维持枕-寰-枢关节稳定和控制关节运动幅度。

寰枕关节由枕髁和寰椎侧块的上关节面经关节囊韧带连接而成,属平面关节,左右各一,呈向下微凹的椭圆形,其主要功能是前屈后伸运动,也具有很小范围的侧屈和旋转运动。寰椎和枕骨间除了寰枕关节囊韧带之外,主要是寰枕筋膜限制其活动性。寰枕筋膜分为寰枕前筋膜和寰枕后筋膜,寰枕前筋膜宽而致密,起于寰椎前弓,止于枕骨大孔前缘,在正中线上形成连接枕骨底部和寰椎前结节的圆形韧带,向下延续为脊椎前纵韧带;寰枕后筋膜位于枕骨大孔后缘和寰椎后弓之间。两者共同封闭枕骨大孔与寰椎之间的间隙。

寰枢关节是 2 个寰枢外侧关节(又称寰枢侧块关节)和 1 个寰枢正中关节(又称寰齿关节)合称,3 个关节联合活动。寰枢外侧关节由寰椎下关节面和枢椎上关节面构成,左右各一,具有疏松的关节囊结构,关节囊后方和内侧有韧带加强。寰枢正中关节由寰齿前关节和寰齿后关节组成,枢椎齿突与寰椎前弓后面的关节面组成寰齿前关节,齿突后方与软骨覆盖的寰横韧带组成寰齿后关节。横韧带连接两侧寰椎侧块内侧面的小结节,中部较两侧宽大,是枕寰枢所有韧带里最大、最坚韧的韧带,将齿状突紧贴于寰椎前弓后面,与寰椎前弓共同围绕齿突形成寰枢正中关节。自横韧带中部向上、下各发出一束菲薄的纵行纤维束,分别止于枕骨大孔前唇和枢椎椎体背面中部,与横韧带共同形成寰椎十字韧带,防止齿状突后移。成人在生理状态下,寰齿间隙小于 3 mm,儿童生理状态下,寰齿间隙小于 5 mm,超过即可诊断为寰枢椎脱位。外伤时,超过生理范围横韧带可被撕裂,超过 5 mm 会发生断裂,导致齿状突向后移位,引起脊髓压迫,造成神经功能障碍,甚至四肢瘫和呼吸肌麻痹而威胁生命。

覆膜附着于枢椎椎体背面,是后纵韧带向上的延续,呈扇形向上覆盖于十字韧带和枢椎背侧,止于斜坡,在寰枕关节后伸运动和颈椎屈曲运动中发挥重要稳定作用。寰椎副韧带起于枢椎椎体背面两侧,向上行于覆膜两侧,止于寰椎侧块及枕髁内侧,限制颈椎旋转和前屈运动。翼状韧带起于齿状突上部后外侧,向外上止于枕髁内侧,左右各一,此韧带刚度较高,弹性小,主要限制枕颈在枢椎上的旋转运动。尖韧带位于寰椎十字韧带和寰枕前筋膜之间,起自齿状突尖端,止于枕骨大孔前正中缘,甚薄(图1-16、图1-17)。

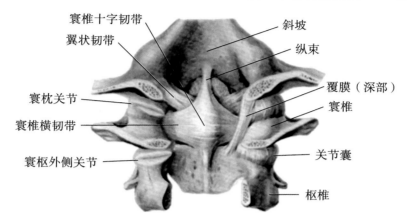

图1-16 颅颈交界区关节与韧带

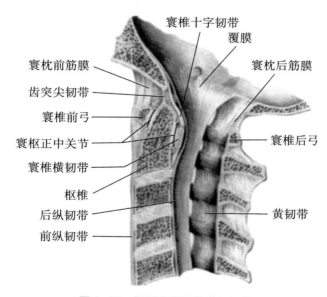

图1-17 颅颈交界区关节与韧带

四、颅颈交界区肌肉

颅颈交界区肌肉依所在位置可分为颈前方肌群、颈侧方肌群和颈后方肌群。

1.颈前方肌群

(1)颈阔肌:位于颈部浅筋膜内,与皮肤密切贴合,属于皮肌,薄而宽阔,不与骨骼相连,起自胸大肌和三角肌表面的深筋膜,肌纤维斜向上内方,呈倒置扇形越过锁骨,通过颈的两侧,分别止于同侧下颌骨和口角。前部肌纤维止于下颌骨的下颌底和口角,其最前部的肌纤维左右相互交错,后部肌纤维穿过下颌骨,部分止于下颌骨内侧,部分止于腮腺咬肌筋膜和部分面部肌肉表面筋膜。收缩时牵引下颌、口角向下。由面神经(Ⅶ)颈支支配。

(2)胸锁乳突肌:位于颈阔肌深面,起自胸骨柄前面和锁骨的胸骨端,分胸骨部和锁骨部,二头汇合后斜向后上方止于颞骨乳突及上项线外侧 1/3。一侧收缩,使头部向同侧屈,并使脸转向对侧;双侧同时收缩,可使头向前屈,或在头后仰时加大后仰幅度。受副神经(Ⅺ)及一部分颈丛前支($C_2 \sim C_4$)的支配。

(3)舌骨肌群:分为舌骨上肌群和舌骨下肌群。舌骨上肌群包括二腹肌、下颌舌骨肌、颏舌骨肌和茎突舌骨肌 4 对肌肉,位于舌骨、下颌骨和颅底之间。舌骨下肌群走行于颈前正中线两侧,覆盖于喉、气管、甲状腺的前方,分别依起止命名为胸骨舌骨肌、肩胛舌骨肌、胸骨甲状肌和甲状舌骨肌。其作用为固定舌骨和喉,或使之上、下移动,配合张口、吞咽和发音等动作(图 1-18)。

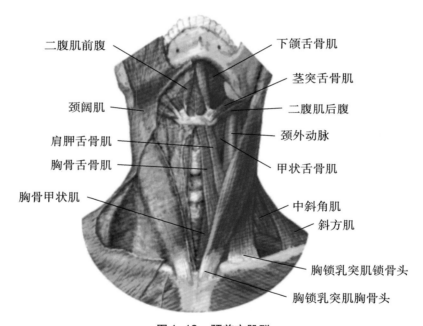

图 1-18　颈前方肌群

2. 颈侧方肌群　颈侧方肌群有 3 对,位于胸锁乳突肌和斜方肌深层,包括前斜角肌、中斜角肌和后斜角肌。位于胸锁乳突肌深层,均起自颈椎横突,前斜角肌、中斜角肌止于第 1 肋骨内缘斜角肌结节,后斜角肌止于第 2 肋骨外侧中部粗隆。主要作用使颈椎侧屈或前屈,维持颈椎稳定,参与呼吸运动及提肋等动作(图 1-19)。

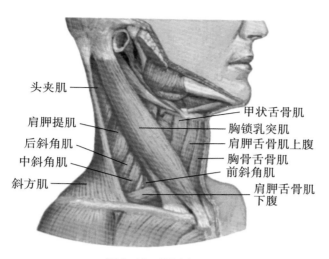

图 1-19 颈侧方肌群

3. 颈后方肌群 可分为浅层肌和深层肌。

（1）浅层肌：包括斜方肌和肩胛提肌。斜方肌起自枕骨的上项线、枕外粗隆、项韧带及全部的胸椎棘突，向外止于锁骨的外 1/3、肩峰、肩胛冈，可使头后仰或使两侧肩胛骨向中线聚拢。肩胛提肌位于胸锁乳突肌和斜方肌深面，起自第 1~4 颈椎横突，斜向后外止于肩胛骨内上角及肩胛骨脊柱缘的上部。双侧收缩可使颈后仰，单侧收缩可使颈侧屈，也可上提肩胛骨（图 1-20）。

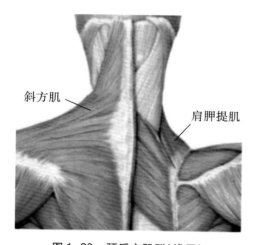

图 1-20 颈后方肌群（浅层）

（2）深层肌：可分为 3 层。第 1 层包括头夹肌、颈夹肌、头最长肌和颈最长肌。头夹肌起自项韧带下部和 C_7~T_4 棘突及棘上韧带，止于上项线外侧和颞骨乳突；颈夹肌起自 T_3~T_6 棘突及棘上韧带，止于 C_1~C_3 横突。其单侧收缩同侧侧屈并使头转向同侧，双侧收缩头颈后仰。颈最长肌以细长肌腱起自上位 4 或 5 个胸椎的横突顶端，并以相似的肌

腱附着至 $C_2 \sim C_6$ 横突后结节。头最长肌位于颈最长肌和头半棘肌之间，起自上位 4 或 5 个胸椎的横突及下方 4 或 5 个颈椎的关节突上，并附着至头夹肌和胸锁乳突肌下方的乳突后缘上（图 1-21）。

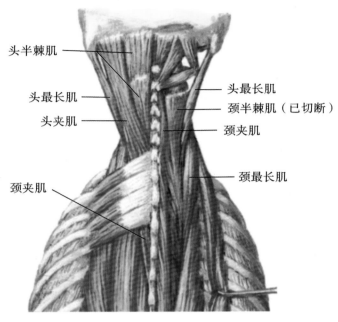

图 1-21　颈后方肌群（深层）

第 2 层包括头半棘肌、颈半棘肌、颈多裂肌和颈回旋肌。头半棘肌起自上位 6 或 7 个胸椎和第 7 颈椎横突顶端及第 4 ~ 6 颈椎关节突上，垂直向上止于枕骨的上项线和下项线之间。颈半棘肌起自第 1 ~ 6 胸椎横突，止于第 2 ~ 5 颈椎棘突。两块肌肉共同维持颈椎前凸的生理曲度。颈多裂肌为多个短小肌束，位于头颈夹肌的深层，起自第 4 ~ 7 颈椎的关节突，斜向内上跨过 2 ~ 4 个椎体后止于椎体棘突下缘，防止椎体向前滑脱。颈回旋肌位于最深层，起自下位椎体关节突，向上止于上位 1 ~ 2 个椎体棘突根部，单侧收缩可使颈椎向同侧屈曲并旋转，双侧收缩使颈椎后仰，同时也可防止椎体向前滑脱（图 1-22）。

第 3 层包括枕下肌群、横突间肌和棘突间肌。椎枕肌包括头后大、小直肌和头上、下斜肌。头后大直肌起自枢椎棘突，斜向外上止于枕骨下项线外侧，头后小直肌起自寰椎后结节，向上止于枕骨下项线内侧，头上斜肌起自寰椎横突，向上止于下项线上方骨面，头下斜肌起自枢椎棘突，斜向外上止于寰椎横突，4 对小肌肉共同作用于寰枢和寰枕关节，由枕下神经支配。横突间肌位于相邻两个横突之间。棘突间肌位于相邻两个棘突之间的短小肌肉。

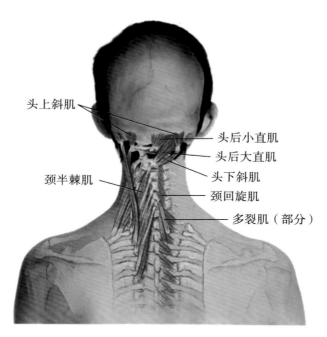

图 1-22 颈后方肌群(深层)

五、颅颈交界区血供和淋巴

CVJ 区的血供主要来自椎动脉,其发出的小脑后下动脉经枕骨大孔入颅,给延髓和小脑供血;脊髓前、后动脉营养脊髓,前动脉还分出一支到延髓。枕骨大孔周围硬脑膜及上段颈椎供血源于咽升动脉和椎动脉、颈内外动脉的脑膜分支。静脉回流通过硬脑膜内、外静脉和静脉窦结网完成。

CVJ 的淋巴引流经由咽后淋巴结汇入颈深部淋巴链,鼻咽部的淋巴也引流至此,因而鼻咽部的感染可经淋巴逆行蔓延到该区的关节囊,导致关节不稳定或僵硬。

六、颅颈交界区生物力学

脊柱生物力学是研究在有载荷情况下脊柱与载荷之间的机械力学反应关系。不同的病理状态均可改变颅颈交界区的生物力学性质,从而对寰枢枕关节复合体的稳定性和活动范围产生相应的实质性影响。

笛卡尔三维坐标系是公认的定义脊柱运动的参考框架。脊柱有两种基本的运动形式:旋转运动和平移运动。临床上把围绕 X 轴(横轴)的旋转称为屈伸运动,把围绕 Y 轴(纵轴)的旋转称为轴向运动,把围绕 Z 轴(矢状轴)的旋转称为侧屈,而多数平移运动在临床上称为脱位或半脱位。不同节段的运动学轨迹取决于相邻骨骼的几何形状、关节面形状以及韧带的弹性和排列关系。枕寰枢复合体由寰枕关节和寰枢关节复合体组成,这两部分结构紧密连接,结构非常复杂,其运动取决于骨形态和关节突位置,并受韧带和关节囊的约束。

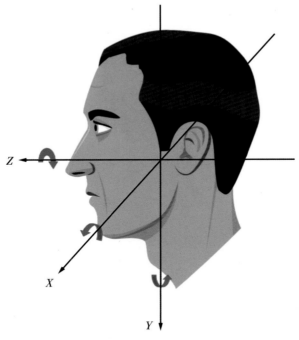

图 1-23　笛卡尔三维坐标系统

　　寰枕关节朝向前内侧,其凹球面关节与紧密的关节囊相连接,力学性质主要由骨性结构的形状决定。根据研究报道,由于枕髁关节面在矢状位呈弧形,因而寰枕关节的屈伸运动范围较大,最大运动范围是 13°～25°。前屈受限于齿突尖与枕骨大孔前缘间的挤压作用,后伸主要受限于附着于枢椎和枕骨大孔前缘的覆膜,但覆膜的确切功能仍存在争论。正常状态下寰枕关节的平移是非常小的,其矢状位移的变化不超过 1 mm。侧屈的范围是 3°～5°。寰枕关节轴向运动范围非常小,一侧的轴向旋转范围为 1.0°～7.2°,其旋转和侧屈主要由关节囊和翼状韧带控制,瞬时转动轴(instantaneous axis of rotation,IAR)位于枕骨大孔腹侧。寰枢复合体由 2 个寰枢侧块关节、寰枢正中关节(寰椎前弓后方关节面和齿状突前关节面构成的关节以及齿状突后面与横韧带之间的关节)组成。寰枢关节是个活动度较大的关节,其稳定性主要取决于周边的韧带结构,寰枢关节矢状面运动(屈/伸)范围是 10°～30°。寰枢复合体在正常状态下侧屈时翼状韧带的限制作用较弱,其正常的侧屈范围是一侧 7°～10°。在枕寰枢复合体中,85%～90%轴向运动由寰枢关节完成,而整个颈椎的轴向运动有 56%是由寰枢关节完成的。寰枢关节间一侧正常旋转范围介于 23°～47°,均值约为一侧 40°,试验方法的不同以及在体内和体外试验的差别是导致结果差异的主要原因。寰枢关节囊松弛以及翼状韧带约束较小导致轴向运动范围较大。翼状韧带含大量胶原纤维,将枢椎齿突与枕髁、寰椎前弓连接起来,主要作用是限制向对侧的过度轴向旋转,这些韧带和覆膜一起同样限制了枕骨的前屈,并在侧屈是提供轴向耦合旋转力。十字韧带是由水平方向的寰椎横韧带和垂直方向的纵向韧带构成,在齿状突和横韧带之间有一层薄的软骨覆盖于横韧带前方,这一结构使得寰椎横韧带在旋转时能够自由移动,避免了摩擦损伤。寰椎横韧带由胶原纤维组成,韧性较好,Spence 等在人体标本上测得,寰椎横韧带的平均破坏载荷为 580 N(相当于 58 kg);Dvorak 等的试验则表明,寰椎横韧带的破坏载荷为 170～700 N(相当于 17～70 kg)。寰椎横韧带的主要作用是在头前屈运动时限制寰椎的前移,同时能够维持其沿齿状突轴向旋转,并起到避免寰枢椎关节旋转脱位的作用;第二个限制寰椎前移的结构是翼状韧带的寰齿部分;第三个稳定结构是寰枢椎副韧带和关节囊韧带。寰椎前弓在齿状突上的力学支撑作用限制了寰椎的后移。齿突尖韧带较松弛,在限制运动方面作用不大。瞬时旋转轴(IAR)矢状平面运动时位于齿突的中 1/3 区,轴向旋转运动是位于齿突中心轴。

实际上 CVJ 区 6 个关节虽各有活动特点,但它们是一个有机整体,协调联动完成生物力学运动。

(一)颅颈交界区与上颈椎轴向载荷分布

在整个脊柱中,颅颈交界区的轴向载荷分布是独一无二的。整个头部的重量以及外力加载在头部的轴向负荷经两侧枕髁通过寰枕关节,将负荷向外侧分散传递到寰椎双侧侧块,再经侧块将负荷向内下传递至枢椎的两个关节面上,进而至枢椎椎体上,枢椎椎体上的负荷再向下传递,由 2 个力学矢量(有大小、方向及作用点的量)变为 $C_2 \sim C_3$ 面上的 3 个力学矢量,大部分负荷传递至 $C_2 \sim C_3$ 的椎间盘,剩余载荷分别传递至后外侧的两个侧块关节上。轴向载荷在分散传递的过程中存在几个转折位置,当轴向载荷过大时容易发生骨折。第一个临界位置是寰椎,由楔形的侧块和前后弓缓冲轴向载荷,一旦超过极限负荷,将使寰椎爆裂,发生 Jefferson 样骨折。第二个临界位置是枢椎关节间部,主要位于峡部,是抵抗力薄弱部位,轴向过载导致骨张力过度紧张,最终导致 Hangman 骨折。而上述状态在伴随旋转和侧屈得到进一步修正(图 1-24)。

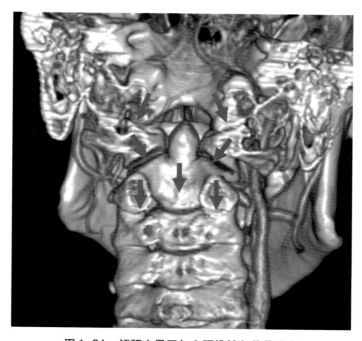

图 1-24　颅颈交界区与上颈椎轴向载荷分布

（二）颅颈交界区和上颈椎临床和形态学不稳

颅颈交界区和上颈椎的稳定性和功能解剖学密切相关。稳定性的丢失可由多种原因导致，如外伤、退变、肿瘤、感染、手术以及先天或发育异常等。临床不稳为脊柱承受负荷时伴有疼痛畸形，有或没有伴随神经病学缺陷。其广泛的定义实际上几乎包括了上颈椎可见的所有病理情况。力学不稳的定义较临床不稳定更精确详细，指无论在静态位置还是动态位置，只要超越了生理活动范围，都被认为是不稳定的。对静态位或动态位 X 射线平片进行连续精确的测量，可以为我们提供判断脊柱稳定与否的必要信息。

表 1-1　上颈椎失稳的形态学标准

项目	标准
>8°	$C_0 \sim C_1$ 单侧轴向旋转（仅能在 CT 测量）
>1 mm	$C_0 \sim C_1$ 移位（仅能在 CT 测量）
>7 mm	$C_1 \sim C_2$ 纵向移位（后前位 X 射线片的左右两侧）
>45°	单侧轴向旋转
>3 mm	寰齿前间隙
<13 mm	寰齿后间隙

（三）寰枕关节的稳定与不稳

寰枕关节的稳定性主要由以下结构来保障：紧密的关节囊、前后寰枕筋膜以及枕骨和枢椎之间的韧带（覆膜、翼状韧带和齿状韧带）。不稳定的因素主要有创伤、类风湿关节炎、感染、肿瘤、医源性失稳。

Vishteh 等的试验证明，切除枕髁将导致寰枕关节过度活动。50% 枕髁切除后，伸屈、侧弯、轴向运动分别增加 15.3%、40.8% 和 28.1%。寰枕关节由于其结构特点和韧带松弛，在儿童时期相对不稳定。随着韧带弹性的逐渐减弱，成年后寰枕关节稳定性增加。寰枕关节脱位（atlanto occipital dislocation，AOD）可以是向前、向后或纵向脱位。通常情况下，寰枕关节矢状位移应小于 1 mm，在旁矢状面上，寰椎和枕髁间隙的最大拉伸距离可达 2 mm。可以通过其他参数来评估 AOD，其中 powers 比率是最常用的；然而，颅底-齿突间隙（basion-dental interval，BDI）以及颅底-枢椎后缘间隙（basion-posterioraxial line interval，BAI）都不超过 12 mm（"12 法则"）被认为是最准确的 AOD 特异性指标。不稳定的指征还包括单向轴向旋转超过 8°。颅底凹陷症伴或不伴颅底压迫均表明垂直方向不稳，最常见于发育异常和 RA，也可发生于肿瘤或创伤患者。

（四）寰枢关节的稳定与不稳定

寰枢关节间的肌肉、韧带，关节囊及间盘组织都是维持寰枢关节稳定的重要组成部分，而寰椎横韧带是维持寰枢关节稳定性最为关键的结构，寰枢关节的失稳通常表现为异常移位伴或不伴轴向旋转，也可能有其他脱位情况。寰椎横韧带主要限制 C_1 相对于

C_2 的前移,在正常情况下,寰齿前间隙不超过 3 mm,寰齿前间隙超过 3 mm 提示寰枢椎不稳,Fielding 等认为,寰齿前间隙为 3~5 mm 提示横韧带受损,大于 5 mm 则提示辅助稳定系统(尤其是翼状韧带)也已经受损。而齿状突发育不全、齿状突游离、发生骨折或被切除,也将无法维持寰枢关节的稳定性。寰椎后移少见,主要常见于外伤、肿瘤或齿状突-韧带稳定系统病理性破坏的情况。翼状韧带主要功能是限制对侧的轴向旋转,Dvorak 等的解剖研究发现,当对侧翼状韧带损伤时,轴向旋转平均增加了 9° 或 30%,且平均分布在 C_0~C_1 和 C_1~C_2 复合体上。寰椎横韧带对寰枢关节旋转脱位也有一定保护功能,在寰椎横韧带完整的情况下,寰枢关节旋转达到或超过 65° 会导致双侧旋转性脱位,而当寰椎横韧带受损时,旋转 45° 就会导致双侧旋转性脱位。双侧 C_1 侧块相对于 C_2 双侧关节面侧向位移之和超过 6.9 mm 时,可以确认横韧带断裂或撕裂。枕寰枢关节复合体的运动通常都是耦合的。上颈椎承担了整个颈椎 60% 的旋转功能和 40% 的屈伸功能。任何超出生理范围的参数都应视为力学不稳。在进行复杂的上颈椎重建时,该脊柱区域的典型载荷分布需引起重视,而未受到影响的节段应尽量多地保留其运动功能。

（余　斌）

参考文献

［1］JIN S W,SIM K B,KIM S D. Development and growth of the normal cranial vault:an embryologic review［J］. J Korean Neurosurg Soc,2016,59（3）:192-196.

［2］GLORIEUX F H,PETTIFOR J M,JÜPPNER H. Pediatric bone:biology and diseases［M］. 2th ed. London:Academic Press,2012.

［3］刘树伟,李瑞锡. 局部解剖学［M］. 8 版. 北京:人民卫生出版社,2013.

［4］丁自海,刘树伟. 格氏解剖学［M］. 41 版. 济南:山东科学技术出版社,2017.

［5］PERIS-CELDA M,MARTINEZ-SORIANO F,RHOTON A L. Rhoton's atlas of head,neck,and brain［M］. Republic of Singapore:Thieme,2018.

［6］刘庆良. RHOTON 颅脑解剖与手术入路［M］. 北京:科学技术出版社,2010.

［7］尹一恒,余新光,周定标. 先天性颅颈交界畸形胚胎学基础及治疗研究进展［J］. 中华外科杂志,2012,50（3）:272-274.

［8］余新光. 颅颈交界区畸形:基础与外科治疗［M］. 北京:人民军医出版社,2015.

［9］PANG D,NEMZEK W R,ZOVICKIAN J. Atlanto-occipital dislocation:part 1-normal occipital condyle-C1 interval in 89 children［J］. Neurosurgery,2007,61（3）:514-521.

［10］PANG D,NEMZEK W R,ZOVICKIAN J. Atlanto-occipital dislocation:part 2-The clinical use of（occipital）cadyle-C1 interval,comparison with other diagnostic methods,and the manifestation,management,and outcome of atlanto-occipital dislocation in children［J］. Neurosurgery,2007,61（5）:995-1015.

［11］BONO C M,VACCARO A R,FEHLINGS M,et al. Measurement techniques for upper cervical spine injuries:consensus statement of the Spine Trauma Study Group［J］. Spine,2007,32（5）:593-600.

第二章　颅骨的先天及后天发育异常疾病

第一节　颅缝及其闭合过程

颅缝为两块颅盖骨间较窄的间隙,有冠状缝、矢状缝、人字缝、额中缝、额颧缝、额蝶缝、蝶鳞缝、鳞顶缝、顶乳突缝、枕乳突缝等,前三者最重要;3块以上相邻颅骨间较宽的间隙称为囟,包括前囟、后囟、蝶囟和乳突囟,前囟最大。在胎儿和婴幼儿时期,颅缝为致密结缔组织形成的膜性结构连接颅顶诸骨。

胎儿和婴儿时期,脑组织发育特别快,带动头颅(脑颅在先,面颅居后)迅速扩大,四肢发育相对较慢。所以,头颅发育与身体其他各部位相比,处于领先地位。胎儿在出生时,相对头颅径线较大而身体较小,通过尚软的颅骨下压及颅缝重叠,缩小颅径,使胎儿顺利通过产道娩出。娩出后在颅内压力的作用下,约1周左右颅骨恢复原来位置和形状。颅缝间软组织的可伸展性及颅骨本身的生长,使颅腔能够适应快速增长的颅内容物。颅底骨是软骨化骨,所以,骨与骨连接处为软骨组织,没有颅盖骨之间膜性连接的骨缝。

一、颅缝的生成与发育

(一)颅缝的胚胎起源

颅缝由来源于神经嵴和中胚层的组织构成。冠状缝、矢状缝形成于中胚层和神经嵴的交界处,是颅骨穹窿的主要生长中心。而额缝的形成则完全源于神经嵴,额骨骨缘和颅缝间的间充质组织均起源于神经嵴。

(二)颅缝的形态发育过程

颅缝的形态发育过程从胚胎发育早期开始,直到成年时结束。在胚胎发育大约18周时,两个骨边缘相接近形成颅缝。颅缝一旦形成,颅缝间的间充质组织不断在成骨前沿合成骨基质,骨基质分泌的新的成骨细胞,以骨化中心扩增促进了初期颅盖骨的生长;随着膜内化骨的进行,扁平的颅骨逐渐从颅底区域向颅顶方向发展。

颅缝可以被看成是由两个颅盖骨的边缘、之间的间充质组织、上覆的骨膜及下方的硬脑膜4个部分组成的复合体。囟门的结构与颅缝类似,在3块或以上颅盖骨交界处形成。

颅缝的形成和空间分布是否是反应性形成的骨缘的类似物,目前的相关机制仍未可知。可能是以类似于肢体关节的发育方式,或者可能是来自周围上皮细胞的信号决定了颅缝的位置。颅缝的正常发育取决于颅缝复合体各部分生长过程中的协同作用,是由各颅缝的相对空间发展方向和最终表达的成骨潜能来调控的。冠状缝和矢状缝的骨缘横向重叠,而额缝和矢状缝的骨缘则是由前往后首尾相接。

硬脑膜和颅缝内骨的边缘组织相互作用,调控颅缝的命运。影响颅缝发育的主要因素为硬脑膜与颅骨关系以及硬脑膜压力。颅缝内骨的边缘是成骨活跃部位。发育中的颅骨悬浮在硬脑膜和外层骨膜之间,随着这些膜的生长,骨骼移位并被拉开,同时人脑的快速生长也会在颅缝中产生拉伸应变,颅缝之间的张力诱导血管形成或底层硬脑膜的机械转导,从而影响发育过程中颅缝边缘的骨沉积速率。

二、囟门及颅缝的闭合时间

前囟在1.5~2.0岁时闭合,若再晚需注意营养不良、脑积水等不利因素。其他囟门一般在出生时已闭合或很小了,最迟1~3个月闭合。

颅缝闭合的早期只是涉缝颅骨之间的"靠拢",并未真正融合,因而不会限制颅腔扩容。颅骨本身也随脑组织的增量而生长。真正的闭合是在各种可调控因素的推动下,由颅缝间的间充质组织合成骨基质,骨基质产生的骨细胞逐渐移向颅缝两侧的骨边缘,促使骨组织不断增殖,最终形成真正的骨性融合,如额缝,或"犬牙交错"的骨性颅缝闭合,如矢状缝、人字缝。这一过程比较漫长且参差不齐,各个颅缝闭合时间,不同说法也不一致,一般认为额缝在1岁多就完全骨化,冠状缝于24岁前后融合,人字缝40岁,矢状缝说法悬殊——从1~40岁。有些骨缝,如枕乳缝、碟颞缝等直到70岁只有部分融合。笼统的说法是6岁开始骨化,40岁完成。总之,在脑发育完成、不再需要颅腔扩容也就是颅腔定型以前不会所有颅缝都达到骨性闭合。

（赵亚鹏　王艳敏）

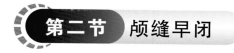

第二节　颅缝早闭

颅缝早闭又被称为狭颅症或颅狭窄畸形,是指一条或多条颅缝过早骨性闭合所致的颅骨发育异常而导致的先天性畸形。该病具有一定遗传性,主要为常染色体显性或常染色体隐性或伴X染色体遗传致病,在新生儿发生率统计数差别很大,范围为1/4 000~1/1 000,在先天性颅颌面畸形中位居第二位,仅次于唇腭裂畸形。不同的颅缝早闭可致不同的头颅畸形,如舟状头、斜头、短头、塔头等,并可合并颅颌面、肢体、内脏等多种畸形,同时可引起颅内压升高(多发生在多颅缝早闭中)、视力障碍、眼球突出等,严重者可影响智力发育或因颅高压等并发症危及生命。根据早闭颅缝的数量、病因或临床表现可对颅缝早闭进行分类,分为单颅缝或多颅缝早闭、原发性或继发性颅缝早闭、非综合征型或综合征型颅缝早闭(图 2-1)。

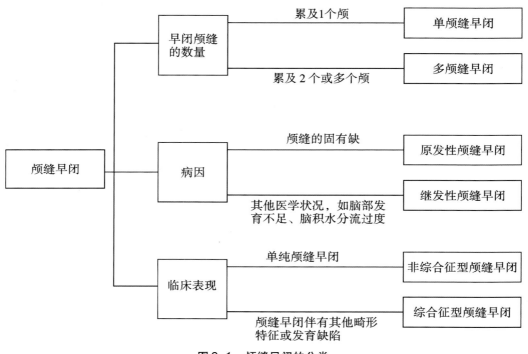

图 2-1 颅缝早闭的分类

一、病因与发病机制

原发性颅缝早闭的病因不明,现代研究认为是一种先天性多因素多基因突变疾病,与颅底骨、颅缝、大脑组织、硬脑膜和颅顶骨之间复杂的相互作用有关。颅缝周围的微环境或遗传基因发生改变,影响了正常发育体系而使颅缝早闭。该病具有异质性和重叠性,可能会受到遗传和表观遗传学改变、致畸物和环境因素的影响。基因突变、血液、颅内压、代谢性疾病等相关因素均可干扰颅缝的生长闭合。目前已鉴定出 50 多个核基因与颅缝早闭相关,约 20% 患者是由已知基因突变引起。目前研究发现转化生长因子-β 受体(TGF-βR1、TGF-βR2)、胚胎发育基因 *TWIST1*、同源盒基因 *MSX2*、原纤维蛋白基因(*FBN1*)、细胞色素 P450 还原酶基因(*POR*)、成纤维细胞生长因子受体(FGF R1、FGF R2、FGF R3)、酪氨酸激酶 Eph/Ephrin 家族蛋白 EFNB1、小 GTP 酶蛋白家族 RAB(RAB23)等基因突变与颅缝早闭均有紧密联系。除遗传因素外,表观遗传因素(如微RNA 和机械力)也影响颅缝闭合。颅缝早闭亦可继发于其他医学状况,例如脑发育不足,某些代谢性疾病如佝偻病、甲状腺功能亢进症、黏脂病及其他医源性因素,如辐射、脑积水分流过度、某些药物等。

　　颅缝早闭的概念,由 Sömmerring 和 Otto 于 1800 年和 1830 年最早提出。1851 年的 Virchow 理论提出,单一的颅缝早闭能够引起可预测性的颅内容物生长受限以及颅腔的代偿性生长;与早闭颅缝垂直的颅腔径线延长受限,而与其平行的颅腔径线上的颅骨代偿性生长,从而导致各种头颅畸形(图 2-2)。另一理论由 Moss 于 1959 年提出,颅缝发育异常归因于颅底异常及颅缝附着处的硬脑膜异常,称为"功能性基质理论"。另有动物模型实验研究认为颅缝早闭导致颅底异常。关于颅缝早闭引起的发育异常和生物学异常仍需进一步研究论证。

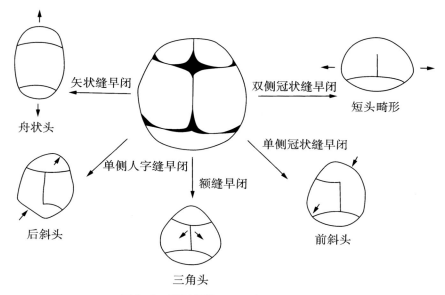

图 2-2　不同颅缝早闭引起的头颅畸形

二、临床表现

　　在所有颅缝早闭病例中,65%～85% 的患者为非综合征型颅缝早闭,通常为非家族性散发病例,仅 14.7% 的患者有家族史。

　　(一)分型

　　根据累及不同颅缝及其临床表现,分为 5 型(表 2-1),分别是矢状缝早闭、冠状缝早闭、人字缝早闭、额缝早闭、多条颅缝(全部或一侧)早闭。

表2-1　颅缝早闭分型

分型	发生率	头形
矢状缝早闭	40%~60%	舟状头畸形
冠状缝早闭	20%~25%	前斜头畸形（单侧）（塔头）或短头畸形（双侧）
人字缝早闭	1%~5%	后斜头畸形
额缝早闭	5%~15%	三角头畸形或尖头畸形
多颅缝早闭	5%~15%	多见于综合征型患者,常合并其他畸形

1. 矢状缝早闭　矢状缝早闭（sagittal synostosis）最常见,占报道病例的40%~60%。新生儿的发病率约为1/5 000,男女比例约为3.5∶1。大部分为散发病例。6%的患者有家族史。矢状缝闭合后,双侧顶骨生长受限,与矢状缝径线一致的额骨和枕骨呈代偿性骨生长,额部和枕部凸出明显,是矢状缝早闭的特征性表现。矢状缝早闭将导致顶部横径变短,前后径变长,顶骨低平,这种类似船样的长头畸形,被称为舟状头畸形（图2-3、图2-4）。外观为头前部高而狭,后部更狭,侧面看后部呈斜坡状。体检时沿矢状缝可触及嵴样隆起。这些特征一般出生时就存在,以后越来越明显。

由于额、枕骨的过度生长,使舟状头患儿的头围大于正常同龄者。这一特征也为脑组织扩容提供了代偿性空间。目前舟状头畸形主要分为3类,即典型的舟状头、前舟状头和后舟状头。另外还有不典型舟状头畸形,可能由于代偿性扩容不够,会引起颅内压增高症状。

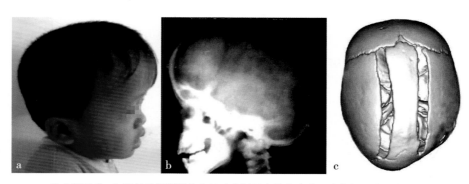

a. 患儿侧面观。b. X射线摄影侧位片显示头颅呈舟状头畸形。手术切口采用前囟前缘至后囟正中直切口,向前显露至冠状缝、向后显露至人字缝,术中见矢状缝已闭合。于双侧矢状缝两侧各1 cm颅骨钻孔,自前向后扩大咬开各约1 cm骨槽,前达冠状缝,后达人字缝。c. 带状颅骨切除术后的颅骨CT三维重建。

图2-3　患儿,男,8岁,矢状缝早闭

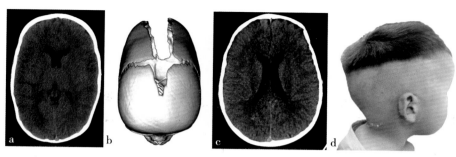

如颅脑 CT(a)所见。手术过程:头皮切口自前囟后缘沿中线向后至枕外粗隆处,术中见矢状缝骨性愈合,局部隆起,于中线两侧切除骨外膜,均距中线宽约 2 cm,咬除矢状窦处愈合颅骨,宽约 3 cm,前端起自前囟冠状缝,后端跨过人字缝。b.术后颅骨 CT 三维重建。患者 9 岁时复查头颅 CT(c)及头颅外观(d)大致恢复正常。

图 2-4 患儿,男,9 个月,出生后头颅异常,狭小,前后长,左右窄,呈船样

2. 冠状缝早闭 冠状缝早闭(coronal synostosis)(含单侧或双侧)占颅缝早闭的 20%~25%。新生儿的发病率约为 1/10 000,男女比例约为 1∶3。8%~15% 的患者有家族史。

(1)单侧冠状缝早闭:女性占 60% 多,其导致前(额)斜头畸形(图 2-5),面部不对称。单侧冠状缝融合后,由于同侧额顶骨生长受限,导致同侧前颅窝缩短。闭合的冠状缝隆嵴样隆起,同侧额骨和顶骨扁平。周边颅呈现不对称的骨代偿性过度生长,引起颞骨鳞部、对侧额顶骨隆起,使鼻根部移向患侧。蝶骨大翼腹侧呈弓状弯曲畸形致颞窝消失或变浅。蝶骨嵴增生,蝶骨小翼上升致眼眶外侧壁缩短,引起眼球突出。又被称为"小丑样畸形"。特征性的面部畸形表现为:病侧额骨和眼眶变平,同侧睑裂变宽,同侧眼眶边缘和眉毛向后上方移位,耳朵同侧下移,鼻根移向早闭颅缝侧,同侧颧弓前移,颏下正中移向早闭颅缝对侧。前斜头畸形是动眼运动异常的直接原因,其特征是斜视。X 射线正位摄影可显示"小丑样"眼眶,是单侧冠状缝早闭引起的病理改变,继发于蝶骨大翼在发育过程中下降。

(2)双侧冠状缝早闭:发生率较高。不同文献报告占颅缝早闭发病率相差较大,8.8%~21.0% 不等。双侧冠状缝早闭将导致塔头(短头)畸形,可单独存在,也可为复杂颅面畸形的一部分,表现为颅骨前后径变短,左右径线延长,中外侧变宽,头顶前倾,可有轻度眶间距增宽,前颅底缩短,眼眶边缘凹陷,前额和颞骨鳞部突出明显,而枕骨通常扁平。可能会出现冠状缝嵴样隆起,额骨和眶上缘的尾部扁平,双侧眼眶发育不良。前囟很小或已闭,而后囟则代偿性扩大。影像学上可能存在双侧小丑样异常。除畸形外,约 1/4 患者精神发育迟缓。冠状缝早闭的鉴别诊断包括以面部不对称为特征的多种疾病,如肌肉改变、视觉功能异常、颈椎和颅骨交界处的先天性异常、异常妊娠和出生受伤等。

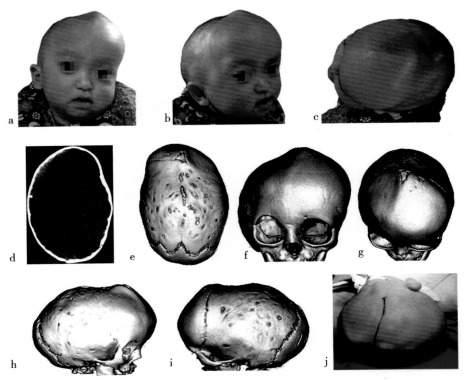

a~c.查体见头颅外观明显畸形,双侧不对称,前囟消失,左额部及顶部明显隆起,头围明显增大,46.4 cm。头颅 CT 平扫(d)及三维重建(e~i)诊断为右侧冠状缝早闭,前斜头畸形。j 为手术设计切口。

图 2-5　患儿,男,7 个月,出生后逐渐出现左额部及顶部明显隆起

3. 人字缝早闭　人字缝早闭(lambdoid synostosis)罕见,仅占 1%～5%。新生儿发病率最低,约为 1/33 000。单侧人字缝早闭导致后斜头畸形,表现为患侧枕骨扁平,同侧额骨及乳突隆起,同侧耳向后下移位,后颅底变形,对侧枕骨代偿性凸起,同颞骨岩部脱离,从上方看,头颅呈现一个梯形。人字缝早闭的影像学表现:同侧人字缝骨化和枕骨大孔向病变同侧偏移。

真正的人字缝早闭引起的后斜头畸形是罕见的。必须与常见的枕骨位置性(塑形性)斜头畸形(自我矫正畸形,非颅缝早闭)相鉴别。真正的人字缝早闭需手术治疗,否则头形异常不能改善。而变形性斜头畸形通常无须手术即可改善。变形性斜头畸形和单侧人字缝早闭均引起枕骨扁平且不对称。变形性斜头畸形即单侧枕骨扁平畸形,右侧多见,多与婴儿期持续性侧卧位有关。早产儿由于活动能力差往往更容易出现位置塑形。变形性斜头畸形的特征性表现是"平行四边形"样颅骨畸形,外耳向枕骨扁平侧前移(同对侧相比),影像学表现为颅底中线未改变,且未出现人字缝骨化。

4. 额缝早闭　额缝早闭(metopic synostosis)的发生率为 5%～15%。新生儿的发病率约为 1/15 000,男女比例约为 3.3∶1。正常情况下,额缝大约在出生 1 年前后闭合,是最早闭合的颅缝。额缝出现过早融合时,早闭的额缝周边的额骨生长减缓,毗邻的矢状缝出现代偿性生长,导致垂直于额缝径线的生长受限,平行于额缝的径线代偿延长,表现为额骨变平,前额正中间可见在鼻根上方最明显的龙骨样突起,冠状缝线向前方移位,双侧颞径线变短,顶骨增大与狭小且前凸的额骨构成明显的三角形,故称为三角头畸形。额缝融合从鼻根开始进行性向上发展,可累及前囟门。临床表现有:眼距过窄伴轻度内斜视,外眦和眉毛外侧向上倾斜,眶上缘同侧扁平、反向下移。脑发育通常不受影响,但由于前头部狭窄,个别出现智力、精神发育差。筛骨发育不良者可有嗅觉障碍。约4%的患儿有颅内压升高,三角头畸形相关的额叶发育不足可能与原发性脑畸形有关。

额缝早闭两侧额骨改变并非完全一致,鼻根上方龙骨样突起重的一侧侧眶上缘向下移位,鼻尖向此侧移位,鼻根则向另一侧移位。这是与其他斜头畸形的区别。X射线征象为额骨缝呈高密度骨性融合,其余颅骨缝开放对称,筛窦中线偏斜。CT显示颅内嵴通常不可见,但93%的早闭额缝表现为颅内的V形切迹,是额缝早闭的确诊证据。有报道认为CT扫描显示额叶间角,是测量三角头畸形程度的准确而客观的方法,当额叶间角<118°时被认为是手术矫正的指征。

5.单侧多条颅缝早闭 5%~15%颅缝早闭患者中,同一侧有一个以上的颅缝先后或同时受累及发生早闭。多见于综合征型颅缝早闭,常合并其他畸形,临床表现复杂。如一侧的冠状缝、人字缝、颞鳞缝早闭,表现为对侧隆起,同侧颅骨扁平,眉眼低,眼裂小,耳郭后下移,面部明显比对侧小,鼻、口被推向患侧,形成显著的半颅斜头畸形。

6.复杂多条颅缝早闭 早闭颅缝可以同时发生或先后出现。最先表现往往是单一颅缝早闭畸形,随着早闭颅缝增多,最终形成尖头畸形——锥形高头,头围小,前囟闭合并隆起。导致颅腔狭小。引起患儿脑发育受影响,产生智力、精神障碍,严重者颅内压升高并发视神经萎缩、视力下降。

(二)其他伴随症状

大多数情况下,单一的颅缝早闭不会导致严重的神经功能损伤,临床表现不明显而难以发现,更细微的学习障碍可能更常见。大脑受压的可能性在多颅缝早闭中更显著。其他常见的伴随症状有颅内压升高、脑积水、智力低下、视力障碍等。

颅缝早闭是否引起颅内压升高仍存在争议。有研究认为颅内压和颅缝早闭后的颅腔容积偏小有关。在单发颅缝早闭患者中发现仅有13%存在颅内高压,而多发颅缝早闭患者中为42%,在接受头颅矫形术后会出现颅内压下降。众所周知,头颅外形的变化受大脑发育、容积变化的影响。从逻辑上讲,颅缝的过早融合和大脑的持续生长,颅腔容量减少,引起ICP升高,甚至可能导致智力低下。但也有人认为,颅内体积测量并不总是能够可靠地提示ICP(即颅容量小并不一定意味着ICP升高),然而颅内压升高时,头骨体积几乎总是显著减小。

脑积水发生率较低。非综合征性颅缝早闭中仅有0.3%患者存在脑积水,而在颅缝早闭综合征中有12.1%的患者表现为脑积水,其中,脑积水最多见于Crouzon综合征。但是在Apert综合征中看到的脑室扩张,通常提示大脑发育不良。

智力低下的真正发生率尚不清楚,通常高于正常人群。风险因素为颅内压升高、脑萎缩、脑积水、感染、发育异常、早产和智力低下家族史(遗传性)。单颅缝早闭患儿的智力低下(IQ <70)与原发性脑部畸形有关,而非颅骨发育不良引起的脑畸形。

视神经萎缩和乳头水肿在多颅缝早闭中并不罕见。视神经萎缩可归因于视神经管或眶顶的过度生长继之神经被拉伸,颈动脉血管的压迫或视乳头水肿后萎缩。颅内压升高被认为是视觉异常最可能的原因。颅缝早闭综合征,特别是 Crouzon 综合征可能与视神经功能障碍有关。相比之下,孤立的单颅缝早闭患者视觉症状少见。

(三)颅缝早闭相关的综合征

综合征型颅缝早闭,已报道的类型多达 90 余种,临床表现复杂,常合并其他多种畸形,涉及面部、骨骼、神经系统,通常伴有发育迟缓。发病率约为 1/6 250。常见的有 Apert 综合征、Crouzon 综合征、Saethre-Chotzen 综合征、Pfeiffer 综合征、Carpenter 综合征和 Muenke 综合征等(表 2-2)。单个或多个颅缝早闭、面部狭窄及不同形式的肢体畸形是其共同特点。借此可以帮助鉴别诊断。

表 2-2　颅缝早闭常见综合征

类型		发病率	致病基因	遗传方式
Apert 综合征	尖头并指综合征 I 型	1/100 000 ~ 1/60 000	*FGFR2*	常染色体显性遗传
Crouzon 综合征	颅面骨发育不全综合征	1/25 000	*FGFR2*	常染色体显性遗传
Saethre-Chotzen 综合征	尖头并指综合征 III 型	1/50 000 ~ 1/25 000	*TWIST1*	常染色体显性遗传
Pfeiffer 综合征	尖头并指综合征 V 型	1/100 000	*FGFR1/2*	常染色体显性遗传
Carpenter 综合征		1/1 000 000	*RAB23*	常染色体隐性遗传
Muenke 综合征		1/30 000	*FGFR3*	常染色体显性遗传

1. Apert 综合征　新生儿发病率 1/100 000 ~ 1/60 000,常为散发病例,由 10 号染色体上 *FGFR2* 基因突变导致,呈显性遗传,又称尖短头并指综合征 I 型。主要表现为双侧冠状缝早闭,额缝代偿性增宽,前囟异常增大,前额明显扁平和后倾,头颅畸形多为尖头和短头,面中部发育不全(如浅眼窝、突眼、眼距过宽、鼻梁塌陷、睑裂向下倾斜、鸟喙样上唇等),身材矮小,复杂的并指(趾)畸形,多伴有智力发育迟滞。先天性心脏病、肺部发育不全、多囊肾等也有报道。此外,还可合并脑积水、Chiari 畸形、短颈畸形、听力异常等。

2. Crouzon 综合征　是最常见的类型,又称颅面骨发育不全综合征,是一种常染色体显性遗传疾病,与 *FGFR2* 基因突变有关。新生儿患病率约为 1/25 000。临床表现为双侧冠状缝早闭致短头、斜头畸形,眼距增宽和面中部凹陷,脑发育障碍等。患儿几乎都有特殊面容,如额骨、上颌骨向后凹陷,鼻梁塌陷,上唇薄短,反向咬合关系,双耳低位,突眼、眼距过宽、斜视等,但多在 2 岁左右时才被发现。合并脑积水、Chiari 畸形、短颈的发病率高于 Apert 畸形。该综合征的发育畸形很少累及面部以外,没有并指(趾)畸形,相对较易鉴别诊断。

3. Saethre-Chotzen 综合征　发病率为 1/50 000 ~ 1/25 000,为常染色体显性遗传,与 7 号染色体的 *TWIST1* 基因的碱基突变、缺失或者移位相关,又称颅面骨发育障碍综合征或尖头并指综合征Ⅲ型。颅面部畸形因一条或多条骨缝早闭而各不相同。单侧冠状缝早闭所致斜头畸形居多,伴有面中部凹陷且两侧不对称、眼眶增宽、眼球突出、鼻中隔偏曲、斜视、上睑下垂和耳朵畸形等;双侧冠状缝早闭,会发生短尖头畸形。患者四肢短小而拇指(趾)巨大,巨大的拇趾呈外翻畸形,并指(趾)呈软组织蹼,非骨性融合。患儿的生长发育通常不受影响,但有 *TWIST1* 基因微缺失时可出现发育迟缓。

4. Pfeiffer 综合征　最罕见的类型,新生儿的发病率约为 1/100 000,为显性遗传,与常染色体上的 *FGFR1* 和 *FGFR2* 基因突变有关。该型又称尖头并指综合征Ⅴ型,表现为伴有手足膜状并指、上颌骨发育不全的短头畸形综合征。临床分为 3 型。Ⅰ型约占 61%,特点为双侧冠状缝早闭、短头、面中部(上颌)发育不良,睑裂下斜、眶距增宽、突眼、斜视、下颌相对突出、听力丧失和小鼻子等。宽大畸形的拇指(趾)为其他标志性特征之一;还可能有脑积水,肩、髋、踝、肘关节强直,颈、腰椎融合。Ⅱ型占 25%,特点为苜蓿叶型颅骨畸形。Ⅲ型占 14%,畸形最为严重,短尖头畸形显著。Ⅱ、Ⅲ型患者还可有后鼻孔狭窄或闭锁、喉气管畸形、脑积水、癫痫等,早死的可能性较大。

5. Carpenter 综合征　致病基因为 6 号染色体上的 *RAB23* 基因,呈常染色体隐性遗传,发病率约为 1/1 000 000。特征性表现为多颅缝早闭、尖头畸形、多趾、短指且指、趾侧弯。人字缝和矢状缝早闭首先出现,逐渐累及冠状缝,畸形严重者头颅可呈三叶草状,颞突突出;眼部畸形可表现为眼距增大或缩小,眼球突出、眼眶变浅、内眦赘皮折叠、视盘水肿、角膜混浊、小角膜和眼睑下垂等;鼻背低平,耳部发育不全,上颌骨弓背抬高;手指短胖弯曲,并指(趾)常累及第 3、4 指(趾),为指(趾)间软组织粘连成蹼而非骨性融合;伴有多指(趾)畸形,身材矮胖,智力发育受阻,常伴有心血管先天畸形。

6. Muenke 综合征　是一种常染色体显性遗传性疾病,所有患者都有 *FGFR3* 基因突变。发病率约为 1/30 000。临床主要表现为单侧冠状缝早闭,也有双侧冠状缝早闭,但约 12.5% 的患者可无颅缝早闭,而表现为巨脑症。患者有不同程度的面中部发育不全、眼距增宽,中枢性听力障碍、斜视常见,可有腕骨和跗骨融合,无并指(趾)、多指(趾)现象,但约 1/3 的患者伴有生长发育迟缓和智力障碍。

以上综合征都有以下共同特点:①颅缝早闭导致的不完全一致的狭颅症表现;②丑陋的面部畸形;③常染色体基因突变;④多少不一的其他畸形,有些是否与前三者有关,也属于该综合征,很难确定。

三、辅助检查

头颅正侧位 X 射线片是颅缝早闭传统的检查方式。X 射线平片上,颅缝特征性表现为位于外板的缝呈锯齿状密度减低影,而内板的缝则为线形。儿童期较清楚且较宽。X 射线正侧位平片可以明确颅缝的硬化或闭合情况,以及邻近颅缝是否由于代偿性生长而变宽;可以反映出颅骨脑回压迹情况,颅颌面畸形及相应软组织的改变。尖头畸形患儿可见颅底下陷等特征。侧位头影测量和口腔全景片可以记录牙齿咬合和面部的关系。X 射线片仅适用于定性诊断而不能用于定量分析,并且不能反映畸形颅骨结倾斜度和计算颅内容积。

近年来 CT 已被广泛应用于颅缝早闭的确诊。CT 扫描颅顶、颅底和颌面部结构非常重要。颅骨、眼眶及面部 CT 的三维重建技术,具有精确定点、多方向、多角度观察,无重叠影像、测量值精确等特点,是诊断颅缝早闭的最佳方法。通过模拟重建颅盖骨的三维模型,不仅有利于展示基本骨结构的总体体积关系和全貌,而且更容易发现骨质畸形、骨缝连结处畸形。基于 CT 扫描数据制作的三维模型,可以在术前用于协助制订截骨计划,更有利于手术矫正。计算机辅助设计的细化将会为需要一期或二期矫正的患儿带来更多获益。

头颅 MRI 检查在进一步了解颅骨生长及大脑发育情况方面更有优势,有助于鉴别脑积水、先天性颅内畸形等。

颅缝超声波检查技术作为辅助诊断方法,快速且无辐射,并且不需要镇静剂,因此临床上怀疑有颅缝早闭时,可作为 8~12 个月以下婴儿的一线成像方法。

四、诊断

根据患儿头颅外形的变化,结合对 Virchow 理论的认识以及物理检查,运用 X 射线片、头颅 CT 及三维重建技术,单纯临床诊断已能充分满足孤立性颅缝早闭患者的诊断与治疗。单一颅缝早闭的早期临床表现不明显,可能难以被发现,一旦怀疑,建议由有经验的颅面团队对其进行定期评估。诊断为颅缝早闭的患者,脑发育受限可能导致一些严重的并发症,如癫痫、脑损伤、视力丧失、认知和心理障碍,以及婴儿的复杂畸形和呼吸问题。需要注意的是,对大脑的潜在影响主要与综合征病例有关,而非孤立性颅缝早闭病例。由于颅缝早闭综合征是一种多因素疾病,因此疾病评估需要且取决于从临床发现、遗传分析、表观遗传或环境因素或基因检测获得的所有信息。多种类型综合征的分子基础是已知的,诊断测试策略通常会导致特定的诊断。尽管在许多情况下,遗传病灶的清除对患者的治疗没有直接影响,但提供准确的产前诊断具有明显的好处。

体格检查包括评估颅缝是否闭合以及有无颅骨缺损,颅骨和面部轮廓的整体和区域检查,以及前囟、后囟饱满、开放。需要检查内外眦的位置,以及眼球突出、眼眶发育不良或上睑下垂是否存在。眼科医生评估检查视力情况、复视和视神经乳头水肿是否存在。口腔正畸医生评估牙咬合关系和牙齿发育情况。头颅影像学测量和牙齿模型对治疗非常有用。对智力异常的认识取决于所用测试工具的敏感性,更细微形式的精神障碍(例如知觉异常)需要进行不同且详细的评估(例如心理测验),而不是依赖于粗略的 IQ 评分。系统的眼科检查可以诊断视乳头神经水肿、弱视、斜视及视力障碍等。

五、颅缝早闭与小头畸形的鉴别

颅缝早闭引起的头颅畸形依据症状、体征、影像学检查等诊断并不困难,但要注意与小头畸形(脑发育不全)(图 2-6)相鉴别。后者是原发性脑发育不全,头颅因无脑组织的支撑力而未增大所致,故无颅缝早闭和颅内压增高征,且智力发育更为严重障碍。

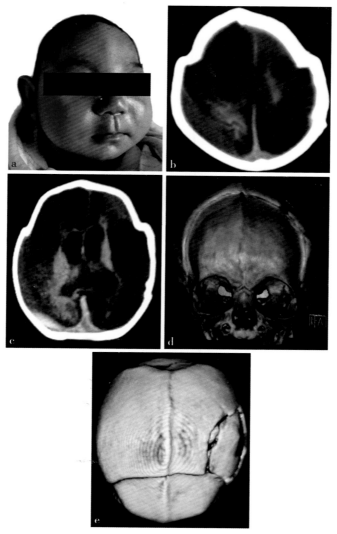

查体(a):头围 31 cm,前囟已闭,头高尖。头颅 CT 平扫(b、c)及三维重建(d、e)显示脑发育不良,颅骨重叠,颅缝存在(部分),额骨似前突,额缝显示不如其他颅缝,顶面观类似三角头。

图 2-6　小头畸形患儿,男,生后 82 d,不会笑,反应差

　　小头畸形(microcephaly,或称头小畸形)是儿科常见的神经系统畸形,发病率为 2/10 000～12/10 000,其主要临床特征为头围减小,脑体积减小,尤其在智力低下的儿童中更常见。该病具有遗传异质性,包括常染色体隐性遗传、常染色体显性遗传及 X 连锁遗传等。小头畸形既可以单独存在,也可以与许多遗传性综合征(如 Seckel 综合征、Rubinstein–Taybi 综合征、Tsukahara 综合征、Filippi 综合征等)联合出现。*MCPH*1、*ANKLE*2 等基因突变、染色体异常及环境因素可引起小头畸形。如在妊娠期,尤其是妊娠早期,母体受放射线照射、中毒、营养不良或宫内感染等原因引起胎儿大脑发育障碍性疾病。此种情况属于真性小头畸形。婴幼儿颅内炎症、缺氧、脑血管损伤等引起的头小,脑发育迟滞、脑萎缩、智力障碍,叫假性头小畸形,但表现比真性畸形轻。

该病临床表现差异较大。患儿常表现为头顶尖小,前额狭小而后倾,枕部扁平,前囟及颅骨骨缝全部或部分闭合过早;可出现包括认知、运动、情感等多种脑功能障碍。临床上通常采用枕额头围测量评估头围是否减小以及减小的程度。头围<同性别、同年龄组正常均值 2 个标准差(SD)以上,或<第 3 个百分位者可诊断为小头畸形。亦有认为头围<均值 3SD 以上方可诊断。连续头围测量,根据头围生长趋势图与该地区正常儿童头围生长量表相比较,对诊断更有价值。X 射线平片表现头颅各径线均小于同龄儿,颅缝全部或部分闭合。CT 扫描显示颅板增厚,脑皮质变薄,存在不同程度的脑软化灶、脑室扩大、脑白质密度减低等器质性害。磁共振可以更清楚地看到无脑回或脑回很小。对于病因不明或怀疑有遗传学异常者,可采用细胞和分子生物诊断技术进一步明确病因。

此外,还应注意不要与塑形性头部畸形混淆,婴儿出生时头部过早入盆引发的前斜头,生后单一侧卧造成的长头,长期仰卧形成的短头畸形是暂时的,通过改变体位及自我塑形能够恢复正常,并且发育正常,没有颅缝早闭。

六、治疗

颅缝早闭的诊断一经确立,手术是治疗的唯一方法。手术治疗的目的是松解早闭的骨缝、扩大颅腔以满足大脑生长发育的需要和纠正颅面骨畸形。颅缝早闭综合征的治疗复杂,需要多学科仔细评估,选择个体化的治疗策略。随着技术的进步和颅面团队的形成,外科手术和头颅外形矫正的发展是深远的,融合了遗传学、麻醉学、眼科、耳鼻喉科、牙齿矫正、言语治疗、物理治疗和心理学等的专业知识。家庭咨询是治疗的重要组成部分。

(一)手术时机

现主张尽早手术治疗,可以美化外观,消除发育畸形对患儿的心理影响,预防或解除颅高压症状,避免引起智力、精神、语言、运动等脑功能发育迟缓。因婴幼儿期是大脑生长发育最为迅速的阶段,2 岁时接近成人的 70%~80%,3 岁时约为 85%,6 岁可达 90%。目前关于最佳手术时机尚无定论。但 2 岁后手术效果不佳。绝大多数手术在患儿 1 岁前进行,而舟状头畸形的患儿更适合在出生后 6 个月内接受手术。由于出生后 6 个月是脑组织生长的关键期,此期间手术颅骨修复迅速且柔韧,有利于颅面部术后的愈合,可最大限度降低颅缝早闭对脑生长发育的影响,因此有学者主张患儿出生后 6 个月内手术;亦有认为出生后生理性黄疸期过后即可手术;也有学者认为出生 9 个月后手术,此时颅骨已基本定形,术后发生颅骨异位变形的概率更低。1 岁以下的儿童,颅盖骨延展性好,可以轻松塑形。大于 1 岁的儿童由于骨头的"脆性"增加,颅骨重塑形难度增加。3 岁以上的儿童,需要进行手术矫正时,更加重视直接整形和将成形的骨段固定在其"正常"成人位置。

(二)手术前准备

术前所有患者接受多学科颅面团队的详细评估,包括临床、形态学、心理和放射学评估。制定个体化治疗方案,与患儿父母对治疗计划进行全面的讨论,并对预期结果提出合理建议。

1.**临床评估**　包括详细的家族史,对做出诊断至关重要。基因检测和咨询在确认诊断和家庭咨询方面非常需要。另外,神经心理学评估可以了解生长发育是否充分。神经系统评估包括智力评估、语言、运动等有助于发现脑功能异常和颅内压升高,厌食、嗜睡或视觉变化以及其他伴随症状。对于面中部明显凹陷的儿童,需要仔细评估呼吸道问题,需评估气道顺应性和睡眠呼吸暂停,必要情况下建议呼吸科和耳鼻喉科评估,进行纤维喉镜检查和睡眠监测。面中部畸形可能需制定持续气道正压通气(CPAP)或气管切开术的计划。心理治疗师给予的合理建议和理解支持可能会对孩子和家庭起重要作用。口腔正畸医生、耳鼻喉科医生和眼科医生的其他评估对于综合征患儿至关重要。对于需要行广泛重建的患儿,重要的是预见潜在的问题,并相应地提醒麻醉师和儿科重症监护的医生。可能的失血量也是决定患儿手术时机的因素之一。应特别注意血液制品的合理使用,在可行的情况下,自体血作为首选。此外,必需告知家长有些患儿可能需要多次手术。

2.**体格检查**　包括评估颅缝是否闭合以及有无颅骨缺损,颅骨和面部轮廓的整体和区域检查,以及前囟、后囟饱满、开放。需要检查内外眦的位置,以及眼球突出、眼眶发育不良或上睑下垂是否存在。眼科医生评估检查视力情况、复视和视神经乳头水肿是否存在。口腔正畸医生评估牙咬合关系和牙齿发育情况。头颅影像学测量和牙齿模型对治疗非常有用。综合征患者需要进行系统性评估。术前、术后拍摄照片以记录整个治疗阶段的资料。

3.**影像学检查**　头颅X射线正侧位平片可以明确颅缝的硬化或闭合情况,以及邻近颅缝是否由于代偿性生长而变宽,必要时行侧位头颅影像测量和口腔全景片记录咬合和面部的关系。如果手术时计划采取俯卧位姿势,以实现最佳的全穹顶暴露,建议术前行颈椎拍片以排除可能导致脊髓或脑干功能障碍的颅骨颈椎连接区异常或不稳定。颅骨、眼眶及面部CT的三维重建,结合3D打印技术,制作三维模型,可以在术前用于协助制订截骨及重塑计划,个体化的治疗策略将会为需要一期或二期矫正的患儿带来更多获益。必要时行头部MRI协助评估是否伴有大脑的异常发育。

(三)手术方式

1.**手术发展历史**　颅缝早闭的手术方法包括早期的条状颅骨切除,随后发展为颅盖广泛重建,以及微创的内窥镜下条状颅骨切除和颅盖弹性成形术。

通过条状颅骨切除进行单纯的颅缝再造是早期的手术方式,由Lane等在1892年左右发表,受当时条件限制,术后死亡率高。单纯的颅缝再造术没有重建良好的头颅外形及彻底扩大颅腔,因而易复发,效果不佳。广泛的颅盖重建术由Tessier和Marchac等提出,是颅缝早闭手术治疗史上里程碑式的进步。主要术式有额眶成形术、额眶前移术、额面前移术、浮动(大范围颅骨切开并多块硬脑膜附着式)及颅骨瓣颅骨重建术等。不同的颅缝早闭,颅盖重建操作方式不同,但手术的基本要求是游离冠状缝,额骨相对前移,正确应用颅骨切开技术,重塑颅骨外形,从而塑造合适的颅腔容积。因为颅内容物生长过程漫长,有可能导致术后颅盖畸形,对颅盖、额部和眼眶的分块塑形手术有助于提前构建颅腔,而非依赖大脑的生长。但此术式侵袭性大,术中出血、癫痫发作、脑神经功能缺失以及感染等风险增大致患者住院时间延长。随着技术的改良细化,浮动的骨瓣使用钛板以及随后的可吸收材料以提供坚硬的骨固定,可以获得较为正常的外观,但术后仍可能复发或需行二次手术治疗。

内镜下条状颅骨切除,最早由 Jimenez 和 Barone 等在 1990 年前后报道治疗尖头畸形的颅缝早闭患儿。由于组织破坏最小化,实现了术中失血少以及术后住院时间短的要求。术后应用矫形帽有助于将颅骨生长引导至所需方向,脑和颅骨的定向生长可以预防颅缝术后过快融合。

弹簧、延长撑开器等牵张成形技术的应用可以减少术后佩戴矫形帽的需求,而且适用于大龄及畸形严重的患者,但是需要分阶段的手术治疗,取出时间通常在术后 6 ~ 7 个月。弹簧辅助牵张技术由 Lauritzen 等提出并推荐用于治疗 6 个月以内的患儿,通过切开冠状缝、人字缝、矢状缝,加装"Ω"型的弹簧形成预设的弹性颅腔,从而能较好地适应颅内容物的生长。亦可纠正额缝早闭引起的双眶间距过短。然而部分患者可能矫正不足或牵张过度。后颅窝牵张成形,由 White 等于 2009 年提出,应用撑开器使覆盖的头皮随着骨瓣一起扩张,可以对抗头皮对骨瓣的压力,实现皮肤无张力闭合,不仅能降低复发风险,并可扩大颅内容积、降低颅内压。通过常规的颅盖塑形结合骨瓣转移、低侵袭性的颅缝牵张成骨技术,可以实现多向牵张,更加个体化地调整头颅前后径、左右径,从而实现颅腔容积的逐次扩张。后颅窝扩张术,由于能更有效地增加颅腔容积,已成为治疗综合征性颅缝早闭中重要的手术方法。

2. 颅面矫形手术的基本原则　由 Tessier 提出,包括:①术中对面部和眼眶的显露需要广泛的骨膜下剥离;②术中确保眼眶可以安全地向任何方向移动,而不会有视力或眼球运动障碍的风险;③截骨和重新定位面部结构,比单纯截骨能够产生更好的效果;④在同一次手术过程中,尽可能多地矫正畸形。

3. 手术效果评价　手术颅腔重塑效果的评价可通过测量术前、术后的颅骨指数动态观测。颅骨指数=头颅最大横径/头颅最大前后径×100(<70 为长头型,70 ~ 80 为中头型,>80 为短头型)。

手术美容效果评价采用 Whitaker 分级如下:1 级,无须修复;2 级,建议软组织轮廓修复;3 级,需行主要的截骨术或骨移植术;4 级,需要行与原手术相似的大面积颅面矫形手术。

4. 各型颅缝早闭的手术治疗

(1)矢状缝早闭手术治疗:手术的主要目标是解除横径狭窄,增加顶骨、颞骨的宽度和减少前后径的长度来重塑颅盖骨。舟状头畸形患儿更适合在出生 6 个月前手术。

根据患儿的年龄不同,可能需要行不同的手术治疗。术式有:David"‖"形颅缝重建法、浮动颅骨瓣头颅成形术(Marchac 法)、梅花形颅骨瓣头颅部分颅盖成形和全颅盖成形法,以及联合牵张成形术。目前最常用的就是浮动颅骨瓣头颅成形术,必要时联合牵张成形技术。

1)带状颅骨切除术

David"‖"形颅缝重建法,偏后大冠状切口,切开骨膜并剥离至眶缘,于矢状缝两侧切除两条骨板,宽约 1.5 cm,呈"Ⅱ"形,中间填充涤纶膜等材料以阻止骨愈合。后人改良将切除长度延长至前后超过冠状缝、人字缝约 1 cm,并在两端间横向截骨宽 1.5 cm,使矢状缝上留下的骨条游离,以期扩大松解范围,提高手术效果。3 个月以下的患儿,头形改变小,对创伤的耐受差,正适用于此法。但是术后易复发,塑形差,术后需配合使用颅盖矫形帽,可改变轻度的前额及顶部畸形。

直视或内镜辅助下多个小切口多顶骨瓣技术:是对传统手术方式的改良,适用于小于 8 个月的单矢状缝早闭患儿,不推荐用于治疗 12 个月以上的患儿。手术要点:术前在三维打印模型上进行手术切口及截骨设计,矢状缝切开截骨范围前达冠状缝、后达人字缝,根据需要可对额骨和枕骨进行截骨。患者取仰卧位。术中头部做 9 个 2~3 cm 冠状小切口,侧方切口的上端不宜离开顶中线过远,下端尽量靠近颞顶缝。于上矢状窦上方切口两侧及矢状窦旁开约 1 cm 处颅钻各钻 1 孔,用铣刀在两个骨孔间横行截骨,直视下或内镜视野下各切口间的条状截骨,宽度 0.5~1.0 cm。截骨时需特别注意保护上矢状窦。该术式手术时间短,术中出血少,术后水肿和积液轻微,皮肤感染风险低,可在重塑颅骨外形的同时减小术后瘢痕,但是对严重的前额突出只能进行小幅调整。禁忌证:①已接受过手术矫正的患儿,术后硬膜外粘连可能导致截骨操作困难。②可能存在骨发育不良伴骨刺及发育异常的粗大脑膜静脉的复杂型矢状缝早闭。

2) 浮动颅骨瓣头颅成形术(Marchac 法):适用于 3~12 个月的小儿,由于额畸形已明显,颅的长度稍长,该术式可明显改变额畸形,降低颅高,但颅骨塑形稍差。目前治疗矢状缝早闭多采用此术式。手术体位:患儿取平卧位,如需同时矫正前、后部畸形,建议采用俯卧位。颅骨骨膜下分离范围向前达眉部,向后至枕大孔后唇,开颅手术以分离双额骨和双顶-枕骨。确定额及顶骨部的骨瓣,全部骨瓣都跨越中线,行桶板样截骨缩短颞骨和顶骨以降低颅高。在进行径向截骨术和骨弯曲后,将额骨、枕骨进行重塑,以提供一个逐渐凸出的弧度。在中线部位切除一部分额骨和顶骨缩短头前后径。重塑顶骨增加侧凸,尤其是在顶结节区域。重塑后的额骨向前固定在眶上缘,向后与顶骨一起固定,覆盖矢状窦。枕骨向后附着于枕骨基底,向前附着于顶骨。为促进术后头颅的进一步增宽,重塑的顶骨固定于硬脑膜上,而不是固定于相邻的颅骨上。沿骨生长的长轴边缘放置修复材料,可以选择性地抑制骨生长,更利于骨重塑和成型。

3) 梅花瓣颅骨瓣头颅盖成形术:适用于 12 个月以上或畸形严重的患儿。该术式可以重塑整个颅形,使额结节后缩、额部降低,以缩短前后径,降低颅高,而前额成型关键是采用梅花形骨瓣,把花瓣近花心处形成青枝骨折,不易回缩。根据舟状头类型设计不同的截骨线和截骨条,所有颅骨瓣均不从硬脑膜上分离。颞部"Z"形截骨可以扩大颅中窝,需要注意的是,设计颞部截骨线时位置不可太低。骨瓣固定:两块额骨瓣,左右换位固定。顶骨瓣截下后原位旋转 180°,交错换位到对方固定。把额骨瓣制成梅花状,颞部把骨裁成栅状,折成"Z"形。额骨瓣固定时要向后倾倒约 15°,骨缘以能光滑移行到顶骨为准。骨瓣的固定目前多建议采用可吸收固定板,以获得稳定可靠的固定,足以对抗肌肉软组织等因素产生的骨段移位,避免术后生长过程中移位,并使截骨断面较快地获得功能性愈合。手术最大的风险是静脉窦的损伤,因此,在游离额、顶骨瓣时应注意避免损伤矢状窦,分离枕部时避免损伤横窦,万一损伤则建议用硬脑膜加止血纱布缝合止血。

4)牵张成形技术,为了获得更好且持久的颅盖塑形效果,必要时建议植入弹簧或撑开器牵张成骨。根据头颅畸形特点放置延长器后并固定,术后需避免出现移位或滑动,5 d后开始进行正向或反向牵张,延长期一般为10~15 d,直到形成满意的颅形,并且术后2周影像学复查有改观;6个月固定期后行二次手术拆除延长器。

(2)单侧冠状缝早闭手术治疗:首先行额眶前移术,手术要点如下。切口和进路:患儿仰卧位,进行双额开颅手术。暴露整个额、顶、颞部的颅骨及眶上壁和眶外侧缘。咬骨钳咬除增厚上抬的蝶骨大翼部分至眶上裂外侧水平。双侧进行眶上缘截骨术,将眶缘轮廓定型对称并向前推进。之后做颅顶成形和颅骨塑形:在取下的额骨板上从中截成两块。将额眶带中央截断,患侧额眶带前移20°~30°的角,额眶带中央断端内侧磨成20°~30°的骨板固定于鼻根和患侧额眶带,同时固定双侧眶外缘于颞部。额骨板制成梅花状,进行选择性折骨以达到理想外形,交错旋转90°置于额眶带之上,使患侧形成合适的额部弧度后固定。额骨横向改建可以创建新的冠状缝线。额骨瓣附于眶缘的上外侧,而非后方,以允许颅骨在"新"冠状缝线处进一步生长。去除中线的一部分骨骼可以缩短头骨长径。将余下的颅骨板分块固定于患侧前移后额顶部所出现的间隙,获得正常的额部膨隆,防止前额回缩。当固定骨瓣的金属丝向前收紧时,顶骨区域会出现膨隆,顶骨重塑形以增加侧面的轮廓。如果大脑和硬脑膜突出明显,可以使用双极电灼硬脑膜或轻柔地进行硬脑膜折叠缝合术。额部硬脑膜折叠到对侧区域,以达到双侧额部对称。患侧必须矫正过度,以避免术后复原出现双侧不对称。

(3)双侧冠状缝早闭手术治疗

1)额眶前移术(前颅盖成形术):患儿仰卧或俯卧。如果手术的主要焦点是额枕/眶缘,则首选仰卧位。手术采用冠状切口,前截骨线位于双眶上缘上方约1.5~2.0 cm处,截下的额眶带塑形好后前倾15°、水平前移1.0~1.5 cm,用钢丝固定于鼻根部、眶外侧壁及颞部,额骨瓣交叉旋转并前移固定于额眶带上。额骨重拼后,后缘出现2.5~3.0 cm的骨缝,旋转90°的额骨瓣,原近颞部向后方的两块2.5 cm×3.0 cm大小的骨板随旋转正好顶在冠状缝后方的顶骨上支撑额骨瓣,以形成对抗增大颅腔前后径后头皮回缩的力量,减少额骨瓣回缩。后截骨线位于冠状缝,近颞部向后方对称截两块骨板,大小约3 cm×3 cm。通过截骨术和青枝骨折相结合,可以抬高并重塑双顶枕骨,"向外折断"枕骨可以增加颅腔容量,剩余的顶骨支撑被切断并向后移位1~2 cm,降低颅高。建议术后使用颅骨矫形帽2~3个月引导颅骨成形。

2)额眶前移术、额眶整复术:适用于短头合并眶距增宽或眶移位畸形,患儿有双侧冠状缝早闭及颅面骨发育不良,术中需做眼眶的截骨,纠正眶间距和向上或向下方向的眶移位。

3)额面前移术:主要适用于由双冠状缝早闭及颅底缝早闭所致的短头畸形,以及Apert或Crouzon综合征患儿合并的颅面畸形。将额眶、上颌骨作Lefort Ⅲ型截骨后联合前移,以纠正眼球突出和反颌;眼眶及上颌骨前移后与颅底间形成的间隙中需植骨并固定到正常位置。

(4)额缝早闭手术治疗:额眶成形术。患儿采取仰卧位。双额开颅手术,截开额骨瓣及额眶带,额眶带截成3段,把两边额眶带拉成水平,中间截断的骨板重新成形,固定在两眶中间截断处内侧,塑形成正常三角形态的额眶带。额骨经中间截骨或倒转后固定,使额部恢复正常形态。通过弓弦法前移眶缘,可以避免损害眶上缘的血液供应;允许眶缘在额颧缝上旋转,并注意避免在额颧缝处脱离眶缘。这一步骤对于支撑眼眶边缘和额骨及防止眶上/额部过度扁平至关重要。术中保持颞肌附着于下面的骨骼和颞骨鳞部,防止术后"颞部凹陷"。若骨缺损大于1/4,则需植骨。

(5)单侧人字缝早闭手术治疗:梅花形顶枕骨瓣后颅盖成形术。手术采取俯卧位,取头部后侧最突出部皮肤弧形切口,枕骨完全暴露至枕骨大孔水平。设计后斜头截骨线。颅顶成形和颅骨塑形:在双侧枕骨基底部进行桶板样截骨术,以增加枕骨的凸出效果。对于中度畸形的患者,主要在患侧枕骨行桶板样截骨,而重度畸形时,需行双侧桶板样截骨。枕骨凸出部分"向内折断",而扁平部分"向外折断",把两顶枕骨瓣交错旋转90°固定于扩大的枕骨上,重塑形恢复为正常圆形、对称的头颅后部。患侧后颅凹枕骨制成青枝骨折,可以向外扩大后颅窝。可吸收板固定颅骨瓣,可以维持术后枕骨正常的凸度和对称性。骨重塑之前,在过度突出的区域需先将硬膜折叠,然后将骨瓣重置并固定在硬脑膜上。如果顶枕异常伴有明显的额部异常(罕见的临床表现),则还应进行双额开颅手术,重塑额骨。单侧人字缝早闭是否需要手术取决于畸形的严重程度。治疗方式因单侧或双侧而异,但手术暴露和开颅原则相似。

(6)全颅缝早闭手术治疗:全颅缝早闭多见于综合征型颅缝早闭,手术方式更为复杂,需要根据患儿合并畸形制定具体的手术策略,对大脑减压对称、充分,有利于大脑发育。为避免术后头型恢复原状或改善不理想,需联合牵张成形技术。主要术式包括眶周骨截骨牵引移骨术、后颅截骨牵引移骨术和弹力支架颅骨成形术等。

(7)单侧多条颅缝早闭(半颅斜头畸形)手术治疗:首先做冠状缝重建。然后做颞肌下减压,减压范围要大一些,上达颞鳞缝,下至中颅窝。同时或二期重建人字缝。对大龄儿童还需行颌面部整形术。

5. 手术并发症及术后处理　颅缝再造和重建手术的并发症相对少见,可以分为早期并发症和延迟并发症。

(1)早期并发症包括失血、空气栓塞、硬脑膜撕裂伴脑脊液漏、感染和呼吸系统并发症等。

1)血容量不足:术中持续性失血是大多数并发症的原因。静脉窦或主要皮质静脉撕裂会导致快速失血,血流动力学明显变化。在颅骨分离过程中异常板障静脉(可见于某些综合征,如 Carpenter 综合征)可能被撕裂,需要迅速控制出血的同时,及时输血至关重要,以避免引起凝血功能障碍。颅缝早闭后,硬脑膜与静脉窦之间的连接通常会减弱,窦撕裂的风险降低。缩短手术时间,减少切口数量,严格止血有助于减少出血量。颅骨成形术后失血可能会持续 12～24 h,因此术后 ICU 监测至关重要。

2)空气栓塞:任何手术位置都有可能发生空气栓塞,包括仰卧位,但更常见于头高于心脏水平的卧位时静脉窦或其他大静脉损伤。因此,心前区多普勒监测以及潮气末 CO_2 监护仪有助于早期发现,中心静脉监测有助于评估血容量和呼吸情况。

3)脑脊液漏:婴幼儿硬脑膜薄弱且与颅骨贴附紧密,术中硬膜易被撕裂。若未及时发现并缝合,可能导致脑脊液漏。建议术中对硬脑膜及静脉窦加以保护,避免引起硬脑膜或静脉窦撕裂、脑挫伤等。若硬脑膜不慎撕裂,应尽快缝合或修补,如果裂口大则需延长切口,充分暴露后缝合修补。腰穿置管头高位引流脑脊液有助于术后脑脊液漏愈合,但在婴幼儿应慎用,因婴幼儿抵抗力差,如果感染后果极其严重。

4)感染:约为7%,严重的感染可能危及生命。颅内感染通常与脑脊液漏、术中污染及颅腔内外相通(如切口缝合或愈合不良)有关,因而,术前准备、术中、术后的预防感染措施异常重要。

5)急性气道问题:急性气道问题可能与额面前移术中经鼻气管插管的意外横切断有关。这可能需要立即更换为口腔气管插管或气管切开术。有约18%的患者需要气管切开术以维持气道通畅。插管时间超过24 h将出现较多并发症。当前,小口径纤维柔性支气管镜的使用,使先前被认为无法进行气管插管的那些患者,可以行经鼻插管。

6)其他:头皮红肿、渗液,皮下积液,眼眶水肿,死骨形成等。视神经乳头水肿,囟门隆起,因颅内压升高可能需要再次手术。

(2)延迟并发症

1)术后颅骨缺损:常与骨骼愈合异常和骨骼生长受损有关。硬脑膜局部缺如、感染和术后骨吸收、骨化不足可导致颅骨变薄、缺损。年龄大于1岁的儿童与较小的儿童相比,颅骨缺损的自我修复能力较低。为了防止术后颅骨缺损,大于2 cm的缺损(对于1岁以上的儿童)应该用骨条填充。

2)术后无改善或复发:颅缝继发性再次闭合是较常见的术后并发症,发生率为8.8%。多因素分析显示,硬脑膜与颅骨的广泛分离和截骨术可能会导致继发性颅骨融合。在眼眶和面中区域,手术时年龄过小,骨轮廓可能会无改善,术后无改善或复发与颅底异常严重程度有关。软组织结构的收缩作用和骨移植物的吸收可能是复发的原因之一。牵张成形技术的应用,即软组织扩张和新的骨骼发育相结合,有助于预防复发。

3)术后骨移位:微型钛板和微型螺钉刚性接骨的使用,固定颅骨的稳定性,大大改善了颅面外科手术的结果。但是在儿童生长过程中可能出现明显的骨移位,使用可吸收固定板可有效地避免这种情况。放置的延长器可能脱落、移位或断裂,存在再次手术的潜在风险。

4)死亡率:文献报道为1.5%~2.0%。主要原因为失血过多、硬脑膜外血肿、急性脑水肿、化脓性脑膜炎所致。监测和麻醉技术的不断进步,加强气道管理、血液回收和置换的应用以及外科技术的完善,会有更好的结果。

七、预后

颅缝早闭确诊后,尽早手术治疗,有利于重新建立新的骨缝,使颅腔能随着脑发育而扩大,纠正头颅畸形,保证脑的正常发育。医学技术的进步和医用材料的发展,可以为患儿提供更好的个体化治疗方案。只要脑部正常生长和发育,通过充分合理的颅骨成形及牵张成形技术,术后无改善或者复发的情况很少见。同时需要关注患儿可能出现特殊的神经、心理缺陷,包括注意和计划、处理速度、视觉空间技能、语言、阅读和拼写问题,可能与术后持续存在的解剖差异有关。对于年龄较大的儿童,正畸咬合管理可以确保最终结果的稳定性。

(赵亚鹏　王艳敏)

第三节 先天性颅骨缺损

先天性颅骨缺损是临床上一种罕见的先天性发育异常,未见性别差异和发病率的大宗病例报告,范围小者可能自愈,大面积的缺损则需修补。

一、病因及发病机制

病因、病理尚不清楚,一般认为与胚胎时期神经管发育不良有关,基因突变被认为是其主要病因,遗传因素认识尚不一致。由于胚胎期颅骨发育或骨化障碍,或出生后骨化停止,而形成颅骨缺损。与颅裂完全不同,可发生在任何一块颅骨上。颅骨缺损区多偏离中线,多数呈对称性或不对称。先天性颅骨缺损可合并脑发育不良(图2-7)、脑积水、脑室穿通畸形,脑膜膨出,腭裂、唇裂,先天性心脏病,脊柱及手足指趾畸形,皮肤咖啡斑,斑痣性错构瘤等,多为个案报道。文献报道神经纤维瘤病(NF)Ⅰ型、先天性皮肤不全、颅骨锁骨发育不良等均可合并有先天性颅骨缺损。

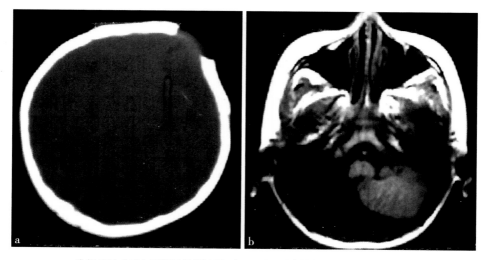

头颅CT(a)示左侧额骨局部缺损,头MRI(b)示合并有右侧小脑发育不良。

图2-7 患儿,男,8岁

二、临床表现

颅盖骨缺损一般不引起神经系统症状。眶顶、蝶骨大翼等处缺损则可发生搏动性突眼或搏动性眼球内陷。缺损处可以看到搏动,并可触及缺损骨缘,X射线和CT检查能够明确诊断,若系眶顶或蝶骨大翼缺损,需加颅底位检查。诊断时应注意与下列少见病变区别。

1. **顶骨孔扩大**　是顶骨中可变的骨化缺陷,位于顶骨后上方,邻近矢状缝和人字缝交叉点,常在放射学检查中被偶然发现。由于膜内成骨过程中颅盖骨化不足引起的良性病变,发病率为 1/50 000 ~ 1/15 000,具有明显的遗传性及家族性,已知常染色体显性遗传 MSX2(染色体 5q34－35)和 ALX4(染色体 11p11)基因突变与该病变相关。正常顶骨孔是头颅在顶骨后上角见导静脉穿颅盖骨的细小缺损(1 ~ 2 mm)。扩大的顶骨孔大小不一,与儿童持续性存在的后囟致中央顶骨缺损(称为颅裂)不同。颅骨 X 射线片上表现为对称的放射线透过性,无其他病理改变。CT 显示顶骨存在形状规则的缺损,轮廓清晰,没有软组织成分,邻近颅骨的结构和密度正常,超声后 CT 随访期间病变无明显变化。亦有报道表现为多发骨孔扩大。多数表现为无症状,也可能与颅颌面畸形包括腭裂、脊膜膨出和脑膨出相关,并偶尔变得有症状。可能伴随后颅窝脑膜、大脑皮质和血管发育异常引起癫痫、头痛。

2. **颅骨发育不良**　颅骨发育不良(CCD)是颅锁骨发育不全综合征的一部分,发病率 1/1000 000。是一种罕见的常染色体显性遗传性骨骼发育不良,目前已知的突变基因是位于常染色体 6p21 上的 *RUNX2* 基因杂合子突变,生物因素、化学因素、近亲结婚也是危险的发病因素。其颅骨特征是颅缝、囟门延迟闭合,头大面小,短头,上颌发育差,下颌突出等。锁骨发育不全或者再生障碍,身材矮小,牙齿异常以及其他各种骨骼异常。锁骨和(或)颅骨发育不全是产前超声观察到的主要特征。胸片显示锁骨发育不全或缺失。在儿童和青少年人群中,囟门和颅缝的延迟闭合和肩部活动度的增加是该病临床诊断的显著特征。

3. **先天性皮肤发育不全**　先天性皮肤发育不全(aplasia cutis congenita, ACC)较罕见,患儿出生时即表现为皮肤缺失、膜性病变或萎缩性瘢痕等症状,病变范围较小,好发于头皮,该病具有遗传性,包括常染色体显性遗传及隐性遗传,可表现为染色体核型异常或微缺失、微重复。其中 15% ~ 20% 的患儿可合并颅骨缺损,尤其是位于中线部位的病变。

三、治疗

较小的颅骨缺损无须手术处理,可随访动态观察。颅骨缺损大于 3 cm 以上时应手术修补,手术应在颅骨生长减慢以后进行更为安全可靠,多数学者认为在 5 ~ 6 岁后进行为宜。由于儿童 2 岁后颅骨生长减速,但运动量及范围迅速增大且不知道避险,修补年龄可以放宽到 2 岁进行,避免意外跌倒等致脑损伤。1 岁前小儿颅骨生长非常旺盛,板障层不明显,可塑性很大,缺损区再生能力也非常强,修补手术风险及术后颅骨致畸率相对较高,不建议手术。

理想的颅骨修补材料应具备理化性能稳定,生物组织相容性好,质地轻、机械结构强度大,塑形效果好,术中固定方便,不影响术后影像学检查。目前可选择的修补材料主要有以下几种。

1. **自体骨**　是最佳的修补材料,可选取颅骨截骨或骨粒移植及颅外来源的骨组织如肋骨或髂骨嵴。自体骨具有完整的骨质结构和诱导成骨潜能,有助于骨质生长和骨缘愈合,然而自体骨量有限,尤其是在小婴儿,可能导致供骨区发育异常,3 岁以下的患儿不适合行颅骨自体截骨移植。自体骨不需要进行术中塑形,可以减轻患者的经济负担,但是可能需要开展二次手术植入合成材料。

2. 钛合金网 是目前临床运用较广泛的修补材料,其优点是易塑形、外观好,具有良好的组织生物相容性和高强度的坚韧性,有利于后期肉芽组织贯穿生长固定,但是具有导热性、导电及不透 X 射线等特点,可能影响日后工作和影像学检查。患儿头颅长大后骨骼变形拉扯钛网,可致钛网受力不均而凹陷变形,边缘锐利致头皮损伤,可考虑在颅骨成形材料周边网孔外固定钛网。由于儿童颅骨生长可能导致植入物折断的风险或者限制正常颅骨生长,因此不适用于 5 岁以下儿童。

3. 聚醚醚酮 人工合成的高分子材料,化学性质稳定,耐高温,生物相容性良好,其弹性模量与皮质骨接近,碰撞后不出现凹陷或变形。依靠 3D 打印技术进行个体化定制的聚醚醚酮(PEEK)植入物与骨缺损区域的吻合精度高,头颅对称性好,皮下积液及感染发生率较低。缺点是该类植入物不参与缺损部位的骨整合,存在脱落风险。

4. 多孔羟基磷灰石 可作为骨诱导介质应用于儿童颅骨修补,有助于骨边缘愈合。可吸收羟基磷灰石和胶原复合物不仅可以引导骨再生,而且具有良好的生物吸收和骨反应过程,目前被认为是颅骨修补重建的替代移植材料。

颅骨修补术后并发症率低,约为 5%,可能出现的并发症包括:切口感染、颅内感染、皮下积血、积液,修补材料松脱、变形、移位、坍塌、外露、排斥反应,以及血肿及诱发癫痫发作等。

颅骨缺损由于有碍外形美观,容易给患儿造成心理压力,若有意外伤害易出现脑损伤。颅骨修补成形,可以为颅骨创造形成正常生理弧度的良好条件,避免影响患儿的正常心理状态,但是对儿童颅骨发育及脑组织可能产生的影响目前尚未明确,其预知性还待进一步研究。随着颅骨组织工程的发展,将生物材料与细胞或生长因子相结合支持和引导骨生长,对缺损骨组织进行修复和重建,三维打印技术也可与之相结合,将来在颅骨修补术中具有更大的应用价值。

(赵亚鹏　王艳敏)

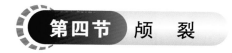

第四节 颅　裂

颅裂是指先天性发育异常导致的颅缝闭合不全。因此,颅裂合并脑膨出常发生在中线处。被认为和神经管的发育异常和中胚叶发育障碍有关。常见合并脑膜膨出,此型硬脑膜缺损,仅有蛛网膜、软脑膜、脑脊液膨出;脑膜脑膨出,内容包含脑组织及脑膜膨出的组织;积水性脑膜脑膨出,为部分脑室、脑组织和脑膜膨出;隐性颅裂只有颅骨缺损,无膨出组织。其他还有脑膨出,是脑组织从颅骨缺损处膨出,不含脑脊液,包括颅顶部以及颅底部;闭锁性脑膨出是指位于中线小的皮下病变,它不包含脑组织,但是有神经外胚层发育过程中的残留组织;皮下异位组织,仅含神经外胚层残余组织等,但比较少见。其他分型方法有按部位分枕后型、囟门型、基底型。按膨出组织分脑膜膨出、脑膜脑膨出、积水性脑膜脑膨出、囊性脑与脑膜膨出、脑与脑室膨出,在脑膜与脑之间有一囊腔。

一、病因、病理

颅裂的起因并不明确。一种理论认为是胚胎期间原始神经胚层出现缺损,基于这种理论,所有的颅裂均应出现重要的神经结构畸形以及皮肤的缺损。另一种理论认为中胚层的功能障碍影响颅骨、脑膜等形成,从而出现颅裂,这种理论强调颅骨、脑膜等结构缺失,神经结构的异常是相对次要的。最被广泛接受的理论是 1827 年 Hillaire 提出的,他指出神经裂发生在神经管闭合之前。随着裂隙的闭合,在神经外胚层以及皮肤外胚层之间发生粘连,从而阻止中胚层形成颅骨。随着科学的发展,可以明确的是颅裂的发生是通过基因及其编码的蛋白质进行调控的。通过对相关基因、转录因子、膜受体、通道蛋白的进一步研究,能帮助我们进一步加深对揭露颅裂的发病机制的认知。

实验室里可以通过射线暴露、台盼兰、过量维生素 A、叶酸抵抗、营养不良诱发出来颅裂。既往有报道颅裂与服用抗癫痫药物、华法林、高体温、病毒感染、产妇糖尿病相关。一些综合征比如 Meckel-Gruber、Knobloch、Walker-warburg 等可能合并颅裂。绝大多数是散发病例,仅个别有家族史。

二、临床表现

脑膨出在世界范围的发生率为(0.8 ~ 4.0)/每 10 000 新生儿,其中早产儿约占20%。据统计85%的顶枕部膨出在美国及欧洲报道;而前顶型及前颅底型多发生在亚洲、非洲及澳洲。近些年脑膨出的发病率在逐渐下降。

根据不同部位的颅骨缺损而进行临床分类的。根据实用的考虑,我们参照文献分类,分成 3 类:颅后部、颅前部及颅底型。

(一)颅后部膨出

颅后部膨出包括范围从枕外粗隆处到后方枕大孔、上颈椎处。

1. 枕骨型 位于枕外粗隆与枕骨大孔之间,是最常见到的膨出,约占 70%,女性居多。膨出的范围常不能反映脑组织疝出的程度。局部的皮肤可能是完整的,偶见局部皮肤菲薄、缺损或溃疡伴脑脊液漏者。窦汇上型疝出的组织可包括一侧或者双侧枕叶、静脉窦,甚至侧脑室,从而形成积水性脑膜脑膨出。窦汇下型膨出组织更为复杂,包括小脑、蚓部、静脉窦甚至脑干。露脑畸形极其罕见,常常出生后不久即死亡。

2. 枕颈型(颅颈交界处) 膨出起自枕骨大孔到上位颈椎,疝出组织可包括延颈髓、小脑扁桃体等,或合并 Chiari Ⅱ、Ⅲ 畸形。

(二)颅前部膨出

基本上都是脑膜脑膨出,神经功能影响较小。

1. 顶骨型 膨出部位在顶部中线处,疝出内容包含脂肪组织、结缔组织、畸形神经组织,有时涉及胼胝体。个别脂肪组织体积大,会引起脑畸形,智力障碍。

2. 颞部型 比较少见,膨出位于前后囟门之间,常见膨出包含脑脊液以及神经胶质残留物。

3. 额顶前半部型 系颅面部交界处膨出。颅骨缺损口在鸡冠前额、筛间,3 种不同类型膨出均经该口疝出:额鼻型膨出位于眉间或鼻根部,肿块也可在鼻旁内眦处或眶部;鼻筛型膨出位于双眼内眦间,呈双叶状,会使眶距加宽、鼻根扁宽、三角眼、双眼外移等,面部明显畸形;鼻眶型突在单侧或双侧眼眶前下方,使眼球向外上方移位,眼球突出,眼眶扩大,也可损害脑神经Ⅱ、Ⅲ、Ⅳ、Ⅵ、V_1。

（三）前颅底型膨出

颅骨缺损自筛板至蝶窦。疝出的内容物可能包含部分脑组织、垂体、下丘脑、视神经、视交叉、大脑前动脉,可引起相应神经功能障碍,鼻腔或咽部囊性包块,也可出现面部畸形。它又分为以下几个亚型:翼咽骨型、翼眶骨型、翼上颌型、翼筛骨型、经筛骨型。临床上前颅底型膨出可能表现为鼻塞、鼻出血、脑脊液鼻漏、脑膜炎,甚至内分泌障碍。鼻腔内部团块需与鼻息肉相鉴别,但鼻息肉基本不出现在儿童患者中,且不会有搏动和鼻腔扩大。此外鼻息肉起自于鼻甲,位于鼻腔之中。但前颅底型膨出常从中线颅骨缺损处凸出来,并可伴有鼻中隔的缺损（图 2-8）。

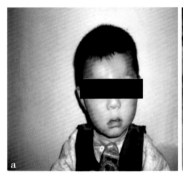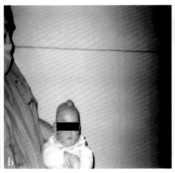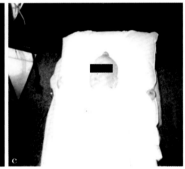

图 2-8 颅前部膨出患儿照片

三、产前检查

产前的诊断包括孕妇的 AFP 血清检查、产前的超声以及 MRI。行孕妇血清 AFP 或者行羊膜腔穿刺检测羊水中 AFP 水平来评估神经管畸形（NTD）发生风险,但一些胎儿畸形如十二指肠闭锁、食管闭锁等也可使母体 AFP 升高,这需要鉴别。产前超声是胎儿先天性颅裂的主要诊断方法。MRI 检查也逐渐运用于产前的畸形检查,但尚不作为首选的检测手段。超声检查怀疑颅裂存在时可进一步行 MRI 检查明确细节。依据检查结果可以帮助决定是否终止妊娠。

四、影像检查

CT 检查的优势是可清楚地显示颅骨缺损情况,但也能显示膨出内容物,特别是脑脊液。CT 三维重建用于部分患儿的颅骨重建或者扩大颅腔容积重建。

MRI 可明确疝出组织的内容物组成以及病变与周围组织如静脉窦、大脑前、大脑中动脉、脑室等关系。MRA 及 MRV 检查可以进一步明确膨出物与血管关系,尤其是顶枕部颅裂与矢状窦、横窦、直窦等静脉窦关系,这些对于制定手术策略是非常重要的,但对颅骨缺损检查不如 CT。DTI 等检查的运用可以进一步评估患儿的预后(图 2-9)。

透光试验可鉴别囊肿成分中的脑脊液。超声检查主要用于追踪术后是否发生脑积水。X 射线检查已较少运用。

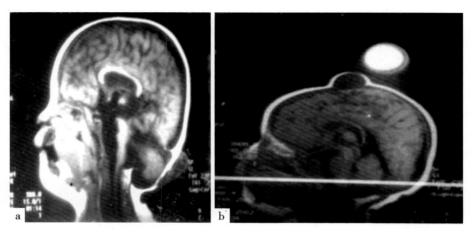

a. 颅后部膨出患儿 MRI 矢状位;b. 顶骨型膨出患儿 MRI 矢状位。

图 2-9　MRI 检查

五、诊断及鉴别诊断

1. 诊断　依据婴幼儿病史、局部所见、结合影像检查,一般都能做出正确诊断。

2. 鉴别诊断

(1)颅前部颅裂:该类型需要与鼻腔息肉以及鼻腔肿瘤相鉴别,前已述及脑膨出的局部所见与前两者有明显区别。儿童时期鼻息肉以及鼻腔肿瘤均较少见。可以通过 CT、MRI 协助鉴别。这里要特别提醒鼻腔病变的穿刺活检不要轻易进行,以防止严重的脑脊液漏及颅内感染,这方面的教训是不少的。另外鼻息肉起自于鼻甲,位于鼻腔之中。与之相对,额鼻部脑膨出常从中线颅骨缺损处凸出来,并可伴有鼻中隔的缺损。

(2)颅后部颅裂:该类型的颅裂需要与头皮常见囊肿如脂肪瘤、颅骨骨膜窦等鉴别。脂肪瘤一般呈扁平或分叶状,质软、可推动、表面皮肤正常且进展缓慢。全身均可发现,一般不伴颅骨缺损,通过影像检查容易区分。颅骨骨膜窦常呈圆形、质软,可推动、无搏动、受压可塌陷,随头部抬高而塌陷,随着平躺、屈曲身体、Valsalva 动作而重新充盈,穿刺抽吸可抽出血液。通过 CT、MRI 等检查可鉴别。

六、治疗

手术是唯一的治疗方法。

（一）手术适应证

凡合并囊性膨出，身体条件允许者，均应切除囊壁及无用的膨出组织，重要功能区膨出的脑组织尽量保留，严密修补硬脑膜，缝合切口。原基脑膨出和先天性皮肤窦也应选择适当时机手术。单纯隐性颅裂不必手术。

（二）手术禁忌证

①局部皮肤感染，合并无法控制的严重颅内感染，高热惊厥或昏迷的患儿；②身体一般情况极差，不能耐受手术者；③巨大的脑膜或脑膜脑膨出及脑室膨出，伴有严重神经系统缺陷，智力低下，合并严重脑积水的患儿，不主张手术；④膨出发育不全的脑组织大于颅内脑组织；⑤颅脑畸形及无脑畸形。

（三）手术时机

由于婴儿对失血耐受力低，以往多主张生后6个月手术。现今随着麻醉及手术技巧的进步，越来越多的临床医生提倡尽早手术，以防止病变发展累及更多的颅内神经组织和相邻组织，而且早期膨出囊较小，手术相对容易。有医生提出单纯脑膜膨出于出生后1~2周手术；脑膜脑膨出于生后24 h手术，有利于防止脑功能障碍加重和脑积水发生；脑膜、脑、脑室膨出生后2~3个月手术；鼻根部脑膜脑膨出大于鸡蛋或其他部位膨出骨缺损>2 cm者，生后6个月手术。以下情况应急诊手术：皮肤缺失或皮肤菲薄，随时有溃破危险者；脑出血；脑脊液漏；气道梗阻；视力障碍。手术的目的在于：保护脑组织；预防感染；促进康复；促进功能恢复（呼吸、视力等）；重塑颅骨轮廓。

（四）手术要点

1. 顶部、颅后部颅裂　①皮肤切口，由于膨出囊多数基部皮肤条件较好，越往顶部皮肤越薄，所以常采用基部梭形切口，特别注意保留足够皮瓣，避免张力缝合；②游离皮瓣至骨缺损缘，于半腰处剪开囊壁观察内容物，严重畸形无用脑组织、脂肪组织、结缔组织等予以切除；③小的膨出脑组织可游离后还纳颅内，但不能勉强，以免致颅内压升高；④结扎根部囊壁；⑤严密修补硬脑膜，缝合切口；⑥手术自始至终要细致止血；⑦骨缺损一般不必修补，可以咬除少量边缘颅骨，切碎放于硬脑膜上面，用来进行刺激自体的颅骨骨性生长愈合（图2-10）。

2. 颅前部颅裂　①颅前部及颅底膨出须经颅内手术；②游离至骨缺损离断，刮除膨出组织，修补硬脑膜；③小骨缺损，无须处理，较大缺损可用自身骨片或钛网修补；④涉及颅神经及鞍区重要神经组织应竭力保护；⑤留在体内的囊壁可在二期整容时切除，若无须整容可以不处理。

整容手术需要多学科合作，包括神经外科、整形外科以及颌面外科。具有丰富神经内镜操作经验的神经外科医生，对于小的鼻根部颅裂也可进行神经内镜的治疗。

3. 技术进展　除了应用神经内镜技术以及对于复杂鼻根部颅裂的颅颌面部重建技术以外，越来越多的人开始关注脑组织的保护以及应用3D打印技术来扩大颅腔容积以还纳疝出的组织。

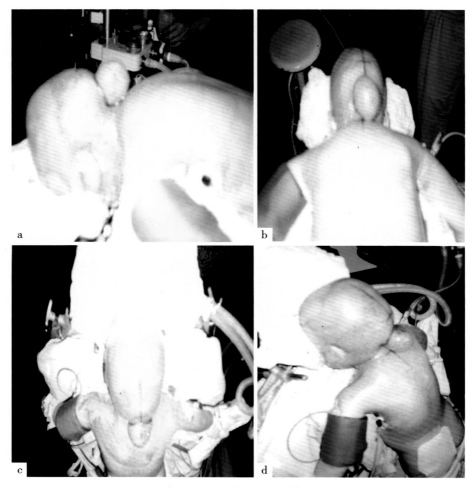

图2-10 颅后部膨出患儿手术体位及切口

（五）术后处理

（1）血压、心率、氧饱和度等指标同一般颅脑手术的术后观察。

（2）应用抗生素防治感染，监测体温变化及脑膜刺激征，必要时行腰椎穿刺脑脊液检查，根据化验结果及时调整抗生素应用。

（3）观察伤口愈合情况，定期更换伤口敷料并观察局部皮肤有无破溃、坏死、皮下积液。

（4）如术前包括术后合并脑积水，术后可做囟门穿刺或者脑室引流、腰椎穿刺术等，释放脑脊液并降低脑脊液压力，从而防止脑脊液漏，但应注意外引流不宜时间太久。必要时需做脑室腹腔分流术。

（5）注意观察有无脑脊液漏，避免患者用力咳嗽、用力排便等情况，如出现大流量或长期脑脊液漏不愈合情况，必要时需再次手术修补漏口。

（6）长期卧床患者需加强防压疮及坠积性肺炎预防护理。

（7）合并神经功能缺失患者，应根据术后恢复情况尽早行康复治疗；如合并吞咽功能障碍患者，可留先行置胃管，行鼻饲饮食。

七、预后

鼻根部颅裂患儿在神经功能以及智力上往往比顶枕部颅裂患儿预后好。患儿的预后与脑组织疝出的程度范围、小头畸形以及脑积水相关。顶枕部颅裂患者只有 20% ~ 30% 能达到正常的智力发育。如不合并脑积水，发育正常的比例能到 40% 左右，即便如此，仍然有很多患儿存在一些生理障碍。闭锁性脑膨出以及脑膜膨出的患者由于不存在疝出有功能的脑组织，可获得更好的预后。

注：其他少见神经管闭合不全

1. 原基脑膨出　又称闭锁性脑膨出，常发生在顶部中线，多合并局部皮肤、毛发异常，结缔组织过剩，胶质异常，形成无搏动软块。神经功能正常。CT、MRI 检查可看到有蒂通入颅内蛛网膜下腔，及有无其他异常。手术只切除颅外异常，结扎蒂部即可，不进入颅内。

2. 无脑畸形　是一种致命性的先天神经管畸形，它包括部分或全部皮肤以及颅骨穹窿部的缺失，大脑甚至包括小脑完全缺失，仅存脑干、基底核。无脑畸形是一种非常严重的脑发育畸形，不同地域以及种族均有发生。无脑畸形的发生率从 <1/10 000 到 2.5/10 000，男女比例为 1:3。多数病例是随机发生的，然而无脑畸形可以出现在其他 NTD（脑膨出、脊柱裂）中。无脑畸形也可能和某些综合征相关，比如 Meckel's 综合征。糖尿病、营养物质缺乏尤其是叶酸、致畸形物接触与其发生有关。无脑畸形很容易通过产前检查明确诊断，在这些病例中可以观察到颅骨以及大脑半球的缺失，而颅底常完整，有些还包括眼球、眼眶以及脊柱的缺失。无脑畸形也经常合并一些全身系统的畸形。产前的诊断包括孕妇血清的 AFP 以及孕 12 ~ 14 周的超声检查。绝大多数孕妇选择了终止妊娠。剩余继续选择妊娠的病例，不论是死胎或者妊娠后存活了一小段时间，都显示出了糟糕的预后。对于人工流产胎儿以及存活的无脑畸形胎儿是否是潜在的器官移植对象还存有伦理的争议。无脑畸形的发生率正随着围产期叶酸的补充而下降。

3. 头皮、颅骨先天性缺损　小范围缺损可以手术修补，大面积缺损伴硬脑膜缺损，脑发育不全，则形成露脑畸形，常常被夺命。

4. 先天性皮肤窦　多发生在枕部，内含毛发和角质细胞屑，常同时存在颅内皮样囊肿。可以与颅内病变一起手术。

（于　洋）

第五节　颅颈连接畸形

一、扁平颅底

扁平颅底是蝶骨体长轴与枕骨大孔前缘部分（即枕骨斜坡）构成的颅骨基底角变大。

（一）测量方法和 X 射线表现

基底角在 X 射线或 3D-CT 上测量蝶鞍中心点和鼻根部及枕大孔前缘所构成的角度。基底角正常值在新生儿为 133°，13～14 岁男孩为 142°，女孩为 134°～140°，成年男性为 134°，女性为 132°。基底角超过 145°即为扁平颅底，基底角小无重要临床意义（图 2-11）。

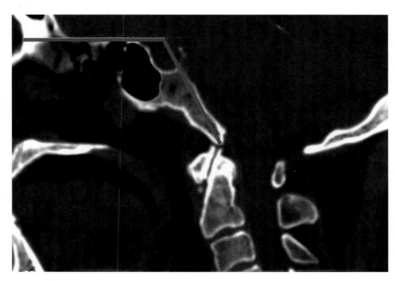

图 2-11　头颅 3D-CT 矢状位示：红线夹角为基底角

（二）临床症状和治疗

单独存在扁平颅底时一般无明显的临床症状和体征，故无须进行特殊治疗。

二、颅底陷入症

颅底陷入症又称为颅底凹陷症，是由于发育过程中颅颈交界区各种发育畸形，导致枢椎齿状突向上脱位陷入颅腔，造成枕骨大孔区狭窄，后颅窝容积变小，从而直接或间接压迫脑干和脊髓，引发各种神经脊髓综合征。

（一）发病机制

到目前为止其发病机制仍缺乏足够的认识。颅底陷入症根据病因学可分为原发性和继发性两种类型,其中原发性与胚胎发育过程中(特别是胎儿围产期)形成的寰枕融合、扁平颅底及 Klippel-Feil 畸形等相关,枢椎齿状突突入枕骨大孔内是引起颅底陷入症的重要发病机制之一。继发性由类风湿关节炎、Paget's 病、佝偻病、感染等继发颅底周围骨质病变引起。由于颅底陷入症的形成原因不同,病理机制复杂,给临床诊断和治疗带来诸多困扰。

（二）诊断

1. 径线测量方法　径线测量是判断颅底凹陷及凹陷程度的客观指标,颅底陷入症的径线测量方法有多种,目前最常用的测量指标为钱氏线（Chamberlain 氏线）、麦氏线（Mc Gregor 氏线）及 McRae 线（图 2-12）。

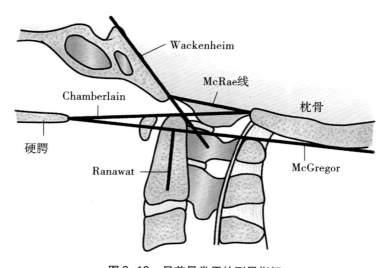

图 2-12　目前最常用的测量指标

（1）钱氏线（Chamberlain 氏线）:亦称腭枕线,指硬腭后缘与枕骨大孔后上缘之间的连线,齿状突顶点高出此线 3 mm 以上为颅底陷入。

（2）麦氏线（Mc Gregor 氏线）:亦称基底线,指硬腭后缘与枕骨鳞部最低点的连线,此为钱氏线的改良,齿状突顶点超过此线 6 mm 为颅底陷入。

（3）McRae 线:指枕大孔前后缘间的连线,若齿状突顶点高于此线,则考虑为异常。

（4）Bull 氏角:指硬腭平面与寰椎平面之间的夹角,正常人为 13°,大于 13°为颅底陷入（图 2-13）。

（5）Fishgold 线:在正位头颅片上,作两侧二腹肌沟之间的连线。由齿状突尖至此线的距离,正常为 10 mm,如小于 10 mm 为颅底陷入。另一种是作两侧乳突尖之间的连线。正常时此线通过寰枕关节,齿状突可高出此线 2 mm 以内,超过 2 mm 可诊断颅底陷入（图 2-14）。

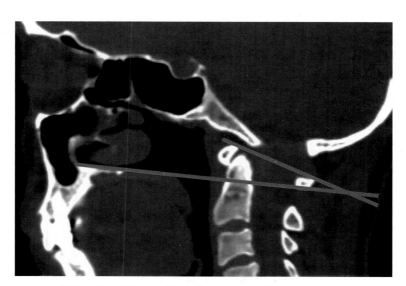

图2-13　头颅3D-CT矢状位示：红线夹角为Bull氏角

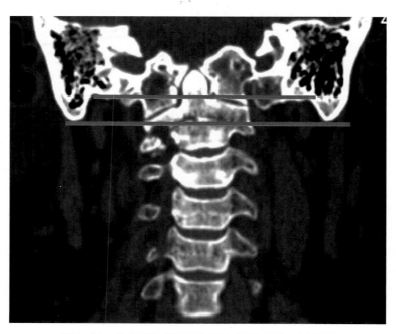

图2-14　头颅3D-CT正位示：红线为Fishgold氏线

（6）Boogard氏角：指枕骨大孔前后缘的连线与斜坡之间的夹角，正常为120°～130°，大于此角度为颅底陷入。

（7）Klous高度指数：在颅骨侧位片上，由鞍结节到枕内粗隆的连线。齿状突到此线的垂直距离正常为40 mm，如小于30 mm可诊断此病（图2-15）。

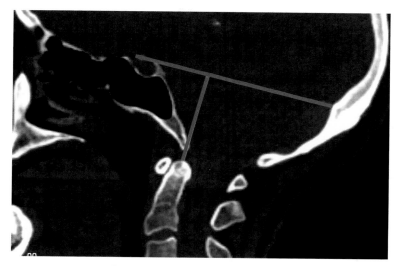

图 2-15　头颅 3D-CT 矢状位示：红线标注为 Klous 高度指数

（8）外耳孔高度指数：指外耳孔中心点到枕骨大孔前后缘之间连线的垂直距离，正常值为 13～25 mm，小于 13 mm 为颅底陷入。

以上 8 种测量方法在每一个人身上都存在一定的差异性，一般说来 Fishglod 氏线和外耳孔高度指数可靠性较高，但是 Mc Gregor 氏线测量比较方便，诊断时可以综合考虑。

2.诊断及影像学表现　影像学检查是诊断颅底陷入症的重要手段，颅-颈侧位 X 射线片是诊断最简单的方法，但由于 X 射线片存在固有显像缺陷，在临床应用中存在一定的局限性。CT 三维重建能清晰显示颅底结合部骨质结构的细节，有助于颅底交界区的病理学诊断。MRI 有良好软组织分辨率，使其在显示颈枕区软组织结构和神经系统异常，如 Chiari 畸形和脊髓空洞等方面有明显优势。

（1）X 射线表现：目前颅底陷入症临床诊断最常用的径线测量指标为 Chamberlain 氏线、McRae 线及 Mc Gregor 氏线，但颅颈交界区骨性结构复杂，X 射线仅可观察到异常的骨性结构，不能直观显示延髓、上颈髓等结构的受压程度，因此颅底陷入症的确诊及严重程度仍需结合 CT 和 MRI 等检查。

（2）CT 表现：CT 检查不仅能够显示颅颈交界区骨性结构的改变，而且还可发现局部软组织等的变化，如延髓、上颈髓受压部位和程度等。CT 上颅颈交界区骨性结构的改变主要表现为枕骨大孔前部狭小、斜坡及枕骨畸形和齿状突移位。软组织的变化可见横韧带撕裂及延髓和上颈髓后曲，延髓受压严重者可合并 Chiari 畸形、脊髓空洞症及蛛网膜囊肿等。

（3）MRI 表现：MRI 不仅可显示骨性结构，更重要的是它对延颈髓具有极高的分辨能力，能清晰显示其形态是否正常。颅底陷入症患者临床症状及体征与骨性结构的变化不一定平行，但常与 Chiari 畸形、脊髓空洞以及延颈髓受压程度有关，因此 MRI 在颅底陷入症的诊疗中具有重要的诊断及辅助治疗价值（图 2-16）。

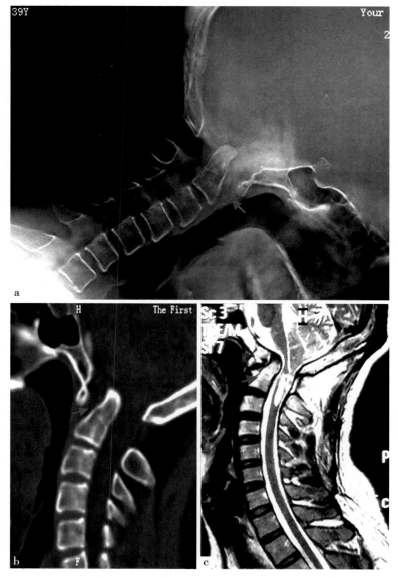

图2-16 同一颅底凹陷伴寰枢关节脱位的患者分别在 X 射线（a）、CT（b）及 MRI（c）下的影像学表现

（三）临床分型

颅底陷入症有多种临床分型，Goel 根据是否合并寰枢关节脱位将其分为 2 种类型。①A 型：合并寰枢关节脱位，齿状突尖陷入枕骨大孔内，位于 Chamberlain 线、McRae 线和 Wackenheim 线以上。②B 型：不合并寰枢关节脱位，齿状突尖位于 Chamberlain 线以上，但位于 McRae 线及 Wackenheim 线以下，斜坡和齿状突解剖对位关系正常。而且根据寰枢关节脱位是否可以复位，又可将 A 型分为可复性和难复性 2 种亚型。国内学者在

Goel 分型基础上根据有无寰枢关节脱位或脊髓空洞,将先天性颅底陷入症细分成 4 型:①颅底凹陷,寰齿间距增大,不合并脊髓空洞;②颅底凹陷,寰齿间距增大,合并脊髓空洞;③颅底凹陷,寰齿间距无增大,不合并脊髓空洞;④颅底凹陷,寰齿间距无增大,合并脊髓空洞。认为该分型方法能比较准确地反映复杂先天性颅底陷入症的病理特征,从而制定个体化手术治疗方式。

（四）临床表现

颅底陷入症患者发病初期可无明显症状,难以诊断,部分患者因在 X 射线检查时发现有枕骨大孔区畸形、颅底凹陷,或因存在特征性外貌如身材矮小、短颈或斜颈、颈部活动受限、Sprengel 肩、发际低、颅形不正、面颊耳郭不对称等在体检或就诊时被发现。

颅底陷入症患者脊髓、神经受压部位不同可表现出不同的临床症状。常见的临床表现有头颈部或肩部疼痛、放射痛、颈僵或颈部活动受限、站立及行走不稳、眩晕、耳鸣等。当病情进一步加重者可出现肢体肌张力增高、痉挛性瘫痪、病理征阳性及腱反射亢进等。当颅神经损伤会出现咽反射减弱、构音障碍、饮水呛咳甚至呼吸困难等症状,同时也可出现水平眼震和小脑共济失调。颅底陷入症合并 Chiari 畸形和脊髓空洞时,可出现四肢无力、手指精细动作障碍、位置觉减退等表现及分离性感觉障碍,还可出现椎动脉供血障碍及颅内压增高症状。

（五）手术治疗

目前对于颅底陷入症的手术治疗方式尚未形成统一的标准,但治疗原则和目的不存在争议,即有效解除神经和脊髓的压迫、重建枕颈区结构的稳定性和正常的脑脊液循环通路。常用的手术方式包括前路经口咽齿状突切除术、后路枕下减压内固定术以及前后路联合手术。临床治疗时应根据脊髓、神经受压部位和疾病形成机制,选择最佳的手术方式。

Goel A 型(不稳定型、齿状突型)颅底陷入症患者,若能纠正寰枕异常结构或使寰枢关节脱位复位,便可达到解除延髓、脊髓压迫,恢复正常枕颈区结构序列的目的。单纯前路或后路松解复位内固定手术创伤小,操作相对简单,是治疗 Goel A 型中难复性寰枢关节脱位型颅底陷入症的理想选择。临床中选择单纯前路、后路或前后联合入路手术需根据患者症状体征、发病机制及影像学表现综合评估。Goel B 型(稳定型、斜坡型)颅底陷入症患者以合并 Chiari 畸形为特征,诊断明确且有严重疝出畸形者,在后路减压的同时行小脑扁桃体切除及枕颈区固定融合可以直接解除后方压迫,扩大后颅窝容积,重建枕颈区序列稳定性。

除了以上的常规治疗方式,随着微创理念及内窥镜技术的发展,内窥镜下经多种入路行颅腔减压已应用于颅底陷入症的手术治疗,并且取得了满意疗效,而且具有创伤小、术野显露清晰、感染风险低、术后并发症少等优点。无论采用何种手术方式,复位减压是关键所在,减压程度决定着术后神经症状的改善和预后,重建序列和稳定性为减压和维持术后效果提供了可能与保证。

三、寰枕融合

寰枕融合即寰椎枕化,是由于发育中第4枕骨骨节和第1脊椎骨节分节失败导致的畸形,这种畸形使寰椎的一部分或全部与枕骨融合在一起。寰枕融合的发生率约为0.25%,它可以是单侧的、双侧的、部分的、局灶性的或仅局限于骨节,约80%的14岁以下的寰枕融合患儿伴有其他畸形,如颅底陷入症及 Klippel-Feil 综合征、Chiaris 畸形、寰枢椎不稳定等(图2-17)。

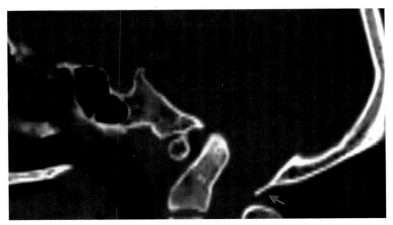

图2-17 头颅3D-CT矢状位
(箭头标注显示寰椎后弓与枕骨融合)

单纯寰枕融合一般没有临床症状,无须特殊处理。寰枕融合合并第2、3颈椎未分节及颅底陷入等其他畸形时,常会引起寰枢关节脱位,尤其出现延髓和脊髓压迫症状时,需行相应的手术治疗。

四、枕髁发育不全

枕髁发育不全常常是颅颈交界区畸形的一部分,形成颅底陷入症的旁中型。枕髁平坦可引起寰椎及枢椎抬高,枕髁发育不良会限制寰椎关节的运动范围,同时枕骨向后滑动,引起枕动脉的压迫,一个非对称的扁平枕髁可引起颈椎代偿性侧凸,中置的枕髁可引起枕大孔横径明显变小,并压迫延髓,常常伴有后颅的畸形。

五、齿状突发育异常

齿状突发育异常可导致齿状突与椎体未融合,齿状突短小甚至齿状突完全消失。齿状突发育异常常见于寰枕融合和脊椎第一、二骨节分节失败的患者,这时枢椎椎体可正常,但齿状突发育不全,血管也常被累及,局部可伴有椎动脉拉长、扭曲和压迫。齿状突发育异常可因十字韧带功能不全,导致寰枢椎不稳定。齿状突发育障碍的患者也可伴有先天性游离齿状骨。

齿状突发育异常的临床症状也不一致,急性患者因头颈部外伤而发生寰枢椎脱位,使该处椎管腔狭窄致延髓、颈髓受压,出现该处神经受损症状,造成突然或在数小时内死亡。慢性寰枢椎脱位可引起脱位部位的肉芽组织形成,压迫延颈髓连接处,引起神经结构"沙滴漏"样的表现(图2-18、图2-19)。

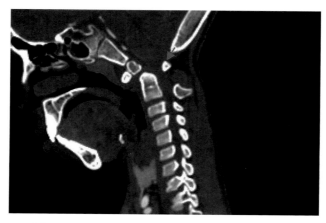

图2-18　头颅3D-CT矢状位示:齿状突游离小体

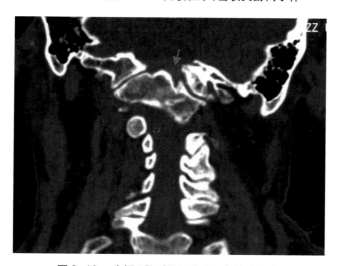

图2-19　头颅3D-CT正位示:齿状突短小

六、寰枢关节脱位

(一)寰枢椎的解剖特征

　　寰枢椎结构复杂,具有与其他颈椎不同的解剖学特征。寰椎在颈椎中具有最大的活动度,因此,也是最不稳定的部分。整个颈椎旋转活动中寰枢关节活动约占50%,但其前后位活动度仅约10°,几乎没有侧屈运动。寰枢椎的稳定由齿状突和其后方的横韧带及翼状韧带来维持。寰椎以齿状突为中心在枢椎上做车轮样的旋转,齿状突阻止其过度伸展。横韧带位于齿状突后面,将齿状突固定在寰椎前方的同时,并阻止寰枢椎部在垂直方向上的分离,对维持寰枢椎的稳定起重要作用。翼状韧带位于横韧带的前方,附着于齿状突的后外侧及枕骨侧块内侧,亦参与了该部维持稳定的作用。旋转头部时,翼状韧带一侧松弛,对侧紧张,控制其旋转运动,而且限制其侧屈运动(图2-20)。

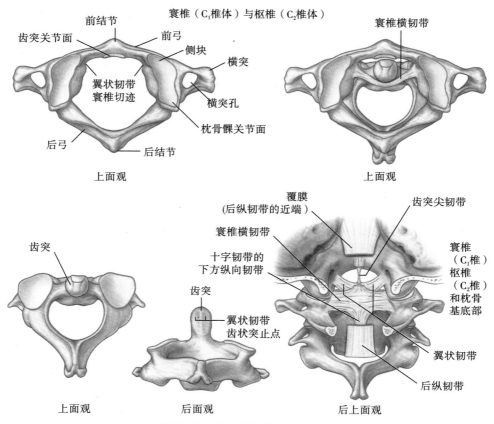

图2-20　寰椎及枢椎的解剖示意

(二)寰枢关节脱位的原因

寰枢关节脱位可由多种原因产生,如先天性畸形、退行性变、创伤、肿瘤、炎症、手术或者结核等因素造成的关节面正常对合关系发生改变,进而导致神经压迫或者功能障碍的病理性状态。

1. 外伤

(1)寰枢椎部骨折,如急性齿状突骨折、Jefferson 骨折、前弓骨折、Hangman 骨折及枢椎椎体骨折等。

(2)慢性齿状突假关节、寰椎粉碎骨折后的假关节。

(3)韧带损伤,如急性韧带损伤导致真性寰枢关节脱位,慢性韧带损伤导致寰枕融合,C_2 和 C_3 的椎体融合。

2. 先天性异常

（1）齿状突发育异常，如齿骨、齿状突缺如和形成不全，椎间关节面左右不对称，骨系统疾病等。

（2）韧带缺损、松弛，如 Down 症候群、Ehlers-Danlos 症候群、Marfan 症候群等。

3. 炎症　感染所致的寰枢椎化脓性骨髓炎以及类风湿关节炎、强直性脊柱炎等非感染性疾病。

4. 肿瘤　包括原发性以及转移性的寰枢椎椎体的肿瘤。

5. 特发性　原因不明。

临床上以先天性及外伤性原因多见。国内最常见的寰枢关节脱位原因是寰枕融合和（或）$C_2 \sim C_3$ 分节不全，国外则以类风湿关节炎最常见。目前交通事故、高空坠落或高危极限运动已成为急性寰枢关节脱位的常见原因。

（三）临床表现

寰枢关节脱位可有如下表现：①颈项部疼痛，枢椎棘突有压痛。②斜颈，头部活动受限，可出现强迫头位，头颈部过伸、过屈活动和（或）轻微外伤时，常使脱位加重。③脊髓、延髓或颅神经损害的表现。依据脊髓受压的情况可出现不同程度功能障碍，如四肢麻木、疼痛、瘫痪，严重者出现呼吸困难等。④病史较长者，可出现缓慢、进行性加重的手内在肌和上肢肌肉的萎缩，这时应与脊髓变性疾病进行鉴别。⑤椎动脉供血不全的症状，如眩晕、行走不稳等。⑥合并 Chiari 畸形和脊髓空洞者，常常出现共济失调以及分离性感觉障碍等症状。

（四）诊断

寰枢关节脱位常用影像学测量指标如下。

1. 寰齿前间距　寰齿前间距（atlas densinterval，ADI）为寰椎前弓后缘与齿突前缘之间的距离。成人>3 mm（<13 岁的儿童>4 ~ 5 mm）或前屈-后伸位动态 X 射线测量变化>2 mm 均可考虑寰枢椎脱位。

2. 寰齿后间距　为寰椎后弓前缘与齿突后缘之间的距离，又称椎管有效距离（space available for the spinacord，SAC）。寰齿后间距对于判断慢性寰枢椎脱位更为敏感，一般将 13 mm 作为寰枢椎脱位的诊断阈值，SAC<19 mm 患者常会出现症状。张口位 X 射线或冠状位 CT 重建成像可以测量齿状突与两侧寰椎侧块之间的距离。如果两侧距离不对称，对于外伤患者可提示存在一侧翼状韧带损伤或骨折；对先天性畸形患者则提示两侧寰椎侧块发育不良且不对称，或寰枢椎侧方关节脱位，为寰枢椎失稳的重要影像学表现（图 2-21）。

由于颅底凹陷、寰枕融合等先天性畸形的存在，许多情况下单纯 X 射线检查不能很好地显示齿状突的位置以及和寰椎前弓的关系，因此，动态 X 射线摄影不仅是诊断寰枢关节脱位的重要依据，还可以帮助判断寰枢椎脱位是否为可复性（图 2-22、图 2-23）。

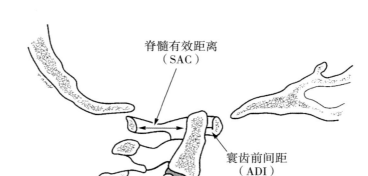

图2-21 正常 ADI 及 SAC 的解剖示意

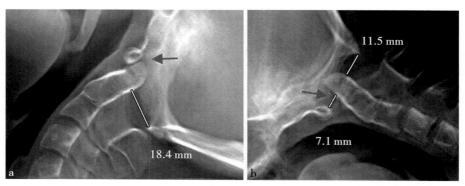

图2-22 患者分别在颈椎过伸位(a)和过屈位(b)时寰枢关节位置关系的 X 射线图片,提示为可复性寰枢关节脱位

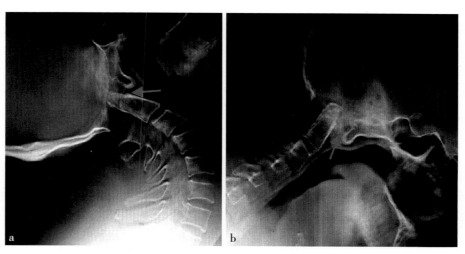

图2-23 患者分别在颈椎过伸位(a)和过屈位(b)时寰枢关节位置关系的 X 射线图片,提示为难复性寰枢关节脱位

（五）寰枢关节脱位的分型

寰枢关节脱位的分型有很多种，根据病因可分为畸形、炎症、创伤、肿瘤以及代谢性疾病等引起的寰枢关节脱位。根据寰枢关节脱位的方向可分为前脱位、后脱位以及旋转脱位。旋转脱位根据脱位程度、脱位方向、是否合并侧块关节交锁等又进一步细分为不同亚型（即 Fielding 分型）。Ⅰ型：寰椎一侧侧块向前部分移位，另一侧为轴的侧块无移位，寰齿关系不变，寰齿前间距（ADI）<3 mm。Ⅱ型：寰椎一侧侧块向前移位，另一侧为轴的侧块无移位，3 mm<ADI<5 mm。Ⅲ型：寰椎两侧侧块向前移位，ADI>5 mm。Ⅳ型：寰椎向后移位。虽然 Fielding 分型临床应用很广，但因其无法对病情的严重性进行评估，并不能用于指导制定临床治疗方案。尹庆水等根据复位的难易程度，将寰枢关节脱位分为可复型、难复型和不可复型，该分型较为实用，具有临床指导价值。但需要强调的是，随着现代脊柱外科治疗技术的进步，部分不可复的寰枢关节脱位可以通过经口松解等方法实施复位，从而模糊了上述分型的界限，这使得一些曾被认为是不可复的寰枢关节脱位纳入到了难复性寰枢关节脱位的治疗范畴。谭明生等总结前人的研究和经验，根据病因、病程、影像学及复位情况提出了寰枢关节脱位的 TOI 分型，即牵引复位型（T 型）、手术复位型（O 型）和不可复位型（Ⅰ型），该分型定义界定清楚，与相应处理脱位策略之间的逻辑关系严谨，具有较强的临床指导价值。

（六）寰枢关节脱位的治疗

寰枢关节脱位的发生发展较为复杂，治疗的目的在外科治疗方面除针对原发疾病与损伤治疗之外，其首要任务是解除寰枢椎对脊髓的压迫，重建枕颈部稳定性和生理曲度，尽可能保留 $C_1 \sim C_2$ 及其相邻椎节的活动功能。

1. 牵引　就传统意义而言，牵引在既往寰枢关节脱位的诊疗中占据着重要的地位，对于轻度的半脱位患者，多无神经系统体征或有轻微的体征，一般使用颌枕带牵引，对有先天性齿状突分离或齿状突发育不全的患者应采用颅骨牵引。很多学者将术前牵引或术中牵引作为能否采用直接后路手术复位的依据，如果牵引无法达到复位，说明直接后路手术复位不适合，需要行前路松解或减压。菅凤增的一组前瞻性病例研究显示，绝大多数术前或术中全身麻醉下牵引不能复位的患者，通过术中后路螺钉复位及松解复位技术可以达到完全复位，优于颅骨牵引复位。

2. 手术治疗　对于临床症状严重或者脱位时间比较长的患者，经牵引后神经系统症状改善不明显或不能复位，则需手术治疗。可复性的寰枢关节脱位，压迫主要来自后方，选择后路 $C_1 \sim C_2$ 或枕颈内固定融合术。难复性或者不可复性的寰枢关节脱位，治疗方案主要分为 2 类：一类为单一手术入路，包括后路枕颈撑开复位内固定术，后路 $C_1 \sim C_2$ 侧块关节松解复位内固定术，颅骨牵引下后路 $C_1 \sim C_2$ 侧块关节 Spacer 置入撑开复位内固定术，颅骨牵引下后路枕颈间 Spacer 置入撑开复位内固定术，前路经口咽寰枢椎复位钢板内固定术等；另一类为前、后方复合入路手术，包括经典的经口/鼻/颈前入路齿状突/斜坡下段切除术＋后路内固定融合术以及改良的经口齿突韧带松解＋后路枕颈复位固定术等。目前对于寰枢关节脱位的患者常用的手术方式为后路钉棒内固定术和经口前路齿状突磨除术，值得注意的是，不同手术方案都有一定的适应证，需要结合患者的临床表现、体征、影像学特征并结合术者的经验进行个体化评估和选择。

（1）后路钉棒内固定技术

1）C_1 侧块-C_2 椎弓根螺钉固定技术：对于不合并寰枕融合的患者，给予 C_1 侧块及 C_2 椎弓根万向头螺钉及钛棒固定的手术方法。患者置于俯卧位，头架固定，使颈椎处于中立位。手术方法：后正中显露 C_1 后弓及 C_2 棘突，进一步沿骨膜下向侧方显露 C_1 下关节突（侧块）及 C_2 椎弓根峡部、椎弓根内上缘，电凝并切断 C_2 神经节及其周围静脉丛，显露寰枢椎关节间隙，此时寰枢椎关节之间的活动进一步增加。分别置入 C_1 侧块及 C_2 椎弓根螺钉（直径为 3.5 mm，长度为 22～24 mm）后，预弯钛棒与 C_2 椎弓根螺钉锁紧，应用 Cantilever 技术向前带动齿状突复位。如未完全复位，我们将进一步松解及处理 C_1～C_2 侧方关节。髂后上棘取松质骨颗粒，将切除的松质骨颗粒混合同种异体骨植于 C_1～C_2 两侧关节间隙。对于寰枢关节脱位合并严重颅底凹陷的患者，齿状突复位后寰枢侧方关节间隙过大，可以植入关节间融合器，以防止复位后再脱位（图 2-24、图 2-25）。

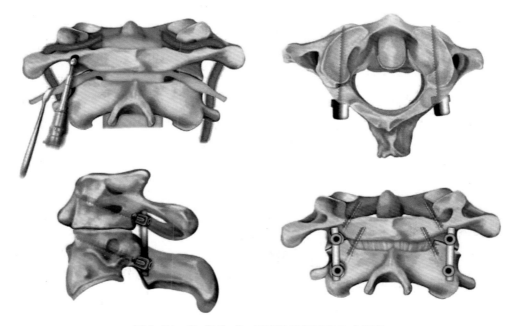

图 2-24　C_1 侧块-C_2 椎弓根螺钉固定技术示意

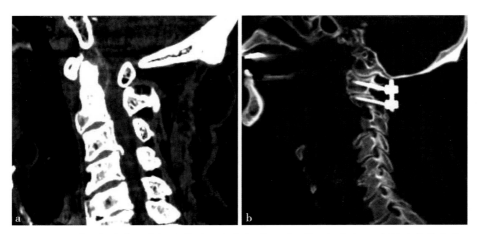

图2-25 某颈椎外伤后寰枢关节脱位患者行 $C_1 \sim C_2$ 椎弓根螺钉固定技术术前(a)与术后(b)CT 对比图像

2)枕颈固定技术:对于合并寰枕融合的患者,在水平脱位的同时,往往合并垂直脱位,该类患者 C_1 侧块较小且与枕髁融合,深藏于 C_1 侧方,显露及螺钉植入困难,因此,选用枕骨-C_2 椎弓根($C_0 \sim C_2$)螺钉内固定术。手术方法:后正中显露枕骨鳞部、枕大孔下缘及 C_2 棘突,首先切除相当于 C_1 后弓的枕大孔下缘部分,然后沿 C_2 骨膜下显露 C_2 椎弓根峡部及椎弓根内上缘,分别植入两侧 C_2 椎弓根螺钉。进一步于枕骨后正中植入枕骨螺钉及"Y"形板,将钛棒预弯一定角度后,双侧分别连接于"Y"形板及 C_2 螺钉上(图2-26、图2-27)。

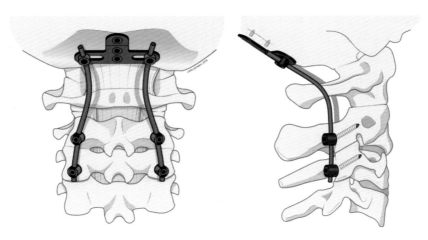

图2-26 枕颈固定技术示意

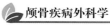

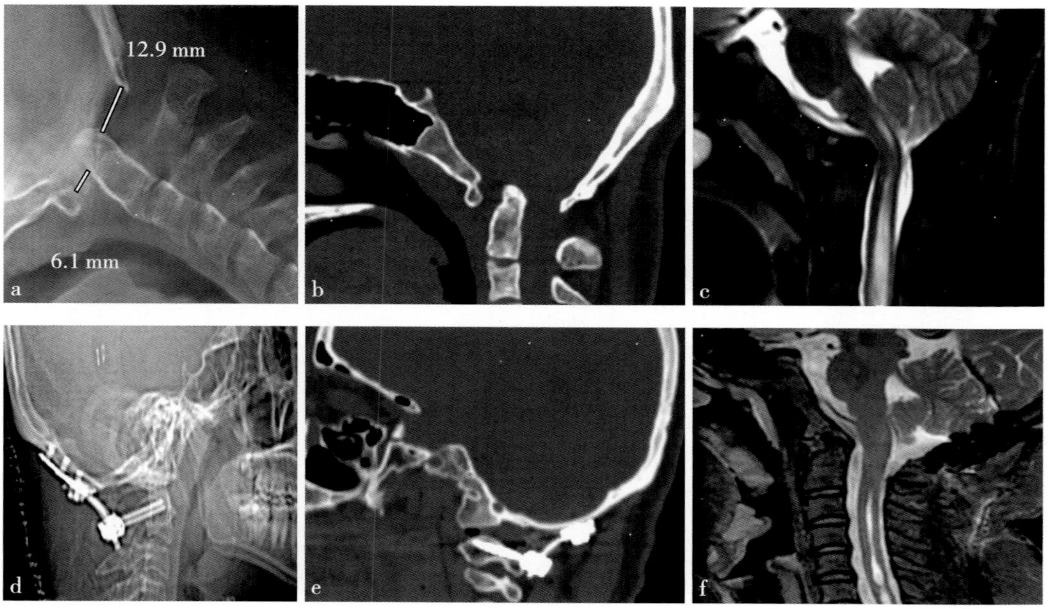

图2-27　某颅颈交界区畸形患者行枕颈固定技术术前(a、b、c)与术后(d、e、f)X 射线、3D-CT 矢状位及 MRI 对比图像

（2）经口咽前路齿状突磨除术：对于术后 MRI 显示未达到满意减压效果或者不可复型病例需行前方入路齿状突切除术。经口气管插管全射麻醉，颈部垫高。Codman 口腔撑开器显露口咽部，沿中线纵向切开咽后壁4～6 cm，分离头长肌、颈长肌并向两侧牵开，显露寰枢椎前方。首先切断寰椎前弓，完整显露齿突，后用高速磨钻打磨齿突，仅留尖端和背侧的薄层皮质，再用薄 Kerrison 咬骨钳自齿突尖向尾侧逐渐完全咬除齿突，此时即可获得受压延髓的腹侧漂移，从而获得脊髓减压。如果切除骨性结构后仍存在软组织瘢痕束带等致压因素，则需切除之直至硬脊膜，注意瘢痕与韧带粘连易引起脑脊液漏。

（七）寰枢关节脱位的手术并发症

寰枢椎手术技术要求较高、风险较大，难免会遇到并发症，个别还需要翻修手术，必须在严格掌握手术适应证的情况下由经验丰富的医师实施手术，常见情况如下。

1. 椎动脉损伤后出血或缺血　是最严重和常见的一种并发症，骨内段椎动脉损伤多因为行 C_2 螺钉植入时损伤高跨型的椎动脉所致，出血用骨蜡即可控制。骨外段椎动脉损伤多为分离暴露时造成，损伤后可尝试修补破损部位。非优势侧椎动脉损伤可无症状，优势侧损伤则会带来严重的后果。

2. 螺钉松动、脱落或断钉　多为植入的螺钉抗复位剪切力较大造成的，处理时需要选择合适的翻修术式，如彻底松解后再行固定融合术。

3. 植骨不融合或出现继发性不稳及颅底陷入　植骨不融合常见于植骨床条件不良或复位内固定后仍不稳，不利于植骨融合；若出现继发性不稳或颅底陷入，建议再手术以实现脊柱骨性融合。

4. 后颅窝减压后症状加重　因为枕骨大骨窗减压后失去锚定点,这种情况翻修较为复杂,可考虑 $C_1 \sim C_2$ 复位内固定、前路复位内固定或其他手术方式。

5. 脑干、脊髓损伤　多为螺钉置入时误入椎管或枕骨大孔内造成的,或在行前、后路复合手术时体位改变时发生。一旦发生,可给予甲强龙冲击治疗配合神经营养药物,以及后期康复锻炼。术中电生理监测有助于减少脊髓损伤的发生。

6. 脑脊液漏　多为术中置钉时硬脊膜破损或未严密缝合硬脊膜所致。一旦发生脑脊液漏要给予抗感染治疗,必要时行腰大池引流术。

7. 其他　包括颅内感染、呼吸困难、肺部感染、吞咽困难、深静脉血栓形成、舌下神经损伤等。

但是,只要严格把握手术适应证、规范性地进行手术操作等,很多术后并发症是可以有效避免的。术前行 CTA 检查、动态 X 射线摄影及颈椎 MRI 等检查,通过三维重建明确椎动脉的走行变异以及其与骨结构的相互解剖关系对减少椎动脉损伤等并发症有重要意义,并且发现前路松解术+后路复位内固定术的并发症发生率要远高于直接后路复位内固定术。直接后路复位及内固定术,避免了经口腔入路的手术风险,同时简化了治疗程序,相对降低了手术难度,从而大大降低了并发症的发生率。

（张风江）

参考文献

[1]ISHII M,SUN J,TING M C,et al. The development of the calvarial bones and sutures and the pathophysiology of craniosynostosis[J]. Curr Top Dev Biol,2015,115:131-156.

[2]AL-REKABI Z,CUNNINGHAM M L,SNIADECKI N J. Cell mechanics of craniosynostosis[J]. ACS Biomater Sci Eng,2017,3(11):2733-2743.

[3]GREENWOOD J,FLODMAN P,OSANN K,et al. Familial incidence and associated symptoms in a population of individuals with nonsyndromic craniosynostosis[J]. Genet Med,2014,16(4):302-310.

[4]CORNELISSEN M,OTTELANDER B,RIZOPOULOS D,et al. Increase of prevalence of craniosynostosis[J].J Craniomaxillofac Surg,2016,44(9):1273-1279.

[5]POOT M. Structural genome variations related to craniosynostosis[J]. Mol Syndromol,2019,10(1-2):24-39.

[6]HEUZE Y,HOLMES G,PETER I,et al. Closing the gap:genetic and genomic continuum from syndromic to nonsyndromic craniosynostoses[J]. Curr Genet Med Rep,2014,2(3):135-145.

[7]PROCTOR M R,MEARA J G. A review of the management of single-suture craniosynostosis,past,present,and future[J]. J Neurosurg Pediatr,2019,24(6):622-631.

[8]FLAHERTY K,SINGH N,RICHTSMEIER J T. Understanding craniosynostosis as a growth disorder[J]. Wiley Interdiscip Rev Dev Biol,2016,5(4):429-459.

[9]ARMAND T,SCHAEFER E,DI ROCCO F,et al. Genetic bases of craniosynostoses:an update[J]. Neurochirurgie,2019,65(5):196-201.

[10]YILMAZ E,MIHCI E,NUR B,et al. Recent advances in craniosynostosis[J]. Pediatr Neurol,2019,99:7-15.

[11]WILKIE A O M,JOHNSON D,WALL S A. Clinical genetics of craniosynostosis[J]. Curr Opin Pediatr,2017,29(6):622-628.

[12]KALANTAR-HORMOZI H,ABBASZADEH-KASBI A,SHARIFI G,et al. Incidence of familial craniosynostosis among patients with nonsyndromic craniosynostosis[J]. The Journal of craniofacial surgery,2019,30(6):e514-e517.

[13]BALAJI S M. Unicoronal Craniosynostosis and plagiocephaly correction with fronto-orbital bone remodeling and advancement[J]. Ann Maxillofac Surg,2017,7(1):108-111.

[14]BORAD V,CORDES E J,LILJEBERG K M,et al. Isolated lambdoid craniosynostosis[J]. J Craniofac Surg,2019,30(8):2390-2392.

[15]ANOLIK R A,ALLORI A C,POURTAHERI N,et al. Objective assessment of the interfrontal angle for severity grading and operative decision-making in metopic synostosis[J]. Plast Reconstr Surg,2016,137(5):1548-1555.

[16]YASONOV S A,LOPATIN A V,KUGUSHEV A Y. Craniosynostosis of the sphenofrontal suture:definition of the main signs of craniofacial deformity[J]. Ann Maxillofac Surg,2017,7(2):222-227.

[17]SAARIKKO A,MELLANEN E,KUUSELA L,et al. Comparison of Black Bone MRI and 3D-CT in the preoperative evaluation of patients with craniosynostosis[J]. J Plast Reconstr Aesthet Surg,2020,73(4):723-731.

[18]SHAHEEN R,MADDIREVULA S,EWIDA N,et al. Genomic and phenotypic delineation of congenital microcephaly[J]. Genet Med,2019,21(3):545-552.

[19]WALLER D K,TARK J Y,AGOPIAN A J,et al. Temporal trends in diagnoses of congenital microcephaly, texas hospital discharge diagnoses, 2000—2015 [J]. Birth Defects Res,2019,111(10):584-590.

[20]VACA E E,SHETH N,PURNELL C A,et al. Secondary suture fusion after primary correction of nonsyndromic craniosynostosis:recognition of the problem and identification of risk factors[J]. Plast Reconstr Surg,2020,145(2):493-503.

[21]KANKANE V K,JAISWAL G,GUPTA T K. Congenital extra calvarial plexiform neurofibroma in occipito-cervical region with occipital bone defect with neurofibromatosis type 1 and segmental neurofibromatosis: case report and review of literature [J]. J Pediatr Neurosci,2016,11(4):295-297.

[22]袁强,步星耀,孙彦熙,等. 小儿神经纤维瘤病合并先天性颅骨缺损1例[J]. 中华神经外科疾病研究杂志,2016,15(5):460-462.

[23] GRIESSENAUER C J, VEITH P, MORTAZAVI M M, et al. Enlarged parietal foramina:a review of genetics, prognosis, radiology, and treatment [J]. Childs Nerv Syst,

2013,29(4):543-547.

[24]侯海东,张春阳,刘明.0~6岁小儿颅骨生长特点与同期颅骨缺损修补可行性研究[J].中华神经外科杂志,2013,3(29):286-288.

[25]SAKAMOTO Y,MIWA T,YOSHIDA K,et al. Assessment of bioabsorbable hydroxyapatite for cranial defect in dhildren[J]. J Craniofac Surg,2019,30(1):e58-e60.

[26]周良辅. 现代神经外科[M].2 版.上海:复旦大学出版社,2015.

[27]PINTER N K,MCVIGE J,MECHTLER L. Basilar invagination,basilar impression,and platybasia:clinical and imaging aspects[J]. Curr Pain Headache Rep,2016,20(8):1-8.

[28]SRIVASTAVA S K,AGGARWAL R A,NEMADE P S,et al. Single-stage anterior release and posterior instrumented fusion for irreducible atlantoaxial dislocation with basilar invagination[J]. Spine J,2016,16(1):1-9.

[29]中华医学会神经外科学分会,中国医师协会神经外科医师分会. 中国颅颈交界区畸形诊疗专家共识[J]. 中华神经外科杂志,2016,32(7):659-665.

[30]菅凤增,寰枢椎脱位与颅颈交界区畸形-菅凤增 2018 观点[M].北京:科学技术文献出版社,2018.

第三章　颅骨骨折

第一节　颅骨骨折的机制及分类

颅骨骨折是指暴力作用于头颅所致正常颅骨结构的损伤。颅骨骨折在颅脑损伤中较为常见,在闭合性颅脑损伤中,其发生率为15%~40%,在重型颅脑损伤中可达70%。颅骨骨折的重要性往往不在于骨折本身,而在于颅骨骨折可能同时伴有脑膜、脑组织、颅内血管和颅神经的损伤,这些损伤并非全由骨折引起,有20%~30%致死性脑损伤患者无颅骨骨折。但颅骨骨折的类型、部位和范围对预测患者伤后病情有特殊的重要性,是可以预测外伤性颅内血肿等并发症患者预后的独立因素。

【发病机制】

当外力施加于颅骨的瞬间,颅骨发生变形与复位,此时颅骨组织之间产生相互作用的内力。单位面积上的内力,即我们通常所说的应力,包括法向应力(正应力)和切应力(剪力)。除作用力外,应力也受当时温度和湿度的影响。应力的作用简单说就是保护被撞颅骨,使之复位的。当致伤力超过应力保护能力极限时就会发生颅骨骨折。外力沿内外板向不同方向的传导也是致骨折的因素之一。颅骨具有一定的弹性,半球形的颅骨构型及较厚坚硬部分组成的框架体系对颅骨的弹性有一定的支撑作用。借此,可以减轻整体颅骨变形。外力的大小、速度、作用方向和颅骨的受力面积及受力部位决定了骨折的性质和范围。致伤物体积大、速度慢、斜向外力打击于颅盖,多引起线形骨折;致伤物体积大、速度快、垂直打击于颅盖,易造成凹陷性骨折或粉碎性骨折;外力作用的面积小而速度快时,常导致圆锥样凹陷性骨折或穿入性骨折[穿洞(盲管)性和贯通性骨折],两者都属于开放性骨折,伤道内皆会有碎骨片、头发、致伤物体及其他污染物滞留,如枪弹伤会同时伴有烧伤,枕部着力的损伤往往导致枕骨骨折或延伸至颞部及中颅窝的骨折。

少见情况下,外力直接打击在颅底平面上,除较易引起颅底骨折外,有时向上传递的分力可将颅骨掀开;外力作用在颅盖的任何部位,只要引起了较大的颅骨整体变形,就容易发生颅底骨折;头顶部受力,骨折线常垂直向下,直接延伸到邻近的颅底,暴力由脊柱上传时,可致枕骨骨折;颅骨遭受挤压时往往造成颅底骨折。颏部受击时可引起下颌关节凹骨折,但头部因可沿作用力的方向移动而缓冲外力对颅颈交界区的冲撞;上颌骨受击时不仅易致上颌骨骨折,还可通过内侧角突将暴力上传致筛板发生骨折,眉间部受击可致额骨、额窦及前颅底骨折。作用力足够大时,能量可以沿矢状方向后传导,引起远处骨折。

此外,伤者年龄、着力时头部是否固定与骨折也密切相关。颅骨的弹性和厚度在不同的部位表现不同,其中,额骨、顶骨和枕骨较厚,抗外力作用较强,而颞骨鳞部较薄,受到外力作用时易发生骨折。颅骨骨折时骨膜破损,骨膜表面分布的是多型痛觉感受器,对机械、温度、化学物质等多种刺激都能起反应,当颅骨骨折时,患者开始感受到剧烈的刺痛,而后逐渐转变为定位比较模糊的钝痛,同时合并骨折局部的头皮胀痛。

【分类】

1. **按骨折部位** 分为颅盖骨折和颅底骨折。

2. **按骨折形态** 分为线形骨折、凹陷性骨折、粉碎性骨折及穿入性(洞形)和贯通性骨折。

3. **按骨折是否与外界相通** 分为闭合性骨折和开放性骨折(包括间接与外界相通的颅底骨折)。

有些资料还添加所谓绞锁性骨折、复杂性骨折,或将生长性骨折单独列项等。我们考虑这些情况的基本要素仍属上述分类,不再赘述。

第二节 颅盖骨线形骨折及颅缝分离

颅盖骨线形骨折发生率最高,以顶骨、额骨、颞骨多见,约占穹窿部骨折2/3以上,发生在枕骨者少,主要发生在致伤物运行速度慢,且与头颅接触面积较大,致伤力的方向呈斜行或切线方向,而不与颅骨平面垂直的情况下。外伤性颅缝分离也属于线形骨折范畴,也可能与牵张和颅骨变形有关,由于颅缝骨性愈合时间参差不齐,个别40岁以后才开始愈合,所以,颅缝分离多发生在青少年。较常见者为人字缝分离。

【临床表现】

(1)单纯线形骨折仅出现局部头皮有挫裂伤或血肿,儿童常伴发局部骨膜下血肿。

(2)颞骨线形骨折,由于其横跨脑膜中动脉或静脉,可使该处血管发生出血,导致硬脑膜外血肿而有相应的表现,严重时可发生脑疝。

(3)若骨折线跨过上矢状窦、横窦时,可导致硬脑膜外血肿而有相应的表现。不跨血管的骨折断面和(或)剥离硬脑膜渗血也可能形成硬脑膜外血肿,只是速度较慢而已。

(4)若骨折延续到颅底,可伤及视神经管、鼻窦、蝶鞍及乳突等,引起相应症状及体征。

【诊断和鉴别诊断】

（一）诊断

患者有明确的头部外伤病史;伤后有相应的临床表现;颅骨正侧位 X 射线片可以清楚地显示骨折线的走行及颅缝是否分离(成人颅缝宽度 3 mm 者)。疑枕骨骨折时加拍汤氏位片,该项检查简单、易行、快速诊断、价廉,应作为首选。头颅 CT 检查:CT 常规扫描多可清晰显示骨折线,但不易显示水平的线形骨折,而 CT 颅骨三维重建扫描可以直观、准确地显示骨折线的走行方向及长度;线形骨折见图 3-1。

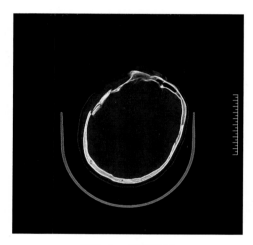

图 3-1　线形骨折

（二）鉴别诊断

骨折线需要与血管沟影像鉴别,见表 3-1。

表 3-1　骨折线与血管沟鉴别

项目	部位	走行	边缘
骨折线	固定	柔和	硬化
血管沟	不固定	僵直、干树枝样	发白、没硬化

【治疗】

单纯闭合性线形骨折和颅缝分离无须特殊处理,除非合并需要手术处理的并发症。骨折线先是纤维愈合,一般说的伤筋动骨 100 d 指的就是纤维愈合时间。骨性愈合,通常要经 1～2 年,但并不会因此发生不良后果。骨折线横过硬脑膜血管沟、静脉窦时,应警惕发生硬脑膜外血肿。不论有无并发症先兆,如躁动、呕吐、血压升高等,即使第一次 CT 只看见骨折线,也应 6 h 复查 CT,以后何时查 CT 依病情酌定,病情稳定、清醒患者,不必每天查 CT;骨折线通过副鼻窦或岩骨时,应注意是否发生脑脊液鼻漏或耳漏。

开放性线形骨折需行清创术,术中注意观察骨缝渗血情况。头皮的处理应依头皮的损伤、污染和血供状况决定。穿洞伤和贯通伤都会有头发、碎骨片及其他污染物被带入伤道,若系枪弹伤,还伴有烧伤。所以,必须彻底清创加外引流。所有开放伤术后都要应用抗生素,预防颅内感染。但穿入伤道内位置很深且险要的碎骨片或弹片是否取出需要慎重。

第三节　颅盖骨凹陷性骨折

颅盖骨凹陷性骨折多见于额顶骨,颞枕骨次之,可能是由于前者占颅盖面积大,处于高位,且仅有头皮保护的缘故。多为致伤物速度快,与头部接触面积小的暴力直接打击头颅所致。常为内外板全层凹陷,少数仅为内板凹陷。单纯较浅的凹陷性骨折头皮完整,一般不伴有硬脑膜破损和脑损伤。但粉碎性凹陷性骨折常伴有硬脑膜和脑组织损伤,甚至引起颅内出血。80%~90%伤者为男性。

【临床表现】

(1)着力点头皮往往有擦伤、挫伤或挫裂伤等明显的软组织损伤,伤口较大者,可以直接看到骨折情况。

(2)着力点常可触及颅骨下陷,但应注意与某些头皮血肿边缘相鉴别。

(3)大范围凹陷较深的凹陷性骨折致颅腔容积明显缩小者可引起头痛、恶心、呕吐,甚至意识障碍等高颅压症状。

(4)骨折凹陷范围大、凹陷深度深的直接压迫,可引起相应神经功能损伤症状,如偏瘫、失语、癫痫等,在凹陷骨撞击大脑皮质时,癫痫发作可以单独出现,其可能仅此一次,也可能成为后遗症间断发作。

(5)凹陷性骨折片刺破皮质血管或静脉窦可引起大出血。

【诊断】

患者有明确的颅脑外伤病史;伤后有相应的临床表现,着力点可触及颅骨下陷;头颅 X 射线正侧位加切线位片可以清楚显示骨折部位、范围、凹陷深度、凹陷性骨折片是否重叠、绞锁及周边环形骨折线,缺点是不能看到颅内情况。头颅 CT 检查:可了解骨折情况及是否合并脑损伤、脑出血等,CT 颅骨三维重建可清晰显示凹陷性骨折的范围和深度(图 3-2)。

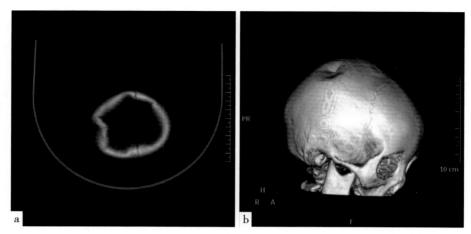

a. CT 骨窗回像；b. CT 三维重建图像。

图 3-2　颅骨凹陷性骨折

【治疗】

（一）非手术治疗

闭合性凹陷性骨折，下列情况可非手术治疗。

1. 非功能区的轻度凹陷性骨折　成人单纯凹陷性骨折，如果直径小于 5 cm，深度不超过 1 cm。

2. 静脉窦区凹陷性骨折　有凹陷性骨折但无脑受压症状及静脉回流障碍者。

（二）手术治疗

大多数的凹陷性骨折应采取积极手术治疗，通过手术清创，清除污染物，处理骨折片对脑组织的压迫，改善局部血液循环，修补破损硬膜，减少感染及癫痫的发生率。

1. 手术适应证

（1）骨折凹陷深度超过 1 cm 或凹陷深度大于邻近颅骨厚度，范围超过 3 cm^2。

（2）骨折片压迫脑功能区（如中央前后回、语言中枢等）引起偏瘫、失语、癫痫等。

（3）合并脑组织损伤或颅内血肿。

（4）开放性凹陷性骨折。

（5）骨折影响容貌，如额面部骨折。

（6）位于大静脉窦处的凹陷性骨折，手术应慎重，若骨折未引起颅内压升高或神经功能障碍，即使陷入较深，也可不手术，若骨折片压迫或刺入静脉窦，使其回流受阻，引起持续的颅内压升高或神经功能障碍者，应在充分做好各项准备的条件下积极手术。

2. 手术要点

（1）单纯闭合性凹陷性骨折，宜撬起复位，之后通过撬骨孔观察渗血及硬脑膜复位情况，反复冲洗，直至流出水完全清澈，确认无渗血后，置引流管，缝合伤口。如为闭合性粉碎凹陷性骨折，骨折片较大，无绞锁，无重叠，没刺入脑内，也可试行撬骨复位，但撬骨板应托着骨折线的交叉点,否则骨折片容易散开。若复位失败,可将骨折片按原相邻关系用 EC 胶黏合,干固后稍加修剪,黏合到原位。或用人工材料修补。

(2)开放性粉碎凹陷性骨折,应首先彻底清洗手术区,接触伤口时要再次清洗,反复消毒。手术切口要尽量利用原伤口设计。碎骨片的处理应按以下原则进行:骨折片不是太碎,污染不重,取下后清洗干净,浸泡于 75% 酒精或吉尔碘内 20 min 后,按前述方法黏合于原位。不符合这些条件的碎骨片一律弃之,至于要不要同时进行人工材料修补,要根据医院条件和医生经验决定。但对医院条件差、伤口污染重,特别是额窦开放者,最好 3~6 个月后修补。

(3)额窦开放者,彻底刮除黏膜,修整骨折缘,腔内放入浸透庆大霉素的明胶海绵作临时支架,用骨蜡封闭残腔。

3. 术后处理

(1)凡手术必须安置外引流,观察 48 h,引流液色淡,量少,患者情况好,即可拔出引流管。如有必要,复查 CT 后再做处理。以往有教训——认为小手术,不放引流管,也不认真观察,结果并发巨大硬脑膜外血肿致命。

(2)严密观察意识和生命体征变化。

(3)常规应用抗生素。

【预后】

没有颅内合并症的单纯凹陷性骨折,只要处理得当,预后良好。

第四节 颅底骨折

来自各个方向的暴力,包括脊柱向上传导的力量,均可造成颅底骨折。但多数为颅盖骨线形骨折延伸而来。少数单纯性颅底骨折为头部挤压伤或致伤力方向与颅底平行的外伤所致。由于颅底骨本身高低不平,且与硬脑膜粘连紧密,前、中、后颅底不在一个平面上,又有许多神经、血管出入管孔,加上致伤暴力多数较大,因而容易发生并发症,如硬脑膜撕裂形成内开放性颅底骨折引起脑脊液漏,颅内积气或气颅,颅神经、血管损伤,脑损伤,颅内出血等。

【临床表现】

颅底骨折有 3 个主要表现:①迟发性瘀斑、淤血;②脑脊液鼻漏、耳漏;③颅神经损伤。前颅底骨折可致"熊猫眼"征,如果合并视神经管骨折,还会出现不同程度的视力障碍。筛板骨折致嗅觉障碍,脑脊液鼻漏。中颅底骨折常伴脑脊液耳漏,如果鼓膜未破,血液、脑脊液可以经咽鼓管从口腔流出,骨折伤及蝶窦会发生鼻漏和咽喉壁肿胀。听力障碍和周围性面瘫、眶上裂综合征等,并可出现耳后迟发性皮下瘀斑,称为 Battle 征,海绵窦区骨折会损伤颈内动脉发生颈动脉海绵窦瘘,甚至发生致死性大出血。后颅底骨折可表现为颈部肌肉肿胀,骨折涉及颞骨岩部时也会出现 Battle 征及咽后壁黏膜淤血水肿等征象,累及后组颅神经可出现吞咽困难、声音嘶哑及舌下神经神经损伤等。伤及延颈髓处后果会更严重。

有学者根据不同临床情况将颅底骨折分成 6 种类型。①单纯型:患者无脑脊液漏、颅神经损伤、颅内血肿的征象,仅有"熊猫眼"征或 Battle 征。行头颅 CT 检查可发现有延伸至颅底部位的骨折线。②脑脊液漏型:无论影像学上是否存在骨折线,患者均有脑脊液鼻漏和(或)脑脊液耳漏。③颅神经损伤型:无论影像学上是否存在骨折线,患者均有一组或多组颅神经周围性损伤的临床表现。④颅内血肿型:颅底骨折处发生颅内血肿,但不包括远离骨折部位或骨折对冲部位的颅内血肿。⑤混合型:颅底骨折后同时具有脑脊液漏、颅神经损伤、颅内血肿中的两种以上者。⑥颅底破坏型:骨折导致颅底结构严重破坏者。局部存在错位、凹陷、粉碎等征象。

【诊断和鉴别诊断】

(一)诊断

(1)典型临床表现是诊断颅底骨折的主要依据。如前颅底骨折出现的"熊猫眼"征、脑脊液鼻漏,中颅底骨折出现脑脊液耳漏,耳后迟发性瘀斑(Battle 征),后颅底骨折出现的吞咽困难、声音嘶哑、咽后壁水肿等。

(2)X 射线检查和普通 CT 扫描对颅底骨折诊断率较低,2 mm、3 mm 的薄层重叠 CT 扫描与一般薄层 CT 比较可提高诊断率。还有报道称咽后壁软组织厚度>15 mm 者高达 96.6% 阳性率。

(3)颅底 CT 三维重建可直观地显示颅底骨折在三维立体空间的实际大小、形态、位置及周围结构的解剖关系(图 3-3)。但影像学检查也可为阴性,诊断时需结合临床表现,避免漏诊。

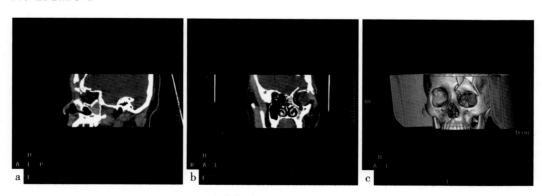

a.矢状位;b.冠状位;c.颅骨像。

图 3-3　前颅底骨折

（二）鉴别诊断

1. 熊猫眼与眼周软组织损伤鉴别　前者瘀斑为紫蓝色,双侧发生,如骨折引起眶内出血可致眼球突出和球结膜下出血。后者瘀斑系紫红色,单侧性,局部有伤痕。

2. 血性脑脊液鼻漏与鼻衄鉴别　脑脊液漏与鼻衄鉴别见本章第六节。

【治疗】

多数颅底骨折本身无须特殊处理。然而颅底骨折伴有硬脑膜撕裂,尤其有副鼻窦和乳突骨折者即构成内(隐性)开放性颅底骨折,易发生脑脊液鼻漏或耳漏。副鼻窦是污染区,易感染,需早期应用抗生素预防感染,为防止脑脊液返流致颅内感染,需置头高位(15°),偏向流液侧,鼻或耳区每日酒精擦拭 1 次。切忌填塞鼻腔或外耳道。多数脑脊液鼻漏、耳漏多数可在 2 周内自行封闭愈合。对漏液超过 4 周,或反复引发脑膜炎以及有大量溢液经久不愈者,则应考虑手术治疗(详见本章第六节)。

第五节　婴幼儿及儿童颅骨骨折

除了常见的颅骨骨折类型外,由于婴幼儿颅骨薄而柔韧,骨化尚不完全。颅骨骨质的胶质成分相对占的比重较大,具有一定的可塑性。因此婴幼儿颅骨骨折有"乒乓球样"凹陷性骨折和"生长性骨折"(见本章第六节)两种特殊类型。以乒乓球样凹陷性骨折为例:婴幼儿的乒乓球样凹陷性骨折,又称桌球样骨折,属于青枝骨折,只是着力处发生颅骨凹陷而没有骨折线。颅腔内的脑组织一般也无损伤。

【病因】

(1)分娩过程中因母体产道狭窄,子宫收缩时妈妈的骶骨岬挤压头部致伤,多见于剖宫产新生儿或产钳挤压致伤。

(2)明确的头部外伤史。

【诊断】

(1)外观及触诊均可做出初步诊断,但应注意不要头皮下血肿边缘误认为凹陷边缘。

(2)头颅 DR 片可显示凹陷范围和深度。

(3)头颅 CT:不但可以了解骨折,而且还可评价颅内情况。CT 颅骨三维成像可更清晰显示骨折情况。

【治疗】

(1)平坦的、较浅的、无神经系统症状的婴幼儿乒乓球样凹陷性骨折多可以自行复位,无须处理。临床上多数患儿属于此类。

（2）手术治疗

1）手术适应证：①骨折凹陷深度超过 0.5 cm，或疑有皮质损伤，硬脑膜撕裂需要探查者；②出现神经系统功能障碍；③大面积凹陷性骨折引起颅腔容积缩小，颅内压升高者；④凹陷性骨折位于中央沟附近，即使没有引起神经系统症状，也应尽早复位，以免皮质受压或血供受损引起继发性神经功能障碍或癫痫；⑤自行复位失败。

2）手术方式：①负压吸引复位；②头皮切一小口，在凹陷性骨折旁钻孔，小心经硬膜外放入骨撬，将凹陷的骨片撬起复位；③上述方法失败，可绕骨折周围开颅，取下凹陷骨片，塑形后放回，用生物材料固定。

3）术中注意事项：①小儿颅骨特薄，撬骨时切勿用力过猛，以免弄碎骨片；②撬骨后通过骨孔仔细观察渗血情况，确保不出血才能缝合切口，必要时放置引流；③婴幼儿对麻醉、手术的耐受力差，术者一定等待患者完全清醒后再离开。

【预后】

乒乓骨折多数病情较轻，且在快速发育阶段，可塑性强，一般预后良好。

（魏新亭　陶晓刚）

第六节　与颅骨骨折相关的并发症

一、创伤性脑脊液漏

创伤性脑脊液漏是由于外伤（或手术）导致颅骨骨折或缺失，硬膜及蛛网膜撕裂，脑脊液通过破损处流出体外，从而使脑室或蛛网膜下腔与颅外直接沟通。2%～9% 头外伤并发脑脊液漏，其中成人∶儿童＝10∶1。部分患者合并颅神经损伤，20% 发生颅内感染。患者主要症状表现为鼻腔、外耳道或皮肤伤口处间断或持续流出清亮液体，早期因与出血混合，液体可呈淡红色。

【病因及分类】

依据漏口位置不同，创伤性脑脊液漏可分为鼻漏、耳漏及皮（伤口）漏，临床上以鼻漏最为常见。极个别颅面复合伤可发生脑脊液眼漏。

1. 脑脊液鼻漏　多是由前颅底骨折，尤其粉碎性骨折引起，也见于鞍区及涉及额窦的额骨骨折。单侧鼻漏常见，偶有双侧鼻漏。很多病例合并同侧嗅神经损伤，个别发生视神经或动眼神经损伤。

2. 脑脊液耳漏　因岩骨位于颅中后窝交界处，中或者后颅窝底骨折，一旦骨折累及鼓室，脑脊液就可进入鼓室经破裂鼓膜自外耳道流出；或者颞骨岩部外侧骨折直接撕裂外耳道皮肤，脑脊液经撕裂处自外耳道流出，形成脑脊液耳漏。在前一种情况下，如果鼓膜完整,脑脊液则经咽鼓管流至咽部,再经鼻道自鼻腔流出,易误诊为鼻漏。但仔细询问病史,患者会诉说其咽部常有咸味液体,结合影像学检查,常能做出正确诊断,且莫轻率按鼻漏处理。岩骨骨折合并面神经、听神经损伤的发病率分别为20%和30%左右。偶有外展神经、三叉神经损伤。

3.脑脊液皮漏 主要见于颅盖部开放性外伤,伴有皮肤撕裂、骨质缺损或者脑组织溢出。其发生多是由硬脑膜修补不严密或感染引起。

【临床表现】

主要表现为鼻腔、外耳道或伤口处间断或持续流出清亮水样液体。间断性漏常是因感冒等原因使漏口处炎症、水肿,暂时堵塞漏口,一旦炎症消退,漏口则重新开放。低头、用力或压迫颈静脉时颅内压升高,液体流出加快。痕迹试验是将流出液滴在纱布或卫生纸上,中心呈红色而周边湿润近似白色,或者流出物干燥后结痂者,提示发生脑脊液漏。伤后即发病的早发漏,因与出血混合,液体呈现淡红色。脑脊液漏多在伤后即刻出现。迟发脑脊液漏可在伤后数天、数周甚至数年后出现。

脑脊液流出量过多时可出现低颅压综合征或者合并气颅,特别是张力性气颅将发生高颅内压危象。一旦发生细菌性脑膜炎、脑脓肿或脑室炎,可能危及生命。特别是后者很难治愈。

【辅助检查】

1.葡萄糖浓度检测 检测漏出液与血清中葡萄糖浓度,若比值介于0.50~0.67,排除相关干扰因素后,提示为脑脊液。漏出液中葡萄浓度大于1.7 mmol/L,亦可明确诊断。

2.β-2转铁蛋白及β-2示踪蛋白检测 β-2转铁蛋白仅存在于脑脊液及内耳外淋巴液,应用免疫电泳技术检测,敏感度和特异度均较高。近年发现,β-2示踪蛋白亦仅存在于脑脊液和内耳外淋巴液,敏感度和特异度更高。

3.CT及CT脑池造影 高分辨CT扫描,漏口检出率较高(图3-4a、b)。CT三维成像技术能直观显示骨折部位,明确漏口。CT脑池造影可显示漏道大小、形态、位置和数量,但对骨质结构显示欠佳,与CT结合则更加准确。此外,造影剂注入蛛网膜下腔,刺激反应较大且有诱发感染的可能,应慎用。

4.MRI平扫及MRI水成像 俯卧位时脑脊液易于流出,选择冠、矢状位T_2加权像,多可确定漏口部位(图3-5c、d)。此外,MRI水成像技术亦广泛使用精确定位漏口。

5.内窥镜检查 脑脊液持续外流时,鼻内镜或耳内镜检查可能直接发现漏口部位。检查时压迫双侧颈内静脉使颅压升高,有助于查见漏口。

6.鞘内及局部荧光素法 鞘内注射荧光素结合内镜检查是术中常用的定位漏口方法,对间断性鼻漏或漏液量较少时诊断有益。鼻内局部荧光素法可用于术前诊断、术中定位及术后复发的评估,无创、简单、安全且灵敏度高。

【诊断】

脑脊液漏主要依靠症状、体征及辅助检查获得诊断。症状主要表现为单或双侧鼻孔、外耳道或伤口处间歇或持续流出清亮液体,向患侧倾斜、低头或压迫颈静脉则流速加快。也有患者仅表现为反复性颅内感染,而鼻漏或耳漏并不明显。一般发病多在伤后即刻出现,少数患者打喷嚏后发生或仅有轻微外伤史。通过流出液检测证实为脑脊液,或者 CT 或 MRI 等影像学检查显示颅内外沟通征象,可以明确诊断。

【鉴别诊断】

如漏出液含血液较多时,需与单纯出血鉴别,可将流出液体滴在纱布或吸水纸上,若能看到血迹周围一圈环形红晕,即可认为脑脊液漏。少量或间断脑脊液鼻漏应与过敏性鼻炎相鉴别。如果鼓膜完整时,脑脊液耳漏容易诊断为鼻漏,应仔细鉴别。

此外,迟发性创伤性脑脊液漏需与自发性漏鉴别,后者一般具有特殊的症状、病史和体征。如颅底肿瘤一般首先发生颅神经受累,之后压迫周围组织,产生颅高压,此时常有容易识别的影像表现。

【治疗】

1. 非手术治疗 绝大多数外伤性脑脊液鼻漏、耳漏经保守治疗,85% 以上患者 2 周左右能自行愈合。治疗措施如下。

(1)体位要求:患者应绝对卧床,一般采用头高 20°~30°斜坡卧位。患侧在上,这样既可以减少脑脊液的流失,避免发生低颅压,又可以保持脑脊液水平面在漏口之下,使漏口不被脑脊液浸泡,处于相对干净、不潮湿的环境,有利于其愈合。如果卧向患侧,则与头高位措施相悖,脑脊液流失更多,漏口没法得到"休息",而且漏口周围都是高低不平的颅底,即便脑组织能够沉降,也很难与漏口"密切"接触,起到堵塞和粘连作用。此外,低位漏液容易诱发气颅甚至张力性气颅。

(2)漏口处理:对于脑脊液耳漏、鼻漏患者应每天清洁、消毒鼻腔、外耳道及周围皮肤,但应防范消毒液返流入颅内。避免局部填塞致脑脊液逆流而使局部细菌生长。如果流出液中混有脑组织碎屑要及时清除。耳漏患者,耳郭上要用无菌纱布盖上,防止灰尘落入。

(3)预防颅内压升高:使用醋氮酰胺减少脑脊液分泌,甘露醇、呋塞米等降低颅内压,必要时腰大池置管引流。给予通便药物避免便秘,预防感冒,不宜屏气、擤鼻及咳嗽等增加颅内压的动作。

(4)预防感染:使用广谱抗生素预防感染,依病情决定用药种类及时长。

2. 手术治疗 脑脊液伤口漏需要进行早期彻底清创,严密修补或封闭硬脑膜腔,若条件允许,同时行骨质缺损修补。鼻、耳漏,如果保守治疗 4 周仍不能愈合或迟发漏,则建议手术处理。

(1)开颅脑脊液漏修补:是治疗脑脊液漏的传统方法,现主要采用显微镜下开颅修补术。适应证包括:多发性骨折伴严重脑损伤;颅底骨质缺损或漏口较大;高颅压性脑脊液漏合并脑疝;严重颅底畸形者;颅内脓肿形成;其他方法修补复发或失败。依据骨折及漏口部位,可选择额下、翼点或颞下入路,结合术中情况采用硬膜内/入外路或者联合入路。优点是直视下修补漏口,同时可以处理其他颅内病变;缺点是手术创伤较大,时间长,术中不易查见漏口,粘连重或发现半透明贮液区常提示漏口所在部位。

(2)内镜下脑脊液鼻漏修补:是治疗脑脊液经筛窦和蝶窦漏的首选术式,借助内镜及术中导航精确定位漏口位置,清除漏口周围坏死组织及肉芽组织,充分清洁术区,肌肉筋膜等材料充分覆盖漏口,生物胶固定,支撑填塞(图3-4e、f)。

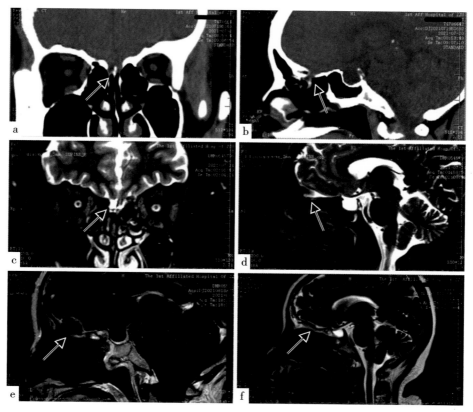

a、b.术前高分辨CT可见右侧前部筛板部分骨质缺损;c、d.术前MRI T$_2$序列可见右侧前部筛板处颅内外脑脊液沟通;e.术后2周复查MRI可见筛板处修补物影(筋膜);f.术后半年复查MRI可见筛板处修补可靠,未见脑脊液沟通迹象。

图3-4 女性,44岁,外伤后脑脊液鼻漏半年,行"内镜下经鼻脑脊液修补术"

(3)修补材料选择及方法:修补材料包括自体和非自体组织。自体组织中一类是游离组织材料,包括脂肪、阔筋膜、碎骨片等;另一类是带蒂组织材料,包括骨膜、颞肌筋膜、帽状腱膜、鼻中隔黏膜瓣等。非自体组织包括骨蜡、人工硬膜、生物胶等。临床多使用多层修补材料,根据具体情况选取材料种类,以自体组织材料为主,效果较佳。常用方法包括三明治夹心技术等。

【预后】

脑脊液漏手术效果很大程度上取决于术前定位的准确性,高分辨CT和MRI因其具有准确、快速、无创的优点,成为首选的定位检查方法,并且随着技术进步将更加完善。

经颅硬膜外入路因适用范围广、效果明显,对于脑脊液耳漏及皮肤漏,目前临床上应用最为广泛。经鼻内镜脑脊液漏修补术创伤小,逐渐成为脑脊液鼻漏的修补方式,将会被逐渐推广和普及。如果脑损伤不严重,成功的手术预后良好。反复的颅内感染,则威胁患者生命安全。

(李雪元)

二、颅神经损伤

由脑发出的神经称颅神经,共有 12 对。引起颅神经损伤的病因众多,可继发于肿瘤、炎症、外伤、手术等。本部分重点讨论由直接的或间接的创伤所致的颅神经损伤。

近年来,随着颅脑损伤的救治日益规范化,其整体救治水平不断提高,然而颅神经损伤或颅脑损伤合并颅神经损伤的诊断和治疗上认识仍有待进一步统一。颅神经损伤的发生率、严重程度等尚需大宗统计学数据的完善。随着磁共振 3D-CISS(three-dimensional constructive interference in steady-state)序列技术的应用,神经减压术、神经重建术、神经移植吻合术等手术的日益精湛,颅神经损伤的救治水平也得到了进一步提高。

【病因】

颅神经损伤主要由外伤直接引起或者外伤后的继发性损害引起。例如由外力打击所致或颅底骨折所导致,有时是由于脑干损伤累及颅神经核团所致。

【损伤机制】

外伤致颅神经损伤机制较为复杂多变。颅神经及其分支出颅时穿过颅骨某些骨管或孔,在头部受到暴力打击时,骨折线通过这些骨管或孔,极易造成神经的挫伤或断裂,引起颅神经原发损伤。例如视神经孔处骨折引起视神经损伤、前颅窝底骨折损伤嗅神经、颞骨岩部骨折损伤面神经、颅后窝骨折损伤后组颅神经等。颅神经继发损伤是由神经周围组织伤后水肿、出血、血肿,或骨折片压迫,或颅内脑组织移位牵拉,压迫邻近颅神经所致。例如迟发性面神经损伤,小脑幕切迹疝时的动眼神经损伤。临床表现上颅神经原发损伤与继发损伤的鉴别,前者伤后颅神经损伤症状立即出现,后者损伤症状迟发。治疗效果上后者优于前者。

【神经损伤程度分类】

颅神经属周围神经,颅神经损伤可以参考常用的神经损伤分类,通常采用 Seddon 或者 Sunderland 的分类方法,尤以 Seddon 分类方法最为常用。

1. Seddon 分类　①神经麻痹(相当于 Sunderland Ⅰ度):因神经缺血、受压或牵拉引起的暂时性功能障碍,不伴有沃勒变性。②轴突断裂(相当于 Sunderland Ⅱ度和Ⅲ度):神经内部结构连续,但轴突损伤重,有沃勒变性。③神经断裂(相当于 Sunderland Ⅳ度和Ⅴ度):因离断伤,严重的瘢痕或长时间严重的压迫导致的神经结构破坏。

2. Sunderland 分类　依据神经干损伤程度分为 5 度。①Ⅰ度:损伤与神经失用(由于神经传导的冲动受到阻断,神经可能不经过沃勒变性而恢复功能)相对应。②Ⅱ度:损伤对应单纯的轴突中断,神经内膜、神经束膜完整,但轴突连续性中断。③Ⅲ度:损伤是轴突与神经内膜完全损伤,但保留大部分神经束膜的完整性,是包括轴突中断与神经中断在内的混合伤。④Ⅳ度:损伤是指包括轴突、神经内膜、束膜完全中断,但神经外膜连续性存在。⑤Ⅴ度:损伤是神经干完全横断伤。

【诊断】

首先需详细了解病史,外伤性颅神经损伤患者大多合并有颅脑损伤所致意识障碍,除去一些颅神经损伤有明显的体征外,颅神经功能的检查需要患者的配合,对于检查不配合患者,相应的影像学检查和电生理检测就显得尤为重要。

头颅 CT 扫描能清晰显示颅骨病变,特别是颅底颅神经走形区域的薄层扫描加矢状、冠状重建能为颅神经损伤提供有力的间接证据,损伤急性期扫描头颅 CT 与磁共振相比更快、费用更低、发现血肿更敏感,对颅神经损伤有一定的诊断意义。

随着磁共振技术进展迅速,值得一提的是磁共振 3D-CISS 序列技术,因具有重 T_2 加权、空间分辨率高、脑脊液搏动抑制完全等优势,非常适合对走行在脑池内的颅神经结构进行显像,对颅神经损伤的诊断亦有一定意义,但是有扫描时间长、患者需要配合等不足。

诱发电位可以检测视神经、听神经等损伤情况。可以通过肌电图检查对面神经的损伤作出测定并判断预后。可以从神经功能评价的角度了解颅神经损伤的程度。

总之,颅神经损伤的诊断通过结合详尽的病史、典型性临床表现、查体及相应形态和功能检查手段,多能获得及时正确的诊断。

【治疗】

对于合并严重颅脑损伤者,首先要保持呼吸道通畅,维持生命体征稳定,有效治疗颅内压增高,抢救生命。病情稳定后,再根据颅神经损伤的部位,程度等处理颅神经损伤。例如外伤颅底骨折所致颅神经管卡压颅神经,有手术指征者,可行视神经减压术、面神经管减压术,经颅内或颅外入路,以磨钻磨除压迫颅神经的骨片,清除神经周围血肿,显微镜或内镜下切开神经外鞘膜等。如颅神经损伤后恢复无望,有手术指征者,可以行神经重建术,包括直接重建(神经断端直接吻合、神经移植吻合术)、间接重建(面-副神经移植吻合术或面-舌咽神经移植吻合术)。如遗留严重畸形,可行成形手术,比如面瘫患者可行口角悬吊术或颞肌和咬肌转移术,眼姿异常、复视严重的患者可行眼型矫正术。如遗留严重的病理性三叉神经痛,可行颅神经毁损术三叉神经感觉根选择性切断或球囊压迫术。然后配合西药(包括神经营养因子、神经生长因子、激素、神经节苷脂类、钙通道阻滞剂、受体激动剂及抑制性递质、抗氧化剂等)、中药、物理康复等方案治疗。

(罗文正)

【常见颅神经损伤】

(一)嗅神经损伤

嗅神经是内脏感觉神经,为 12 对颅神经的第一对。初级神经元嗅细胞是双极神经元,存在于鼻腔上部黏膜中。其周围突穿出鼻腔顶部、鼻中隔上部和上鼻甲内侧的黏膜,形成带纤毛的感受器,其中枢突先在黏膜内交织成丛,再由丛组成 15～20 条无髓鞘的嗅丝,即嗅神经,向上穿过筛孔,止于嗅球。嗅神经把嗅觉冲动传至嗅球,再经嗅球将信息传至勾回、海马回、杏仁核嗅觉中枢。嗅神经表面被硬脑膜和蛛网膜形成的双层"套袖"包裹于蛛网膜下腔内。因此,在嗅神经损伤时可合并脑脊液漏。颅脑损伤 3%～10%合并嗅神经损伤,发病率排在颅神经损伤的第一位。

1. 损伤机制　颅脑损伤导致的嗅神经损伤发生于以下 3 种情况:①约 2/3 的患者是额部着力造成额骨及前颅底筛板骨折,嗅囊、嗅球于筛板处被撕裂。可同时伴有鼻窦骨折,额叶底面脑损伤,脑脊液鼻漏。②近 1/3 的伤者是枕部受力致额叶底面对冲伤,撕裂嗅球。③极少数为头部其他部位受力引起脑组织明显移位,额叶底面挫裂伤或局部形成血肿也会撕脱嗅神经。

至于单侧发病率高,还是双侧同时损伤率高,不同报道说法不一。这可能与其经治的患者的病情不同有关。但毋庸置疑的是双侧嗅神经损伤的患者基本上都是双侧前颅底骨折或额叶底面脑挫裂伤。

2. 临床表现及诊断　颅脑损伤导致的嗅觉丧失或减退,多见于额部外伤,合并额骨及前颅底骨折,额叶底面挫裂伤或者对冲伤造成的额叶底面损伤累及双侧或单侧嗅球导致嗅觉障碍。嗅神经是感觉神经,所以,重型颅脑损伤昏迷者无法确认是否有嗅觉障碍,即使是有意识的患者,在受伤早期关注的是脑部伤情,也很少注意有无嗅觉变化。这时只能根据伤情判断有无嗅神经损伤。只有在患者能配合时,通过正规的嗅觉检查才能确定是否存在嗅觉减退或丧失,得出正确诊断。检查要两侧分别进行,不要让患者看见用于检查的物品,但应是常人熟悉的东西,如纸烟、香皂等。检查时嘱患者闭目,用手指压塞对侧鼻孔,然后用非挥发性物品放到被检查侧鼻孔下方,让其说出所闻到的气味,然后再试对侧。必须强调检查时绝不能用挥发性气体,像氨水、汽油等,因其能刺激三叉神经的味觉感受器,干扰检查结果。外伤引起的嗅觉障碍很少见幻嗅,只有在恢复期会闻到烧焦味。合并脑脊液漏者,容易被早期发现。

3. 治疗　外伤性嗅神经损伤,除了治疗颅脑损伤所致其他并发症,单纯针对嗅神经损伤的治疗目前无明确的手术方式,除非较大血肿需要清除;非手术疗法的关键是恢复嗅神经的血供和微循环。常用药物治疗有糖皮质激素、脱水剂、神经营养因子、防治血管痉挛、维生素、腺苷钴胺等。神经生长因子公认有效,其他生长因子仍在试验中。

4. 预后　嗅觉减退多数可自然恢复或通过治疗恢复。嗅觉完全丧失者经 2～3 个月治疗如仍无恢复迹象,可能恢复无望。好在嗅觉丧失一般并无大碍,只是生活轻度不便,时间一长大都能被味觉代偿而适应。

(罗文正)

（二）视神经损伤

视神经包括眼球内段、眶内段、视神经管段和颅内段（含视交叉）。理论上各段均可能受伤，但在临床上最常见的是视神经管段视神经损伤。视神经管及其附近外伤后，因骨折、变形、移位致视神经受到挤压、牵拉或被骨折片刺伤，以及着力时发生的颅骨瞬时变形诱发不同组织的不均衡移位形成的剪力伤，从而使视神经传导功能障碍，是颅脑损伤中常见和严重的并发症之一，在闭合性颅脑外伤的发生率为 0.5%～4.0%。由于解剖结构和生理学特点，90%以上的视神经损伤发生在视神经管段。医源性损伤、锐器刺伤视神经引起的损伤以及视神经其他部位的直接损伤比较少见。近年来随着车祸伤、坠落、碰撞等原因，其人群发生率有增加的趋势。

1. 分类及机制　视神经损伤主要从损伤原因、作用部位、损伤部位和性质几方面进行分类。按照损伤的原因可分为车祸伤、坠落伤和打击伤等。按照损伤作用部位可分为眉弓外端受力（眉弓外侧型）、眉弓前方受力（眉弓内侧型）和颧骨受力（眉弓外侧型）。眉弓前上方额顶部骨折常殃及眶顶蝶骨小翼，致视神经管骨折挫伤视神经、视神经鞘膜下出血、视神经乳头水肿，或发生眶内段视神经损伤及眶内出血。眉弓外上方，颞颧部受力，往往引起前、中颅底骨折，可导致眶内段、视神经管段、颅内段、视交叉损伤。眶部受力时使眼球后视神经因扭曲而撕裂。鞍区骨折会直接损伤是交叉，或损伤其血供形成继发性损伤，严重者合并垂体、下丘脑损伤。按照视神经损伤的部位可分为眼球内段、眼眶内、视神经管内和颅内段损伤。按照损伤的性质分类为原发性损伤和继发性损伤：原发性是指由于外伤瞬间外力引起的改变，包括：①出血进入视神经和鞘间；②视神经撕裂；③挫伤性视神经炎等。继发性损伤是指外力作用以后的所有改变，包括：①视神经管骨折等原因导致的视神经挫伤；②局部血管受压循环障碍引起的视神经炎；③血管痉挛或血栓形成所致视神经损伤。

在以上单因素或多因素的共同作用下导致视网膜损害（神经节细胞轴突突然断裂）和血供障碍，而导致不可逆的视神经功能严重障碍，骨性及血肿的进一步压迫导致供血功能进一步恶化，视神经进一步肿胀，加速了残存神经节细胞的凋亡。有文献将视神经损伤的机制归纳为以下 6 类：①撕裂伤（完全和不完全）；②骨变形或骨折（视神经管前或前床突、眶顶）；③血管功能不全（缺血或梗死）；④震荡；⑤挫伤；⑥血肿（视神经鞘内或视神经内）。

2. 辅助检查

（1）眼底检查：球后损伤早期可见眼底改变及视网膜脉络膜循环障碍，视神经管内段或颅内段损伤，早期可见视网膜动脉痉挛或正常。2 周后均有视神经萎缩。

（2）影像学

1）X 射线检查：瓦氏位看前颅底有无骨折，视神经孔位观察视神经管是否有骨折。

2）眼眶高分辨薄层（1.5～2.0 mm）CT：直接征象为视神经乳头水肿、断裂、变形；视神经管壁骨连续性发生中断，移位，甚至断裂；间接征象为周边可见血肿，副鼻窦呈现积气、积血等（图 3-5）。

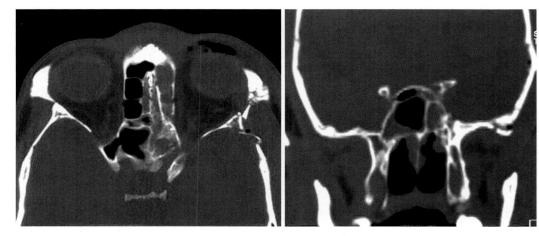

图3-5　左侧眼眶外侧壁、颞骨、蝶骨、鼻骨多发骨折

3）头颈联合CTA：视神经管解剖学位于颅底骨质内与颈内动脉一样，外伤可能导致颅底骨折同时导致视神经、颈内动脉损伤，该检查可以排除外伤性假性动脉瘤、眼动脉闭塞和颈内动脉海绵窦瘘等疾病。

4）MRI：眶内结构较为紊乱，且其损伤区域呈现出球形肿胀增粗及椭圆状外观，同时其损伤区域边界也较为模糊；T_2WI呈现出条索状及斑片状高信号，且其边缘模糊；T_1WI呈稍低信号或等信号。

5）视神经电生理检查：视觉诱发电位（VEP）是客观可靠的视功能检查方法，图形或光刺激视网膜后，通过视觉传导通路，在枕叶视觉中枢皮质诱发生物电活动，该检查异常往往提示来自视网膜上神经节细胞的电活动传导到枕叶视觉中枢皮质的传递功能障碍即视觉异常。VEP对早期诊断视神经损伤具有重要意义，可为损伤疗效及患者预后的判断提供重要的客观证据。严重的视力障碍P100波消失，较轻者波潜伏期延长和波幅降低；P100波消失者，伤后视力恢复的可能性很小。

3.临床表现及诊断　视神经损伤者，伤后即出现视力减退或失明，同向性偏盲，球后胀痛。部分伤者可见眼周皮下淤血。单侧损伤多见，如同侧动眼神经未受损，可见患侧直接光反射消失，间接光反射存在，若视交叉受累，则可表现为双颞侧偏盲。同时视力未完全丧失者因损伤部位不同可出现不同的视野缺损，且以下半部视野缺损最多见。伤后数小时或数日后发生的视力障碍，提示可能是视神经的继发性损害。2周后会发生视神经萎缩。

视神经损伤常用的临床诊断标准为：①视觉障碍，视野缺损；②瞳孔反射异常，尤其存在相对性瞳孔传入障碍时，更有诊断价值；③位于眉弓颞上方的伤痕；④鼻出血。具备以上4项特点即可确定其诊断。昏迷患者会给诊断带来困难，但只要不是双侧瞳孔散大、濒死状态，通过细致的临床观察和精准的辅助检查以及外伤史，综合分析，多数能够做出诊断。

因为视神经症状是随外伤接踵而来的，瞳孔变大可能需要和动眼神经麻痹、颞叶钩回疝致动眼神经麻痹等相鉴别,别的一般不需要鉴别诊断。

4. 治疗

(1)药物治疗:在急性损伤期应用药物对症治疗,在减轻视神经损伤方面效果确切。目前传统的治疗药物主要有糖皮质激素、脱水剂、神经营养因子、防治血管痉挛等,近年来不断有研究发现了新的具有神经保护作用的药物,包括 N-甲基-D-天门冬氨酸受体拮抗剂、Rho 激动酶抑制剂、α-肾上腺素能受体激动剂、抗氧化剂等。

国际推荐的视神经挫伤治疗流程,多遵循 Bilyk 和 Steinsapir 1994 年提出的建议执行。①首先排除其他原因和眼球破裂。有骨膜下血肿者,经眼外眦切口引流;如无禁忌,受伤 8 h 以内大量糖皮质激素冲击治疗,即 30 mg/(kg·h)甲强龙,静脉输注,之后 5.4 mg/(kg·h),连续输注 24 h,或者 2 h 后给予 15 mg/kg,每 6 h 1 次,直至 72 h。如果入院时已超过 24 h,则没有应用指征。②高分辨率薄层(1.5~2.0 mm)CT(轴、冠位),包括眼眶、视神经管、海绵窦,如有指征立即手术。③最初 12 h 内,2~4 h 检查 1 次视功能,如应用激素改善了视功能,72 h 改为激素口服,并逐渐减量。④激素冲击 12~24 h 无视力改善考虑减压术。⑤如意识丧失或眼球损伤或已超过 7 d,不考虑手术。以上建议只能作为参考,不能照搬执行。

(2)视神经管减压术

1)适应证:①清醒患者视力极度下降,即使仅有光感,视野呈管状或线状,只要没有黄斑永久性损坏,或视力完全丧失,经大量激素冲击 12~24 h 无效,或开始有效随后恶化者;②神志不清或昏迷患者经瞳孔检测及影像检查证实有视神经管骨折压迫,视神经内出血;③伴有颅内血肿的视神经损伤需清除血肿;④经保守治疗效果不佳视力进行性下降;⑤视力>0.4,但有严重视物变形及严重复视;⑥视力尚可,但荧光造影显示已有荧光素渗漏或黄斑部水肿;⑦视网膜血管明显变细;⑧严重眶顶塌陷合并视力损害。

2)禁忌证:①合并严重颅脑损伤,深度昏迷,临危状态或精神异常;②眼球或球后组织损伤;③合并假性动脉瘤;④合并颈内动脉海绵窦瘘;⑤高龄,有严重系统性慢性病。

3)手术时机的选择:对于适合手术的病例,手术应尽早进行,即刻失明者 3 d 以内,有残存视力者 14 d 以内,有视野缺损者时间可相应放宽。临床统计 24 h 以内手术效果最优。手术最后时机有 1 周、2 周的不同说法,甚至有报道数月后手术仍有效。

视神经损伤的治疗争议较大,特别是对激素应用、手术适应证、手术时机。多学科会诊结合自己的临床实践经验会避免极端和失误。

4)经颅手术要求及注意事项:①视神经管全长减压;②经颅入路至少切除视神经管周经的外、上部 1/2~2/3;③术中切开视神经鞘和总腱环(Zinn 环),因为是急性视神经损伤,必然会有水肿;④鞘内有积血者一定要清除;⑤硬脑膜外入路时,因前颅底高低不平,且与硬脑膜粘连紧密,剥离硬脑膜需注意防止剥破,一旦损伤,要严密修补,避免发生脑脊液漏;⑥磨除视神经管上壁时,不要太靠内侧,避免打开筛窦。磨除骨壁要留一薄层,然后用小血管钳取出薄层骨片,防止磨钻损伤视神经(图 3-6)。

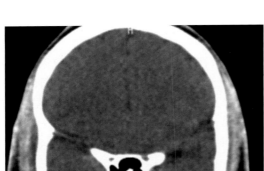
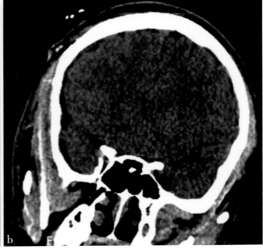

a.术前右眼失明;b.开颅视神经管减压术后。

图3-6 视神经管减压术

（3）内镜经鼻视神经管减压术

1）优点：微创不开颅，术后恢复快，颅面部无手术瘢痕，减压范围充分，手术视野良好，直视下减压。

2）适应证：①神经管内下壁骨折；②视神经管上壁为双层，经颅手术易造成脑脊液鼻漏。

3）禁忌证：①迟发性失明；②严重眶尖区骨折导致镰状襞游离，压迫视神经成角畸形；③视神经管隆突不明显或甲介型蝶窦；④鼻窦有感染患者（图3-7）。

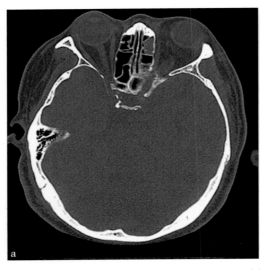
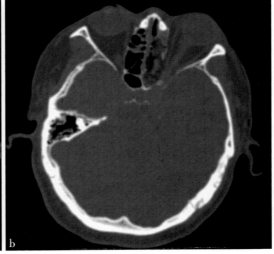

a.术前左眼失明;b.内镜经鼻视神经管减压术后。

图3-7 内镜经鼻视神经管减压术

4）并发症：①脑脊液鼻漏及脑膜炎，当手术涉及视神经管及邻近骨质骨折并硬脑膜撕裂时，磨开视神经管下方及邻近骨质、切开神经鞘存在这种风险。②损伤颈内动脉管：颈内动脉管与视神经管相邻，已被骨折片损伤，同时，由于变异的存在，增加了术中颈内动脉的损伤风险。③若术野偏向于外下方，易损伤眶上裂组织。④损伤眼动脉：眼动脉位于视神经外下方，与视神经有一膜性相隔，若术中朝向蝶窦外侧用力时有损伤眼动脉的风险。

（4）其他治疗：包括高压氧治疗、视觉康复训练等。

5.预后　影响预后的因素主要有以下几点。①受损伤的部位：眉弓内侧型和颧骨型视神经损伤的手术效果优于眉弓外侧型。②伤后视力障碍的程度：伤后有光感以上视力者，说明其视神经尚有神经元存活，而伤后无光感者其神经元存活很少甚至全部凋亡；伤后无光感者视力恢复率一般在 40% 以下，而光感以上者视力恢复率为 60%～80%。③伤后意识状况：伤后有意识障碍者预后较差，原因之一是昏迷可能延误眼科检查及治疗；另外，昏迷患者一般伤情严重而复杂，所伴随的视神经损伤也较重。④伤后至开始治疗的时间：一般以 3 d 为准。许多临床观察发现，伤后 3 d 内开始治疗，其疗效明显优于 3 d 后开始治疗者。⑤是否存在骨折：目前临床上判断是否存在骨折，最有价值的检查是视神经管 CT 检查。经手术证实，CT 检查视神经管骨折的阳性率是手术中发现的 85%～90%。一般情况下，有骨折存在时视神经损伤重，预后不理想，但也存在骨折的病例经早期积极的手术治疗可以明显改善预后。⑥视神经电生理检查结果：一般情况下 VEP 熄灭者绝大多数是伤后无光感者，尤其是伤后 2 周 VEP 仍呈熄灭状态者，其视力基本不能恢复。

（罗文正）

（三）动眼神经损伤

1.动眼神经应用解剖　动眼神经为运动性脑神经。动眼神经核位于中脑上丘水平的导水管灰质腹侧，其下端与滑车神经相连。动眼神经核包括 3 个细胞群：①主核，从上到下依次细分为上睑提肌核、上直肌核、内直肌核、下斜肌核和下直肌核，发出神经纤维支配相应的眼外肌；②埃-魏（Edinger-Westphal）氏核，即副交感神经核，位于主核背侧，向眼内平滑肌发出神经纤维，该核前部管理瞳孔反应，后伤司调节反应；③正中核（Perlia's 核），位于主核中部内侧，管理眼球集合功能，另有认为正中核发出的副交感神经纤维司调节功能，更有认为既有调节又有集合功能。

此外，伴随动眼神经的还有三叉神经的感觉纤维分布于眼外肌，将眼外肌的本体感受传递入脑。

动眼神经的躯体运动和内脏运动两种纤维合为一体，通过红核和黑质进入动眼神经沟，自中脑腹侧脚间窝出脑，在大脑后动脉和小脑上动脉之间穿行，紧贴小脑幕切迹下缘和蝶鞍后床突侧方前行，穿过海绵窦外侧壁深层上部，经眶上裂入眶，支配眼肌运动，并参与调节反射和瞳孔对光反射以及集合活动。动眼神经在进入眶上裂前分为上下两支，在总腱环内位于视神经外侧。其上支较短，支配提上睑肌和上直肌；下支较长，支配内直肌、下直肌和下斜肌。在外直肌和视神经之间有睫状神经节，在此处有来自下支的一小支进入该神经节。睫状神经节的细胞发出节后纤维,分布至瞳孔括约肌和睫状肌,分别控制瞳孔的收缩和睫状肌的调节。

2. 分类与机制 动眼神经损伤常为颅前窝骨折累及蝶骨小翼所致,亦可因颅中窝骨折穿过海绵窦而引起,偶尔继发于颈内动脉海绵窦瘘、动脉瘤或海绵窦血栓。①眼眶与眶尖骨折可直接损伤动眼神经,严重眶尖骨折涉及眶上裂可发生眶尖综合征。眼外肌挫伤,继而肌肉出血,可使受损伤的肌肉瘫痪,以上睑提肌最易受累。②海绵窦损伤,导致颈内动脉海绵窦瘘而发生搏动性突眼及眼外肌瘫痪,眼眶骨折及因此而引起的在此区内的动眼神经及交感神经纤维均严重受损时,可由于副交感及交感两种神经纤维的功能障碍,出现瞳孔散大,对光反射消失。③颅内血肿、脑挫裂伤等可导致颞叶钩回疝或小脑上疝,直接压迫动眼神经可出现动眼神经麻痹。④弥漫性轴索损伤等剪切力损伤可使动眼神经从中脑处撕脱或与床突韧带挤压引起动眼神经损伤。⑤中脑血肿直接压迫动眼神经核。⑥外伤性蛛网膜下腔出血也可导致瞳孔改变等动眼神经麻痹症状。原发性动眼神经损伤多为骨折压迫,碎骨片刺伤或穿通伤引起,伤后立即出现症状,一般较严重。继发性损伤常常是由颅脑损伤的继发伤,如脑疝、出血、水肿、海绵窦损伤等所致,通常在这些因素治愈后,动眼神经随之恢复。

医源性损伤往往是因不熟悉动眼神经的行程,手术时误伤,尤其入海绵窦前的一段神经紧贴小脑幕游离缘下方,如不事先分开,在分离肿瘤或切开小脑幕时很容易损伤。

3. 临床表现

(1)入海绵窦前段损伤,为单独动眼神经损伤,伤侧出现上睑下垂,有外斜视、复视、瞳孔散大、直接、间接光反射、集合功能及调节反射均减弱或消失,眼球固定于外下方,不能向上、向内运动,向下运动亦受到很大限制。因上睑提肌神经纤维在动眼神经的最上边,所以钩回疝最先出现的症状是上眼睑下垂,副交感纤维靠下,瞳孔先是缩小,但很短时间即变为扩大。

(2)海绵窦至眶上裂段损伤,海绵窦至眶上裂距离很短,而且此段内第Ⅲ、Ⅳ、Ⅵ、V₁颅神经紧邻,常常是一起损伤,被称为眶上裂综合征。若合并颈动脉-海绵窦瘘,则增加搏动性突眼,眼静脉回流障碍,球结膜充血,听诊有吹风样杂音等,称海绵窦综合征。合并海绵窦内假性动脉瘤者会发生危及生命的大出血。

(3)眶内段损伤,因神经纤维已分散,多为单一眼肌麻痹,复视可以通过移动头位代偿。

4. 辅助检查

(1)X射线和薄层CT颅底检查可以了解颅底骨折的部位、范围和类型以及出血。

(2)MR帮助判断脑损伤情况及是否存在钩回疝。

(3)DSA对合并颈动脉-海绵窦瘘、海绵窦内假性动脉瘤的患者,是必须的检查和治疗手段。

5. 鉴别诊断 依据动眼神经损伤的临床表现,结合外伤或手术病史,诊断并不困难,但应注意与以下情况区分。

(1)核性眼肌麻痹:选择性损害个别眼肌功能,如内直肌、上直肌,而其他动眼神经支配的肌肉不受影响,多伴有邻近神经组织损害,常见于脑干的血管病、炎症、肿瘤。

（2）核间性眼肌麻痹：临床多见的是一侧眼球外展正常,而另侧眼球不能同时内收,但两眼内聚运动正常。此因病变波及内侧纵束(如多发性硬化),眼球水平性同向运动障碍引起。

（3）核上性眼肌麻痹：破坏性病灶时,产生两眼同向活动障碍,即凝视病灶同侧,其特点为无复视;双眼同时受累;麻痹眼肌的反射性运动保存。

（4）复视：当某个眼外肌麻痹时,眼球向麻痹肌方向的运动丧失或受限,注视时出现复视,处于外围较低的映像是假象。

6.治疗　目前对外伤性动眼神经损伤尚无特殊治疗方法,早期以非手术治疗为主,包括肾上腺皮质激素、神经营养及扩血管等药物治疗;眼部电脉冲等物理疗法;少数医者采用高压氧可能取得一定疗效。断裂神经无张力吻合(直接重建及间接重建)病例较少,有待继续实践提高。如果影像检查证实眶上裂处有碎骨片压迫,亦可早期做减压术。

动眼神经有很强的自我修复能力,非完全损伤病例73%～75%患者常于伤后2～3个月能恢复,复视症状消失或减轻,轻度复视可及时进行斜视矫正训练。对经半年治疗仍无恢复迹象的完全麻痹重症患者可行斜视纠正及上睑下垂整形术。

（吴力新　赵培超）

（四）滑车神经损伤

1.滑车神经应用解剖　滑车神经属于运动神经,起自对侧动眼神经核的神经纤维,经中脑背侧下丘下方出脑,向前绕过大脑脚,于后床突后方穿硬脑膜,入海绵窦的外侧壁深层,入海绵窦后,有来自颈内动脉交感丛的节后交感纤维和本体感觉传入纤维加入,最后经眶上裂入眶,在眶内进入上斜肌的眶面,越过上直肌和上睑提肌向前内侧行,进入并支配上斜肌,使眼球向外下方转动。在海绵窦内,滑车神经介于动眼神经与眼神经之间,多数在入窦后先靠近上方的动眼神经,平行向前至窦的中部后,向前下靠近下方的眼神经并沿其上缘入眶上裂,3条神经在海绵窦外侧壁构成 Parkinson 三角,此三角在进入海绵窦手术入路中往往是重要解剖标志。滑车神经是脑神经中最细、颅内行程最长的神经。

2.分类与机制　滑车神经支配眼球的上斜肌,如眼球向下及外展运动减弱,提示滑车神经有损伤。单独滑车神经损伤比较少见,往往在海绵窦、眶上裂区损伤时与第Ⅲ、Ⅵ、Ⅴ₁颅神经一起受伤。蝶骨小翼骨折或眼眶骨可引起滑车神经损伤,但显著的滑车神经麻痹多为眶后出血所致。

3.临床表现　滑车神经损伤主要临床表现为眼球不能向外下运动,其特点是当患者向下凝视时出现复视,虚像较实像为低,尤其是近距离注视时更为显著,患者常诉下楼梯时出现双影,移步艰难,故多采取向健侧倾斜头、颈部的姿势以纠正复视,亦称代偿性头位,第Ⅳ脑神经麻痹患者出现复视是对注视物在垂直和旋转图像的复合混淆形成。与正常眼所见偏高像的上极相比,受累眼所见偏低像的上极向内倾斜。通过向麻痹肌肉发送抑制性神经支配,复视即会消失。因为上斜肌有下转和内旋作用,向上注视并将头向受累眼对侧肩膀倾斜时,这种作用会消失。典型病例上斜视表现为非共同性,受累眼在内下转时,上斜度最大,随着时间的推移,可以发生共同性的扩散,引起同侧下斜肌过强,对侧配偶肌下直肌过强,继发性抑制性麻痹包括对侧上直肌、对侧下斜肌、同侧下直肌。双侧上斜肌麻痹,上斜视的程度小,常不对称。

4.临床检查　滑车神经支配眼球的上斜肌,通过眼球向下及外展运动的情况来检查滑车神经是否损害的方法称为滑车神经检查。眼球向外下运动减弱,提示滑车神经有损害,检查时嘱患者坐位,检查者立其前,一手固定其头,不使头随眼转动,另一手伸出一指于其眼前 1 m 处,做左上、左下、右上、右下等动作,嘱患者双眼跟随注视此手指动作,但头不动。检查者手指动作每次都应从中位出发(两眼向正前方注视时的位置为中位),而不是将 6 个动作连结起来画一圆圈。必要时请眼科做同视机、Hess 屏检查。

5.治疗　滑车神经损伤的治疗目前无良策,除姑息治疗外,有人将断离的滑车神经再缝合取得成功,但为数甚少。现治疗方案为针对滑车神经所支配的上斜肌麻痹引起的斜视手术。治疗在前 6 个月通常是药物治疗并观察,以确定自然恢复的程度。6 个月后仍无进步,就应当采用专科手术矫正获得性斜视,仅需要每次进行一条肌肉手术,在确定是否需要进行下一步手术前,症状改善程度应当观察 3 个月以上,手术方案主要以眼科手术为主。

(吴力新)

(五)三叉神经损伤

1.三叉神经应用解剖　三叉神经为 12 对颅神经中最粗大的混合性神经,含有一般躯体感觉纤维和特殊内脏运动纤维。运动根位于感觉根的内侧,从脑桥基底部与脑桥臂交界处出入脑干。运动根出脑后进入三叉神经的下颌神经中,随下颌神经经卵圆孔出颅,分布于咀嚼肌。三叉神经以一般躯体感觉纤维为主要成分,这些纤维的感觉神经元胞体分布在三叉神经节(半月节)内。三叉神经节位于岩尖前面的三叉神经压迹内,被硬脑膜形成的 Meckel's 囊包括。三叉神经节内的感觉神经元均为假单极神经元,中枢突集中构成三叉神经感觉根,周围突组成三大分支,即眼神经,支配眼裂以上的感觉;上颌神经,支配眼裂与口裂之间的感觉;下颌神经,支配口裂以下的感觉和咀嚼肌收缩。总之,包括额顶部面部皮肤,眼眶和眼球的黏膜、口腔、鼻腔和鼻旁窦的黏膜以及牙髓腔和脑膜等广泛区域,传导这些部位的浅、深感觉,舌前 2/3 味觉及咀嚼肌收缩。

2.损伤原因　损伤原因分为外伤性和医源性。

外伤性损伤多见于三叉神经走行于骨性结构的部位,比如眉弓部皮肤裂伤或眉弓骨折累及眶上神经、上颌骨折损伤眶下神经,而于颅内伤及三叉神经桥根、半月节者较少,少数因岩谷尖部附近骨折而使三叉神经在 Meckel 氏囊、卵圆孔、圆孔或海绵窦等处遭受损伤。一般多为挫伤,并且常与第Ⅵ、Ⅶ、Ⅷ等颅神经同时受损。

医源性损伤多为电灼损伤、牵拉损伤或锐性切割造成的损伤等,多见于第三磨牙的去除术、牙髓治疗、种植牙、侵袭、挤压三叉神经的肿瘤切除中等。

3.临床表现　三叉神经周围支损伤后导致的支配区痛、温、触觉障碍,刺痛,烧灼感,运动障碍等,往往会给患者带来极大的痛苦,并严重影响患者的日常生活。患者伤后多有患侧颜面部麻木。

眼支损伤后常致额顶部头皮感觉障碍,角膜反射消失或减退,对落入眼内的异物没有感觉,如果合并同侧面神经麻痹,眼睑闭合不全,缺乏眼泪,会导致角膜炎、溃疡,甚至因此失明。

上颌支损伤常由圆孔或上颌骨骨折引起,伤后会出现颊部及上唇麻木,亦会有上颌牙齿感觉障碍。

下颌支损伤可因卵圆孔骨折而致,常同时伤及三叉神经运动支,除下颌部的皮肤和黏膜麻木外,下牙槽感觉亦丧失,且咀嚼无力,张口时下颌向患侧偏斜,舌前 2/3 味觉丧失。

上颌支损伤的面部感觉障碍在口鼻周围,第三支损伤的面部感觉障碍在周边和耳郭区。这样的皮肤感觉障碍分布类似三叉神经脊束核损伤的"洋葱皮样"感觉障碍,但后者触觉存在。三叉神经及其分支损伤后期,可因部分神经纤维再生粘连或受压而产生剧烈的神经痛,类似于三叉神经痛性抽搐。

4.治疗　三叉神经损伤的治疗主要靠药物和理疗。所幸,绝大多数三叉神经损伤为挫伤,很少离断伤。因此于伤后数周至数月均有不同程度的恢复,仅少数出现顽固性疼痛发作,如果发生则可施行卵圆孔穿刺射频损毁术。也有对三叉神经分支损伤的手术治疗,主要是神经修复术。为防止角膜溃疡,可行眼睑缝合。凡有皮肤裂口者,应认真清创缝合,防止瘢痕形成,压迫神经。

(朱旭强)

(六)外展神经损伤

1.外展神经的应用解剖　外展神经属躯体运动神经,神经纤维源于脑桥被盖部的展神经核。纤维发出后向腹侧穿行,从延髓脑桥沟中线两侧出脑,前行至颞骨岩部尖端,自后壁穿入海绵窦。在海绵窦内沿颈内动脉外下方前行,经眶上裂穿总腱环入眶,分布于外直肌的内侧面。外展神经从桥延沟发出到进入外直肌的行程较长,通常被分成 3 段:①从桥延沟至岩斜坡硬膜出口处的蛛网膜下腔段;②入岩斜坡硬膜穿过蝶岩孔后进入海绵窦,伴随颈内动脉的海绵窦水平段至眶上裂之前的海绵窦段;③从眶上裂到外直肌的眶内段。

Dorello 管由岩尖、上斜坡外侧缘以及附于两者之上的 Gruber 韧带组成,位于中线旁中、后颅凹底交界处。内含外展神经及其鞘膜和脑膜背侧动脉。上邻岩床后褶(硬脑膜折叠形成的褶)、小脑幕和三叉神经;前邻颈内动脉海绵窦段;后邻脑桥、延髓;内邻基底动脉和其分支;外下侧与面听神经、岩骨和其内的位听器官相邻,是手术治疗上最困难的区域之一。Dorello 骨纤维性管道处于岩斜坡区的硬膜两层间形成的静脉腔内,完全浸于静脉血中。此静脉腔的前方与海绵窦后部,上方与岩上窦内部,下方与岩下窦上部,内方与斜坡基底窦外部相通。静脉腔内部有许多质地与 Gruber 韧带相同的纤维小梁交织成网。外展神经全都在岩斜区硬膜两层中穿过 Dorello 管才达到海绵窦后部。外展神经一般可有 1~5 个纤维束,但在进入海绵窦之前,通常都被包裹在同一个鞘膜内。Dorello 骨纤维性管内的外展神经鞘膜还与 Gruber 韧带和岩尖处的硬膜骨膜层紧密相连。因此,外展神经在此静脉腔内的行程中有 3 个弯折。进入硬脑膜层的外展神经在静脉血中先改向内上方走行，形成第一个弯折后才达到 Dorello 管；进入 Dorello 管后改向外下方走行，形成第二个弯折；出 Dorello 管进入海绵窦后部又改为向内上方走行，完成最后一个弯折，随后附于海绵窦段颈内动脉水平段的外下侧，从海绵窦腔内穿过，经眶上裂入眶。海绵窦段颈内动脉外膜上的交感神经丛也汇入外展神经。

2. 损伤原因　损伤原因可分为外伤性、局部压迫和医源性。

外伤性原因为颅中窝岩骨尖部或鞍底骨折，也可因斜坡骨折所致。也见于面部受力，面部受力易引起脑干扭转导致神经牵拉。

局部压迫主要为周围病变组织侵袭、Dorello 管周围静脉压增高所致，如眶内、海绵窦内和中颅窝海绵窦旁的病变对外展神经的影响；脑积水、脑肿瘤、脑出血、颈动脉海绵窦瘘、颅底硬膜动静脉瘘、岩斜区炎症等各种原因所致的广泛或岩斜区局部的颅内静脉压升高时，岩斜静脉腔受静脉血压力而膨胀，固定在硬膜出口和蝶岩孔间的外展神经可受到薄韧的硬膜缘"切割"，易引起机械性损伤。

医源性损伤多见于岩斜区脑膜瘤切除术中。在电灼切断岩斜区硬脑膜肿瘤基底时，如电灼海绵窦后壁内侧三角硬脑膜时，热损伤可能会伤及该段外展神经，适度的电灼且电灼过程不断滴水降温有助于外展神经的保护。

另外，外展神经在颅底行程长，易因血液的激惹、炎症的刺激，甚至颅高压的压迫等引起继发性损害，以致于外展神经麻痹。

3. 临床表现　外展神经的完全性损伤可使眼球内斜、外展不能，部分性损伤时患者仅在向患侧凝视时复视。对眼眶局部遭受暴力的患者，亦有可能因眼外肌损伤而出现斜视或复视，这种情况在动眼神经、滑车神经所支配的肌肉也可能发生，故应仔细鉴别。发生在岩尖部的外展神经损伤，因与三叉神经半月节毗邻，可两者同时损伤，造成岩尖综合征，出现内斜视和面部感觉障碍。

4. 治疗　Sekhar 等（1988 年）曾尝试外展神经再缝合，但未成功。

可以通过针灸、神经营养药物、高压氧等治疗方法治疗外展神经损伤。多数患者能够恢复。

眼科斜视矫正手术至少应在伤后半年至 1 年始考虑，以期神经功能有最大程度的自然恢复。

（朱旭强）

（七）面神经损伤

1. 面神经应用解剖　面神经由较大的运动根和较小的混合根（中间神经）组成，是以运动神经为主的混合神经。面神经管与中耳鼓室相邻，面神经干在管内先水平走行，后垂直下行，经由茎乳孔出颅，向前穿过腮腺至面部。膨大的膝神经节亦位于面神经管内。面神经管内分支自上而下包括：①岩浅大神经，自膝状神经节前方分出，支配泪腺、腭及鼻黏膜的腺体分泌；②镫骨肌神经，支配鼓室内的镫骨肌；③鼓索神经，从镫骨肌神经以下到茎乳孔之间分出，司舌前 2/3 的味觉，支配颌下腺和舌下腺的分泌；④颅外分支有耳后神经、二腹肌支、颈突舌骨肌支等小分支，为面神经出茎乳孔后发出，支配枕肌、耳周围肌、二腹肌后腹和茎突舌骨肌等；⑤面部分支，面神经主干在腮腺实质内首先分为上、下两大支,然后组成腮腺内丛,发出额支、颞支、颊支、下颌缘支、颈支等,自腮腺前缘穿出,支配面部诸表情肌和颈阔肌。

面神经的神经传导通路,从大脑皮质中枢到颅外支配表情肌的分支,可分为 9 段,分别为运动神经核上段、运动神经核段、脑桥小脑三角段、内听道段、迷路段、鼓室段(水平段)、锥段、乳突段(垂直段)、颞骨外段。面神经出脑与前庭蜗神经伴行,由内耳门进入内听道内。

面神经核位于脑桥,核上部发出运动纤维支配同侧颜面上半部的肌肉,受双侧大脑皮质运动区的支配;核下部,发出运动纤维支配同侧颜面下半部的肌肉,仅受对侧大脑皮质的支配。

2. 损伤原因和机制　面神经是头部创伤中第二位容易受伤的脑神经。约 5% 的颅脑外伤患者中可伴有不同程度的面神经损伤,常见原因为颅中窝岩骨部、乳突部的骨折。面神经遭受牵扯、挫伤或骨折片压迫、刺伤等直接损伤后即刻出现面瘫,称为早发型面神经麻痹,岩骨纵形骨折中 30%~50% 可伴发。约 25% 的颞骨横行骨折可致面神经颅内段至内听道段损伤,较难恢复,预后差。迟发型面神经面瘫,一般在伤后 5~10 d 出现,由出血、炎症、水肿等引起继发性损伤,预后较好。头部加速或减速运动引起脑和颅骨相对运动,可导致面神经脑桥小脑三角段牵拉、压挤和撕裂伤。颌面部外伤可致面神经颅外段损伤。小脑脑桥角手术、腮腺手术、下颌下腺和颞颌关节手术中可能误伤面神经致医源性损伤,但需注意其中部分患者术前就有不同程度的面瘫。

3. 外伤性面神经损伤的病理分类　根据面神经结构损伤程度及神经损伤后的病理变化,Sunderland 分类法将外伤性面神经损伤分为 5 度:第 1 度损伤,神经传导阻滞,神经纤维连续性完整,伤后数日或数周内,神经功能可完全自行恢复;第 2 度损伤,轴突中断,但神经内膜管完整,损伤远端发生华勒变性,轴突可从损伤部位再生至终末器官,无错位生长;第 3 度损伤,神经纤维(包括轴突和鞘管)横断,神经束膜完整,可能自行恢复,但轴突再生时,可能出现错位生长;第 4 度损伤,神经束严重破坏或断裂,但神经干通过神经外膜组织保持连续,神经内瘢痕多,需手术修复;第 5 度损伤,神经干完全断裂,伴大量神经周围组织出血,瘢痕形成,需手术修复。

4. 临床表现　面神经损伤后先前受神经支配的区域会丧失运动功能和感觉,根据受损部位不同,可能出现不同的临床症状,包括口角歪斜、闭眼障碍、泪液分泌异常、味觉过敏、味觉消失或异常、听觉过敏或听力障碍等。面神经核上性损伤只发生对侧下部面肌麻痹,即中枢性面瘫。70% 以上的面神经麻痹是下运动神经元型,即周围性面瘫:静态表现为患侧额纹消失,鼻唇沟浅或消失,口角下垂,眉毛低于健侧;查体可见患侧额纹不能蹙起,皱眉不能,眉毛上抬不能;眼轮匝肌麻痹致闭眼不能或不完全,可能出现暴露性角膜炎;强力闭眼时,眼球上转(贝尔现象);同侧角膜直、间接反射消失;微笑或示齿时,口角向健侧移位,鼓腮患侧漏气,张口下颌偏向健侧。面神经膝状神经节以下损伤,泌泪正常,泪液流向鼻腔受阻,产生眼溢泪;膝状神经节及其上端损伤,出现进食时流泪(鳄鱼泪),与涎腺神经再生错位有关;岩浅大神经受累,患侧无泪,角膜干燥;鼓索神经受累致患侧舌前 2/3 味觉消失或异常,但可有口内甜味或辣味;镫骨肌受累可致听觉过敏,患者会突然出现难以忍受的强音;镫骨肌及其以上部位(如水平段、膝状神经节)损伤时,镫骨肌反射消失。70%的面神经损伤可伴随听力障碍。外伤患者需注意可能伴有外耳道溢血或溢液。面部联带动作,即某一表情肌运动时,与此无关表情肌也会连动,如闭眼时口角也动,神经纤维错位生长后可能出现。

5. 辅助检查

(1)影像学检查:X 射线和 HRCT 检查有助于诊断颞骨损伤,HRCT 的薄层扫描和三维重建可清晰显示骨折线的存在以及其与面神经管的关系。MR 检查可较清晰地显示面神经损伤情况,如水肿、血肿、断裂等,尤其是当损伤累及脑干部、面神经脑池段或腮腺段时,应作为首选检查。

(2)神经电生理检查:神经电兴奋试验应在发病 3 d 后至 3 周进行。若 3 周时 10 mA 刺激无反应提示失神经支配;两侧差别>2 mA 提示面神经变性,若<3.5 mA 提示神经功能可恢复,若>3.5 mA 提示不可逆神经变性。

肌电图检查时如记录不到任何电活动,提示面神经完全性麻痹。纤颤电位是面神经变性后出现的失神经电位,一般在出现肌肉失去神经支配的 2～3 周或以后,是判断完全性面瘫的一个重要客观标志。如果肌电图仍可记录到接近正常的运动单元电位,说明面神经损害不重,反之则面瘫自然恢复的可能性小。

面神经电图检查在面瘫后 1 周至 1 个月内进行,在茎乳孔外的面神经主干体表进行点刺激,口轮匝肌处记录两侧振幅,最大刺激强度不超过 18 mA。面神经变性百分比 =(健侧振幅–患侧振幅)/健侧振幅×100% 有助于判定面神经变性程度。<90% 提示神经病变可逆,90%～95% 提示神经变性不可逆,90%～95% 以上自然恢复的可能性<15%,需要进行面神经减压或者面神经移植。

(3)泪液分泌试验(schirmer test):正常人两侧差别不超过 30%,若相差一倍则为异常,提示膝状神经节以上面神经受损。

6. 诊断及治疗

(1)诊断:根据患者的临床表现、影像学检查、电生理检查及其他检查方法有助于判定面神经损害的部位及程度。面神经损伤程度可根据面神经麻痹出现时间、面瘫程度、神经电兴奋试验和肌电图检查进行判定。临床上常用 House–Brachmann 面神经功能分级评价面瘫程度;其他如临床医生分级的面部电子功能量表(eFACE)可以提供有益的功能,包括其数字性质、视觉模拟量表的使用以及图形输出和分数,逐渐发展为评估面部功能的潜在有用工具。神经电反应及肌电图均无反应提示神经传导已中断,但不能确定是解剖性断离还是生理性阻滞,随着时间推移,经反复多次测试后常能做出准确判断。症状恢复良好的患者,一般在伤后数天至 3 周内有电反应阳性,若伤后 6～8 周仍无恢复迹象则预后较差。

(2)治疗:约 75% 的面神经损伤可以自行恢复,15% 可部分恢复,仅 10% 残留永久性面瘫,对患者造成审美、功能和心理上的破坏性影响。

非手术治疗的关键是减轻神经炎性水肿,改善受损神经的营养代谢及局部微循环,恢复神经的兴奋性和传导功能,促进神经功能的恢复。常用药物有血管扩张药、糖皮质激素类药物、神经营养药物、脱水药、B 族维生素及神经生长因子等。也可以采用高压氧和物理治疗。眼睑不能闭合时,需注意保护角膜,必要时缝合眼睑。不完全性面瘫或完全性面瘫但面神经电图提示神经变性为可逆性,应以非手术治疗为主。迟发性面神经麻痹大多数可以恢复,不建议手术治疗。

早期手术修复的目的是恢复神经的完整性。手术指征为伤后立即出现完全的面神经麻痹并且伴有异常肌电图图像。其他情况下决定手术主要依据 HRCT 和肌电图结果。任何不可逆面瘫,House-Brachmann 面神经功能分级为Ⅴ级或Ⅵ级病程 3 周内,面神经电图检查提示面神经变性≥90%,神经电兴奋试验示健侧和患侧相差≥3.5 mA,或病程 3 周以上,肌电图检查见纤颤电位,神经无自行恢复倾向,应进行手术治疗。

手术方式分为面神经减压术、面神经吻合术、面神经移植术及面瘫晚期康复手术(包括动力重建手术和静态康复手术)。

面神经减压术,可以彻底松解受压迫的面神经,是颅脑损伤所致周围性面瘫最为有效的方法。该手术多用于早发型面神经损伤,手术越早效果越好。不完全面瘫且神经变性小于 90%,保守治疗 1 个月无任何恢复或恢复不足 50%,或完全性面瘫且神经变性大于 90%的患者,均应考虑手术减压。颞骨混合性骨折同时累及面神经多个分段,建议从内听道口至茎乳孔全部切开,即全程减压。损伤部位的局部减压,面神经管切开长度应达损伤两端外 3~5 mm。术中应注意避免损伤面神经分支。手术时机和手术路径的选择主要依据面神经损伤部位以及是否伴听力、前庭功能损害。听力和前庭功能完全消失的患者,可选择经迷路入路。当听力和前庭功能存在时,根据损伤部位可选择经耳道和鼓室进路达面神经鼓室段,经乳突暴露面神经鼓室段和乳突段,颅中窝进路暴露内耳道段和迷路段,迷路后进路到达颅后窝的面神经,或经乳突和颅中窝联合进路行面神经全程减压。

面神经端对端吻合术适用于神经离断但无分离或分离不多,可行无张力吻合者,颅外段吻合手术比较容易,效果也好。若神经两断端相距 3~4 mm 或以上,吻合时张力较大者,需采用颞骨内和颞骨外改道吻合术。其他术式有两侧面神经交叉吻合术、舌下神经或副神经-面神经吻合术、面-膈神经吻合术、面-咬肌神经吻合术。

面神经移植术适用于神经缺损较长,无法吻合的病例。常用于自体移植的神经有耳大神经、枕小神经和腓肠神经,但可能出现个别供体部位感觉缺陷、发生神经瘤或感染。随着再生医学和组织工程学的进步,各种人工和生物神经移植材料正逐渐被开发使用。

面瘫晚期康复手术包括动力重建手术如舌下神经或副神经-面神经吻合术、带蒂肌瓣转移手术;神经重建手术如提眉术、上睑负荷体置入术、下睑楔形切除术、外眦成形术、口角悬吊术等。

(王艳敏 占益平)

(八)听神经损伤

1.听神经应用解剖 听神经由前庭神经及耳蜗神经组成,又名位听神经或前庭蜗神经,传导位置觉、听觉。前庭神经纤维是前庭神经节发出的轴突,神经元的周围突分布于半规管的膜壶腹及椭圆囊斑和球囊斑,传导平衡觉;蜗神经纤维是螺旋神经节发出的轴突,神经元的周围突进入螺旋器,传到听觉。上、下前庭神经、耳蜗神经与面神经、中间神经(或称面神经的感觉部)在内耳道底伴行,分布位置十分恒定,通常被分成 4 个象限,上前庭神经在后上,下前庭神经在后下,耳蜗神经在前下,面神经在前上。前庭蜗神经由内耳门至脑干的长度约为 14 mm,于面神经后外方进入脑干,二者之间可有迷路动脉。前庭神经有少部分神经纤维直接进入小脑,在内耳道外侧端,与耳蜗神经分开。

2. 损伤原因　听神经损伤是颅脑损伤的重要并发症之一,约占 0.8%。交通事故、坠落和撞击是最常见的创伤原因。听神经最易受到牵引、挫伤、扭转、血块压迫等而发生缺血、水肿、脱髓鞘改变和(或)神经纤维变性坏死,因此颅脑损伤患者发生听力损失的风险非常高。头部创伤所致的颅底骨折绝大多数为线形骨折,特别是乳突气房的骨折,出现听神经损伤的发生率约为 1.8%。创伤后颞骨骨折的检出率为 59.3%,骨折线累及中耳和内耳结构的机械损伤致听力障碍。颞骨纵行骨折最常见(60.2%),可出现听骨链损伤包括砧镫关节分离(82%)、砧骨脱位(57%)和(或)镫骨小腿骨折(30%),为传导性耳聋。感音性耳聋主要是由于颞骨横行骨折所致,骨折线常跨越骨迷路(包括半规管、球囊、椭圆囊等)或内耳道,同时可伴有眩晕、眼球震颤、面神经损伤和脑脊液耳漏等症状。即使没有颞骨骨折,听觉传导通路的周围性或中枢性损伤也可能引起听力损失。头颅闭合性损伤可引起脑挫伤或前庭蜗神经受牵拉、压挤和撕裂伤。头部加速或减速运动时,脑和颅骨相对运动,可引起迷路震荡、内耳出血、内耳毛细胞和螺旋神经节细胞受损。耳朵是人体最敏感的压力传感器,容易受冲击伤影响。爆炸型冲击波,甚至长期佩戴随身听或耳机,可引起耳蜗内细胞损伤影响双耳听力;机动车事故中,安全气囊打开产生的峰值声压也可引起双侧听力障碍。

3. 临床表现

(1)听力障碍:听神经损伤可出现单侧或双侧耳聋。创伤后新发单侧听力障碍的发生率为 84.2%,其中 72.7% 的患者为感音性耳聋。伤后早期进行第一次听力评估测试中,多为传导性听力减退和混合性听力减退;感音性听力减退可延迟出现,与脑外伤后听觉通路的晚期退化相关。伤后患侧听力障碍的原因有:①中耳腔积血,最为常见,属传导性耳聋,积血吸收后听力即有所改善或完全恢复;②内耳结构直接损伤,致感音性耳聋,听力往往完全丧失,恢复差;③偶有听骨链受损,锤骨和砧骨脱位致传导性听力障碍,可残留不同程度的听力减退,老年人常恢复较差。受伤对侧耳聋与迷路挫伤和 Corti 器损伤有关。双侧耳聋在爆炸型创伤中最常见。

(2)耳鸣和前庭症状:在感音性耳聋中更常见。耳鸣的音调程度和持续时间各异,多数为持续性的高调耳鸣,常使患者焦躁不安。轻度创伤性脑损伤中耳鸣的发病率即高达 75.7%。大部分在伤后 3~4 周逐渐恢复,少数可表现为永久性耳鸣,听力不能恢复的患者,耳鸣一般也难以消失。耳鸣患者中约 33.0% 可出现创伤后应激综合征(PTSD)。眩晕和眼球震颤,常与前庭神经受刺激有关。脑干、小脑损伤或迷路震荡常可导致明显的位置性眩晕、眼球震颤、平衡障碍、恶心及呕吐,伤后 48~72 h 渐次好转。中枢性眩晕和周围性眩晕鉴别较难,须结合特殊检查,详加分析。由于耳蜗神经与前庭神经紧密相邻,两者往往同时受伤,但伤后反应并不完全一致,前庭神经与网状结构和自主神经存在联系,故耳聋、耳鸣、眩晕、头昏、恶心甚至呕吐、眼球震颤、步态不稳等症状的轻、重亦不尽相同。临床所见听力损害多于前庭神经症状。

(3)其他症状:耳出血、脑脊液耳漏最常见,但鼓膜穿孔最常见于爆炸性损伤中。颞骨骨折所致听神经损伤患者,可合并面瘫(28.6%)或其他神经麻痹(4.9%),如外展神经麻痹。

4.诊断　每位患者都应详细询问病史、进行耳科和神经耳科、放射学检查,然后通过纯音测听法进行听力评估。创伤患者听力测试随访非常重要。详细的神经学检查包括颅神经功能、步态测试和进行适当的小脑功能测试。纯音电测听、耳蜗电图、脑干听觉诱发电位、眼球震颤电图等电生理检查有助于前庭蜗神经损伤的定性和定位诊断。颞骨薄层 CT 扫描可了解颞骨骨折情况,是创伤后首选检查技术。磁共振成像将有助于评估感音神经性聋。

5.治疗　听神经损伤无有效治疗方法,早期以药物治疗为主。急性期建议适量应用激素、脱水药或神经生长因子以及高压氧治疗等,以减轻局部水肿、促进神经营养及改善供血状况。传导性耳聋较混合性耳聋患者的听力改善明显。鼓膜出血、鼓膜穿孔引起的传导性耳聋多是暂时性的,然而感音性耳聋患者的听力常无明显改善。对耳聋恢复差但有残存听力者,可选配助听器。对易患耳鸣或耳鸣进展的人员,应加强声学保护,降低发生创伤后应激综合征的风险。对后期经久不愈的耳鸣及眩晕,则需给予适量的镇静剂来抑制或减轻症状。心理治疗以及加强平衡训练可帮助调整前庭功能。创伤性传导性耳聋持续 6~7 周或听骨链损伤致听力损失超过 30 dB 的患者,可行听骨链重建手术。若眩晕症状频繁发作,可根据受累耳的听力情况行破坏迷路或选择性前庭神经切断等手术治疗。

(王艳敏)

(九)后组颅神经损伤

后组颅神经包括舌咽神经、迷走神经、副神经和舌下神经 4 组颅神经,后组颅神经损伤常由颈静脉孔、舌下神经管骨折或小脑,脑干损伤所致。

1.发病机制　后组颅神经的解剖特点与损伤有密切关系,后组颅神经中的舌咽神经、迷走神经和副神经均起于桥延沟。舌咽神经发育于第 3 对咽弓神经;迷走神经为第 4 对和第 6 对咽弓神经;副神经由脑部(迷走神经后部的延续)和脊髓部(起源于脊髓上 5、6 颈节段)组成。从延髓后外侧发出进入颈静脉孔,有根丝附着于延髓的橄榄后沟,纤维细小,彼此难以区分,形成舌咽-迷走-副神经复合体,并由鞘膜包绕,位于颈静脉孔的前内侧的神经部,其中舌咽神经位于前内侧,离颈内动脉最近,由单独的神经束膜包绕,而迷走、副神经位于舌咽神经的后外侧。舌咽神经感觉支支配舌后 1/3 味觉,咽部、软腭、扁桃体、耳咽管及鼓室等黏膜的感觉,同时支配颈动脉窦及颈动脉球,运动根支配茎突咽肌,可以上提软腭,副交感支配腮腺的分泌;副神经感觉支支配外耳道及耳郭凸面的一部分皮肤,同时调节腹腔诸内脏的感觉,运动支支配软腭、咽及喉部横纹肌及腹腔内诸脏器的运动;副神经支配斜方肌及胸锁乳突肌和通过喉返神经支配声带;舌下神经是第Ⅻ对颅神经,由舌下神经核发出,自延髓的前外侧沟出脑,经舌下神经管出颅,下行于颈内动脉、颈内静脉之间,弓形向前达舌骨舌肌的浅面,在舌神经和下颌下腺管的下方穿颏舌肌入舌,主要由躯体运动纤维组成,支配全部舌内肌和舌外肌。由于后组颅神经通过颈静脉孔及舌下神经管出颅,因此任何的外伤造成颅底骨折,骨折涉及舌下神经管及颈静脉孔附近,均会造成后组颅神经的挤压甚至断裂,从而引起相关受损神经支配区域的功能障碍。

2.影像学表现　目前对颅底外伤的检查常见的为 CT。将 CT 扫描颅底的二维数据进行三维重建后,可清晰地见到颅底的颈静脉及舌下神经管的骨折及游离的碎骨片、出血灶,提示可能存在后组颅神经的损伤。目前对后组颅神经的 MRI 成像中的研究,通过对不同序列的后组颅神经成像,取得不错的效果。陈建等应用 MRI 三维稳态进动快速成像序列(three-dimensional fast imagingemploying-steadystate-acquisition,3D FIESTA)具有颅神经与脑脊液、脂肪之间的良好对比,可更清楚显示后组颅神经与周围组织关系。但对于周围无脑脊液存在神经不能显示,而对于脑脊液中血管及神经分辨,主要是依靠位置及走行方式来鉴别。曹亮等结合 MRI 三维时间飞跃-扰相梯度回波序列(three-dimensionaltime of flightspoiled gradient recalled acquisition,3D TOF-SPGR)更好地鉴别后组颅神经与周围血管间关系,3D TOF-SPGR 和 3D FIESTA 对舌咽神经、迷走神经和副神经构成的复合体及舌下神经的显示率分别为 65%、100% 和 12%、81%。在显示脑池段后组颅神经时 3D FIESTA 序列明显优于 3D TOF-SPGR 序列,两者结合则可以更好地鉴别后组颅神经与周围血管的关系。磁共振水成像(magnetic resonance hydrography,MRH)对脑池段舌咽神经、迷走神经和副神经的显示率在横断面为 100%,斜矢状面达 95%,可以清晰显示后组颅神经以及与相邻脑血管的复杂解剖关系,发现该区域神经、血管性微小病变,为治疗计划的制订提供准确的影像信息。

3.临床表现　外伤性的后组颅神经损伤临床较为罕见,多数患者合并严重颅脑损伤,早期即死亡。少部分损伤较轻的患者主要表现为吞咽困难、声音嘶哑、垂肩及伤侧舌肌萎缩。由于患者吞咽困难,常会出现营养不良,或者患者误吸造成肺部感染等症状(图 3-8)。

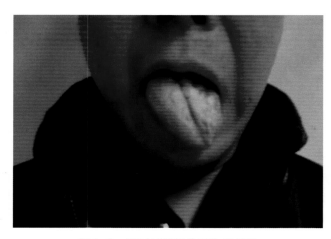

图 3-8　舌下神经损伤后伸舌偏斜

4.诊断　对于后组颅神经的损伤,由于患者常合并重症颅脑损伤,因此诊断较为困难;但对于轻症患者,首先根据患者的症状及体征,其次影像学检查:CT 薄扫后三维重建常会发现患者颅底骨折,尤其是出现颈静脉孔及舌下神经管的骨折,是后组颅神经损伤的重要诊断依据;MRI 的 3D FIESTA、3D TOF-SPGR 及 MRH 各种序列结合使用对发现可能存在的后组颅神经的损伤有重要意义。

5.治疗

（1）药物治疗。对于后组颅神经的损伤目前常用补充神经营养因子、B 族维生素等,主要依靠损伤神经的自身修复,但效果并不确切。

（2）对于吞咽功能障碍的患者常早期插鼻饲管,不仅可以提供营养支持,还可以避免误吸。如有肺部感染的患者可以早期行气管切开等治疗。

（3）对于创伤性的后组颅神经损伤的手术治疗,虽然鲜有报道,但国外一些专家认为如果能够早期行神经减压术对于有明显压迫的创伤性后组颅神经的损伤可能有不错效果,可以缩短患者病程、改善患者的生活质量及预后。

（4）早期的吞咽及摄食功能训练及相关的功能训练对于后组颅神经损伤的患者同样非常重要,对于改善患者的生活质量及预后有重要意义。

6.预后　对于重型颅脑损伤合并后组颅神经损伤的患者预后常较差。对于一些轻症的患者,通过明确诊断后积极的治疗及后期的康复治疗,患者常获得不错的治疗效果。

（王正锋）

三、创伤性脑突出

颅脑损伤后有 3 种不同称谓的脑组织突出颅外:生长性颅骨骨折 Golstein Ⅲ型囊肿;脑脱出;脑膨出。前者已在婴幼儿颅骨线形骨折一节内详细描述,本节只涉及后两种。

（一）脑脱出

创伤性脑脱出是指开放性颅脑损伤后,损伤脑组织通过伤道脱出,裸露在颅外,即所谓外露脑膨出。多见于成年人额顶部开放伤,未见确切发病率报告。

1.病理　脑脱出的病理机制主要是由于严重开放性颅脑外伤尤其火器伤伴有范围较大的头皮、帽状腱膜损伤或撕脱、缺损,颅骨缺损,以及各层脑膜撕裂。在原发性脑损伤和继发性脑损伤,如脑水肿、脑肿胀、颅内出血、异物等因素所致的颅内压升高的驱使下致损伤脑组织脱出。其中伤道是条件,颅内压升高是动力。如果在病变早期处理得当,颅高压迅速解除,脱出脑组织可自动退回颅内。若处理不当或患者就诊过晚,持续颅内高压会造成脱出脑组织进一步增加并嵌顿在骨缺损处,出现血液循环障碍,造成膨出脑组织及颅内相连脑组织的缺血、坏死、感染,则颅内压更加增高,脑组织脱出可能更加严重,最终形成"蘑菇样"即"蕈样"脱出。越来越大的脱出反过来牵拉颅内脑组织,使其缺血、液化坏死,再次推高颅内压,加重脱出,形成恶性循环。如果没有及时有效地处理可能危及生命。颅内异物、液化坏死脑组织、凝血块及脱出脑组织感染经其"茎"蔓延至颅内,均可引起化脓性脑膜炎、脑室炎或积脓、脑脓肿,硬脑膜内、外积脓等同样可以致命。

2.辅助检查　头颅 X 射线片可以看到骨折情况及颅内金属异物、碎骨片,如果是火器贯通伤,能区分入口（小）、出口（大）。早期 CT 检查除能看到上述情况外,还可看到脑组织损伤的范围、程度、出血、水肿,脱出脑组织及伤口情况等。磁共振一般用于后期评估。

3. 临床表现及诊断 脑脱出的临床表现与开放性颅脑损伤基本相同,依据意识状态、生命体征、颅内压情况、神经系统体征以及颅内感染等方面来评估患者颅内病情及全身状况。

伤口局部情况,在不同阶段也不尽相同,早期脱出脑组织湿润,色泽接近正常,从其周边向外流出血性脑脊液,有搏动。随着脱出脑组织增加及肿胀,产生血供障碍并堵塞了脑脊液流出,搏动消失,颜色变暗干燥,表面形成一膜样"痂"。久之,必感染化脓(图3-9)。

依据临床表现结合辅助检查容易明确诊断并确定病程阶段。

4. 治疗 脑脱出的治疗原则为在无感染的情况下,尽早彻底清创,清除腐烂坏死脑组织,包括火器伤烧伤脑组织,清除颅内异物或血肿,修复缺损硬膜和头皮创口,变开放性损伤为闭合性,并应用抗生素以控制感染,脱水剂降颅压。小的骨缺损不必处理,3 cm以上缺损

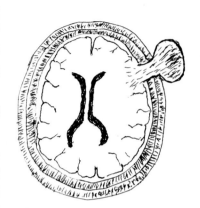

图3-9 脑脱出

留待以后修补。清创手术前,首先剃除头发,头皮进行消毒,用大量生理盐水冲洗创面,裸露脑组织可先用无菌凡士林油纱覆盖保护创面以防止附加损伤。手术时,再次用无菌生理盐水、双氧水、抗生素溶液(选用一旦流入颅内不会引起严重反应的抗生素,如庆大霉素)冲洗创面。为进入颅内,可适度扩大头皮和骨缺损伤口。颅内清创彻底加强力脱水后,脱出的脑组织大多有可能自行退回颅腔。术中尽量不要切除脑组织。手术切口视头皮损伤情况而定,若无缺损可适当修剪创缘,放置引流后严密缝合。皮肤缺损少者可以减张缝合,如果缺损宽度>2 cm,需用转移皮瓣封闭伤口。

如果错过了早期手术或首次清创不彻底,必然导致脑水肿加重,脱出脑组织越来越多,嵌顿加剧,继而坏死感染,甚至颅内感染,颅内压进一步升高,全身情况恶化。此时,首先要依据细菌培养结果选择有力抗生素加上有效外引流,比如局部、腰穿置管引流,穿刺脑脓肿等。待感染得到控制,体温正常,一般情况改善,再考虑处理伤口及颅内清创。伤口要完全敞开,清除颅外所有脓液、脓苔、液化、坏死组织,创面用抗生素纱布持续湿敷,每4~6 h更换1次,连续3次细菌培养阴性方可考虑颅内清创术。术前需做CT、MR检查,根据影像所见进行针对性清除异物、感染灶,包括骨髓炎、污染等,尽可能少损伤正常脑组织,必要时扩大骨缺损区减压,如果脑搏动好,不再向外突出,说明颅高压得到缓解,要及时关闭伤口。经过较长病程与感染,硬脑膜和头皮一般都难以缝合,前者可用自身筋膜或人工材料修补,最好用自身组织修补硬脑膜。头皮可采取转移皮瓣,植皮封闭伤口,必要时请整形外科医生指导。

5. 预后 脑脱出的主要威胁除了脑损伤及污染程度,脱出量以外,颅内感染也是处理棘手,危及生命或长期昏迷的重要原因。脑损伤小,污染轻,脱出体积不大,早期正确处理,一般预后良好。严重颅内感染,尤其脑室积脓者预后极差。脱出脑组织位于重要功能

区者,可能留下神经功能缺失。

(二)脑膨出

颅脑损伤手术时,切开硬脑膜后,常常因颅内压高,脑组织向外突出。但待颅高压解除,突出脑组织会自动退回。如果脑组织仍不退回,提示其他部位还存在升高颅内压的因素,需要查找原因并进一步处理,直至突出脑组织复位。这种情况不属于真正脑膨出。真正脑膨出是指手术完成后,颅内压仍高,骨瓣不能复位,不得已行去骨瓣减压,脑组织"呈丘状"经减压骨窗突出到头皮等软组织下。

1.病因和病理　去骨瓣减压术后,通过积极的药物治疗,多数患者膨出脑组织能够退回颅内。如果脑水肿不消退,脑膨出不减轻甚至加重,说明可能存在感染、液化坏死脑组织、残留或继发出血、大面积脑梗死、蛛网膜粘连、脑疝未解除等。以上病变促使水肿进一步加重,膨出进一步增量,粘连范围进一步扩大,它们反过来通过牵拉和骨窗缘挤压作用,使膨出及与其相连的脑组织发生血液循环障碍,造成水肿、液化、变性,脑水肿更加严重,其反过来又殃及颅内。如此恶性循环致膨出包块越来越大,表面皮肤变薄、光亮。直到颅内病变消退,膨出脑组织因缺血变性萎缩,脑膨出才会稳定,但由于脑脊液的进入、粘连等因素,膨出包块很难缩小,只是软了一些。此时 MR 检查,除了看到颅内情况和膨出包块内显示脑组织和脑脊液信号以外,另一显著特点为同侧侧脑室扩大并向膨出方向移位。

2.临床表现及诊断　创伤早期主要是原发性颅脑伤和继发伤,比如头痛、呕吐、抽风、意识障碍、生命体征变化、神经功能缺失等。在发生脑膨出后,颅盖部多出一包块并可能伴有相连脑组织功能障碍。结合前述 MRI 所见,容易做出临床诊断。

脑膨出与脑脱出的不同在于:前者为闭合伤,脑组织多系经减压窗突出,"呈丘状突出"并有软组织覆盖。后者发生在开放伤,脑组织自骨缺损处突出,"呈蕈状",裸露在颅外。因此,后者病情更复杂,感染的威胁更大(图 3-10)。

3.治疗　去骨瓣减压只是权宜之计,术后要用弹性绷带包扎,给予适当的压力,限制过度膨出,同时采用脱水、皮质激素、引流脑脊液等措施降低颅内压,等待膨出脑组织复位。如果脑膨出经久不消甚至日益增大,就需要尽快查明原因,审慎处理。需手术者,术前要做好充分准备,包

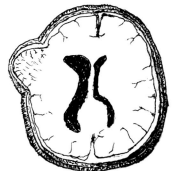

图 3-10　脑膨出

括降颅压措施,再清除病因,颅内压显著下降后,还必须细致地分离粘连,帮助膨出脑组织复位。萎缩变性、纤维化的部分应予切除,避免其成为致病灶。然后修补、缝合硬脑膜,符合条件者,同时修补颅骨缺损。术后要注意预防感染和预防癫痫。

4.预后　原发脑损伤或继发损伤严重,持续昏迷合并较长时间大范围膨出的患者,迟早会因并发症死亡。有意识的患者,若护理及时,可能保住生命,但后遗症在所难免。

(陈　煜)

四、创伤性颅骨缺损

创伤性颅骨缺损是由于凹陷性粉碎性颅骨骨折、开放性颅脑损伤、重型闭合性颅脑创伤合并难治性颅高压而行去骨瓣减压术、颅骨骨髓炎病灶清除术、各种累及颅骨的肿瘤切除术等所致。

【临床表现】

对于重度颅高压的患者,去骨瓣减压可以有效地降低颅内压,改善脑血流和脑脊液循环。但是部分患者在恢复期各种原因引起的颅骨缺损,直接造成大气压与颅内压之间形成负梯度,进而使缺损处皮肤塌陷,从而导致各种症状或功能改变,临床上称为皮瓣塌陷综合征(sinking skin flap syndrome,SSFS)。该症候群主要表现为:①通常在去骨瓣减压术后数周至数月开始出现神经功能障碍;②症状的发生与病变部位无关;③颅骨成形术后症状改善;④癫痫、虚弱、瘫痪、头痛、肢体麻木、视觉障碍、精神变化和语言障碍等。

【治疗】

1. 手术适应证　颅骨缺损直径>3 cm;缺损部位有碍美观;存在颅骨缺损相关的临床症状,如头晕、头痛等症状,或有严重的心理负担影响生活与工作。

2. 颅骨缺损成形术的时机　传统观点认为应在颅骨缺损后 6～12 个月行颅骨成形术,由于颅骨缺损可造成的颅内压力不平衡、脑脊液循环障碍等损害可能造成脑组织损伤。近年来,越来越多的医生选择早期(3 个月)行颅骨成形术,对于部分病例甚至选择在 1 个月行手术治疗。

3. 颅骨缺损成形术的材料选择

(1)自体骨保存移植:手术去除的自体骨,可在生理状态下保存(如腹部皮下脂肪层、腿部脂肪层等),其具有相对经济、组织反应小、无排斥反应、无须塑性等优点。但也具有增加患者痛苦、保存过程中骨质吸收、骨性能下降等缺点,可能导致术后出现骨质松动、皮瓣凹陷等不良反应,近年来已逐渐被人工合成材料替代(图 3-11、图 3-12)。

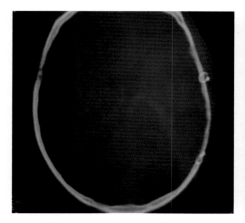
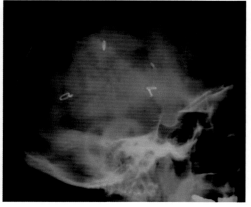

图 3-11　自体颅骨修补后 CT　　　　图 3-12　自体颅骨修补后 X 射线片

（2）人工骨材料：主要有钛网（图3-13）、聚醚醚酮（图3-14）、羟基磷灰石、骨水泥、有机玻璃等。其中3D打印的钛网具有契合度高、相对廉价、组织反应性小、术中固定操作简单、术后并发症概率低等优势，被广泛应用于各级医院，但其同时也拥有金属的固有特性，如导热性、易变性、CT、MRI干扰等缺点。近年来聚醚醚酮（PEEK）颅骨越来越多地被应用于临床，其具有组织相容性更好、抗压力强、塑形较为完美等特点，但其高昂的价格仍将一部分患者拒之门外。在未来，随着更多新型材料的研发、3D打印技术的成熟，相信会有更多开发价格合理、组织相容性好、抗压力强、无影像学干扰的新型颅骨修补材料可供医生和患者选择。

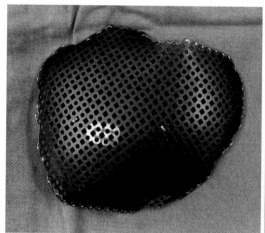
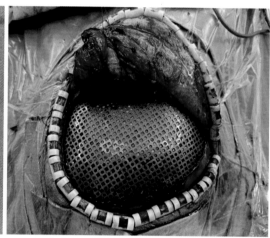

图3-13　钛网修补颅骨

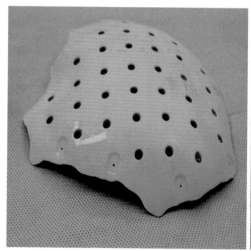
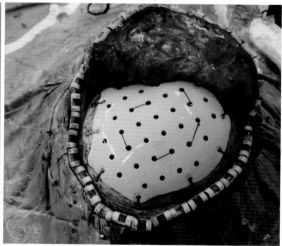

图3-14　聚醚醚酮材料修补颅骨

【颅骨修补术后常见并发症及处理】

颅骨修补术后常见并发症主要有头皮或皮下感染、颅内感染、脑脊液漏、皮瓣愈合不良、皮下积液、颅内或皮下出血、癫痫发作等。对于颅骨修补的患者,应术前预防性应用抗生素,若手术时长大于 2 h 可追加抗生素使用。预防性抗生素一般选用以低级别抗生素(如一代头孢菌素等)为主。术中应严格无菌操作,通过增加手术熟练度减少手术时间。如感染无法有效控制,甚至出现手术切口化脓、感染蔓延至颅内等情况,应及时二次手术,清除感染灶并取出人工修补材料。术中游离骨窗时应尽可能小心,避免划破脑蛛网膜,使用人工硬膜一期修补可有效减轻术中分离难度。对于部分皮下与脑膜粘连紧密者,如术中不慎划破部分脑膜至脑脊液漏,应严密修补漏口。术后仍有皮下积液者,通过加压包扎的方法可增加脑脊液吸收、循环后治愈。患者由于年龄、基础病、头皮血供的保留等因素可出现不同程度皮瓣愈合不良等情况,术前应予以充分健康教育,如术前清洗头皮、围术期增强营养、术后避免频繁触摸手术切口等。为有效降低术后并发症的发生,手术医师应根据患者病情综合评估、严格依照手术适应证行颅骨成形术。

(景戈翰)

五、生长性骨折

颅骨生长性骨折(growing skull fracture,GSF)是非常少见的一种特殊的颅脑外伤后的骨折,最初由英国医生 John Howship 在 1861 年首次描述,在 1856 年 Rokitansky 医生首次阐述了颅骨生长性骨折的病理特征。其实质是线形骨折的迟发并发症,名称有 10 个以上,最常用的是生长性骨折,其次为颅脑侵蚀。颅骨生长性骨折占所有小儿颅骨骨折的 0.05%~1.60% ,50% 发生在 1 岁以内,90% 发生在 3 岁以内,极少发生在成年人中,成年患者中常有幼年时期的颅骨骨折外伤病史。

【发病机制】

颅骨生长性骨折的发病机制目前为止没有完全研究清楚,现在主要认为与以下因素有关。①颅骨的线形骨折,加之婴幼儿患者骨折薄,伸展性、弹性及变形运动幅度大。②骨折处的硬脑膜破裂或者缺损,从而造成在裂口处形成一减压区,颅内压向缺损处传递,从而造成蛛网膜从破口疝出到骨折缝中,形成蛛网膜疝;病情进一步发现部分脑组织甚至会疝入骨折缝中,造成骨折的不愈合。③颅骨骨折缘的缺血:由于颅骨的血供主要来自硬脑膜的动脉,部分来自头皮的动脉。颅骨骨折后会造成硬脑膜与颅骨大片分离,造成骨折区域的颅骨血供减少,从而引起骨折的颅骨骨质吸收,或者生长迟缓或停止,从而造成骨折线增宽,甚至颅骨缺损。④与婴幼儿的脑发育及其颅骨的物理特性有关;由于婴幼儿颅骨和硬脑膜粘连紧密,并且由于骨缝的存在造成颅骨受外伤后缺少有效缓冲从而造成硬脑膜的撕裂破损;颅骨骨折后,婴幼儿脑发育作为内在的驱动力会促使 GSF 的发生发展(出生时头围 34~35 cm,生后第一年头围增加 12 cm,3 岁时达到 49~50 cm)。⑤局部颅内压增高也在 GSF 发生、发展中起着重要作用,外伤造成挫裂伤的脑组织会出现水肿,造成局部压力的增高,挫裂伤的脑组织会经破损的硬膜及骨折处疝至皮下,从而在GSF 发生发展中起着重要作用。

GSF 的分型:Glddstein 在 1970 根据颅内组织疝入骨折间隙内容物的不同,将其分为3 型。Ⅰ型:脑表面形成的蛛网膜囊肿通过破裂的硬脑膜、骨折间隙突至帽状腱膜下。Ⅱ型:突出内容物为蛛网膜囊肿,表面附有部分硬脑膜和颅骨外膜。Ⅲ型:脑组织直接疝出至帽状腱膜下,并与骨外膜和帽状腱膜粘连或合并脑室膨出。这种分型方法从一定程度上反映了脑受损情况,比较契合临床应用,故一直沿用至今。

【影像学表现】

X 射线平片表现为线形骨折,随着时间的增长骨折缝隙会越来越宽,发病初期颅骨缺损区可呈长条形、梭形及不规则形,早期骨折边缘清晰锐利,随着时间推移,骨折边缘可有硬化、外翻,呈盘口状。随着影像技术飞速地发展,目前头颅 X 射线检查已经被 CT和 MRI 所取代,目前推荐对所有颅骨生长骨折的患者行头颅 CT 及头颅 MRI 检查,CT 的典型表现为可发现有线形骨折或者有颅骨缺损,骨缺损边缘往往是外翻及硬化,状如火山口;三维重建 CT 可见明确显示骨折的线宽度及缺损的大小。MRI 的典型表现,在 T_1序列根据骨折线疝出的内容物的不同可见低、等或者高信号,T_2 信号可见等、高或者低信号,增强磁共振可明确发现硬膜破裂缺损的部位呈明显强化,因此术前磁共振增强扫描对于明确硬脑膜破裂或者缺损部位有重要意义(图 3-15)。

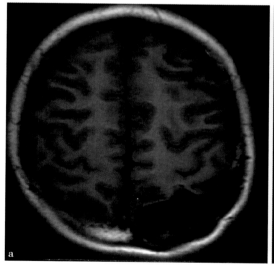
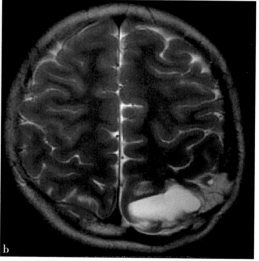

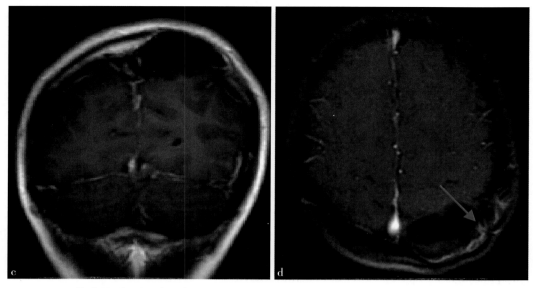

a、b、c、d 分别示颅骨生长骨折患者的磁共振扫描轴位 T_1、T_2 序列,冠状位和增强的轴位。可以看到脑组织软化灶,皮下囊性肿物和颅内相沟通。箭头可见瘘口所在。

图3-15　生长性骨折影像学表现

【临床表现】

①由于各种因素造成骨折不愈合而逐渐增大,好发于额顶枕部,表现为致伤部位进行性增大的软组织包块,可呈波动性;②继续进展可有颅骨缺损及局灶性神经系统症状体征,主要有抽搐、偏瘫、癫痫等;③少部分患者根据发生部位的不同会有眼部症状或脑膜炎等其他神经系统功能障碍。

【诊断】

①颅脑外伤后数周至数月颅盖部出现可触知不规则的颅骨缺损边缘或进行性隆起的波动性软包块,少数可见搏动;②透光试验呈部分或全部阳性;③颅骨 X 射线片显示"火山口样"颅骨缺损,诊断标准为宽度至少大于 4 mm;④CT(包括三维 CT)、MRI 显示骨折相应的部位多合并脑挫裂伤,伤侧侧脑室扩张,脑穿通畸形,囊肿内容物成分等。

对于 GSF 如果能早期诊断、早期治疗常可获得较好的治疗效果,但贻误诊断可能会造成不同程度的功能障碍,会有不同程度的并发症。早期诊断的主要指标有:①年龄小于 5 岁的头颅血肿;②颅骨线形骨折的骨折缝在 4 mm 以上;③骨折部位有脑挫裂伤;④增强 MRI 发现有硬膜的破损和脑组织的疝出,其中硬膜的破损和脑组织的疝出在 GSF 的发展中起着重要作用。早期诊断、早期治疗 GSF 常可获得理想的治疗效果。

【治疗】

1.适应证　颅骨生长性骨折不会自愈,手术是唯一治疗手段,应尽早诊断、早治疗,减少并发症发生。

2. 手术要点

(1)硬脑膜裂伤缘一般退缩至骨折缘后 1 cm 左右,设计骨瓣时必须考虑到这一情况,并应再大一些,给修补硬脑膜留有操作空间。

(2)彻底清除突出变性的脑组织和局部的积液,切除瘢痕,分离所有粘连,若患儿伴发癫痫则连同癫痫灶一并处理;突出颅外的侧脑室也应切除,使其敞口,并烧灼脉络丛;修补硬膜,修补材料最好选取自体骨膜、颞肌筋膜、帽状腱膜等。

颅骨缺损修补,一般留在后期再处理。若患者就诊时年龄大于 3 岁,可同时修补颅骨。修补材料可以选自身骨或人工材料,因患者系幼儿,建议选用以下两种生物材料:①聚醚醚酮(PEEK),是一种特种高分子材料,刚、柔性可与合金材料媲美,化学稳定性好,组织相容性好。②曼特波(Medepor),高密度多孔聚乙烯,孔占 50% 体积,组织相容性好,并有海绵状通道允许血管及肉芽组织长入,同时可钙化成骨,不影响 CT、MRI 检查。以上两种材料均用丝线固定或者用带滑道的连接片固定。

3. 术后处理　①严密观察;②使用广谱抗生素。

【预后】

能早期诊断、早期治疗的患者常可获得不错的治疗效果,但诊断较晚的患者会留下不同程度的后遗症,如偏瘫、癫痫、智力低下等。

(王正锋)

六、颅底骨折合并致死性大出血

颅底骨折合并血管损伤较为常见,但合并致死性大出血并不多见。颅底骨折导致的外伤性颅内动脉瘤(traumatic intracranial aneurysm,TICA)是引起颅底骨折合并致死性大出血的最常见原因。此外,颅底骨折导致的颈内动脉海绵窦瘘也是外伤后鼻衄的原因之一。颅底骨折还可引起颈外系统血管损伤,导致颌内动脉、蝶腭动脉、前后筛动脉以及其他颈外动脉分支损伤,从而导致耳、鼻、口大出血,甚至失血性休克而死亡。破裂孔处颈内动脉损伤出血最为凶险,常在短时间内即发生休克、昏迷、血块和呕吐物堵塞呼吸道窒息,来不及抢救。以下主要介绍外伤性颅内动脉瘤。

TICA 占所有颅内动脉瘤的 1%,占所有外伤患者的 1.2% ~ 1.6%。好发于青壮年人,平均年龄约 30.8 岁(30.8±2.2);男多于女,男:女 = 3:1 左右。TICA 主要的原因是交通事故,约占 51%,此外打击伤 12%,高空坠落伤 8%,以及其他原因占 29% 左右。颅底骨折可引起颈内动脉岩骨段、海绵窦段及床突段损伤导致创伤性假性动脉瘤,尤其是海绵窦段损伤引起的假性动脉瘤可突入蝶窦腔,导致反复性、致命性鼻腔大出血。颅底骨折也可导致基底动脉损伤,形成假性动脉瘤突入蝶窦腔,进而引起致死性大出血。TICA 有很高的破裂发生率,其相关死亡率高达 20% ~ 30%,因此一经诊断,必须及时治疗。

【损伤机制及分类】

1. 颅底骨折引起 TICA 机制　由于覆盖在颈内动脉蝶窦外侧壁骨质比较薄,一般不超过 1 mm,在穿通性颅脑损伤中,锐器、异物或碎骨折片可直接损伤动脉壁而形成动脉瘤。在闭合性颅脑损伤中,颅底骨折除了直接损伤动脉壁形成动脉瘤外,也可由脑在颅腔内的移位而牵拉或扭曲动脉壁或使动脉壁与前、后床突以及硬膜相碰撞而损伤血管壁进而形成动脉瘤。TICA 最多见于颈内动脉的海绵窦段、床突段,其中海绵窦段约占 TICA 的 80% 以上,椎-基底动脉少见,大脑前动脉远端因为靠近大脑镰受损伤也可形成外伤性颅内动脉瘤。

2. 颅底骨折引起的 TICA 分类　根据组织学特点,颅底骨折引起的 TICA 可分为真性动脉瘤、假性动脉瘤和混合性动脉瘤,临床上以假性动脉瘤最为多见。①真性动脉瘤:动脉壁未全层损伤,如仅弹力层损伤,外观看似完整,但对血流冲击的耐受力大大降低,使该薄弱的动脉壁局部膨隆形成动脉瘤壁。②假性动脉瘤:动脉壁全层损伤,损伤动脉周围的血肿机化纤维膜和(或)脑组织形成动脉瘤壁。③混合性动脉瘤:真性动脉瘤破裂后形成局部血肿和假腔。亚急性创伤性假性动脉瘤最常见,从血管损伤、血肿形成和机化、动脉瘤的形成到破裂往往需要 3 周左右时间。随着血流冲击和血栓溶解,多数假性动脉瘤会逐渐扩张并破裂出血,引起鼻衄的多为较为严重的大出血,严重者可快速使患者因失血性休克而致死,根本来不及抢救治疗。急性型和慢性型比较少见。

【临床表现】

TICA 常见的临床表现包括蛛网膜下腔出血、反复发作的鼻腔出血、外伤后迟发性颅内血肿、单眼失明以及颅底骨折引起的相应临床症状,部分患者可有缺血性卒中的症状。有学者把头部外伤、颅底骨折及周期性鼻出血作为 TICA 的主要依据。还有学者把"外伤后鼻出血、颅底骨折及单眼失明"作为 TICA 的"三主征"。

前中颅底外伤可引起复杂颅面部骨折,如额窦、筛板、蝶窦等损伤引起脑脊液鼻漏,颞骨损伤引起脑脊液耳漏,视神经管损伤可引起视力下降甚至丧失。海绵窦的损伤可引起眼球运动障碍、复视、上睑下垂等症状。突入蝶窦腔或者蝶窦、筛窦邻近的TICA,可发生鼻腔的反复出血。刚开始时多数为少量的出血,有时候会被误认为单纯鼻出血而处理。部分患者发生鼻腔大出血,甚至可引起失血性休克,严重者大出血致死(图 3-16)。TICA 引起的鼻腔出血可发生在外伤后任何时间,约 90% 发生在外伤后 3 周左右。TICA 还可以引起蛛网膜下腔出血,出血量大时可以引起颅内血肿,甚至导致患者剧烈头痛、呕吐、昏迷、脑疝等。

颅底骨折后发生鼻腔反复性大出血、迟发性颅内血肿、SAH 或出现难以解释的局限性神经功能障碍,应尽早行头颈 CTA 或 MRA 及脑血管造影,排除 TICA 的可能。对于有明确颅底骨折病史的患者,即使没有上述症状,也要行头颈联合 CTA 检查,尽早发现可能发生的病灶。

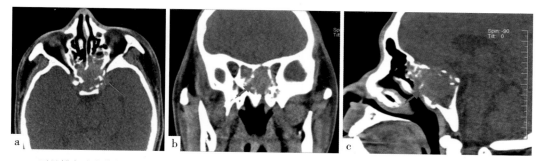

可见蝶窦腔内等密度占位病变,眶内侧壁、视神经管骨折。箭头表示视神经管骨折部位。

图 3-16 一例 TICA 的 CT 表现

【辅助检查】

1. 头颅 CT 和 CTA 凡是有明确的颅脑创伤史必须行头颅 CT 检查,明确颅底骨折的情况,观察骨折的位置、范围、骨折片的情况,如有无损伤视神经管、海绵窦及脑组织;同时观察有无颅内血肿、脑挫裂伤及其恢复的情况;有无鞍旁及蝶窦腔等或者高密度占位,必要时行 3D 重建。CTA 可以明确颅内血管的情况,观察颅内假性动脉瘤的位置、大小、和颅底骨质的关系等信息(图 3-16、图 3-17)。

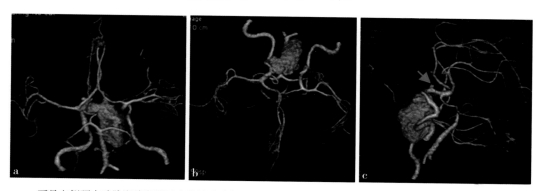

可见左侧颈内动脉海绵窦段巨大假性动脉瘤,同时伴有眼动脉段微小囊性动脉瘤。小箭头表示眼动脉段微小囊性动脉瘤。

图 3-17 一例 TICA 患者的 CTA 的表现

2. MR 和 MRA TICA 在 MR 上表现为累及蝶窦及鞍旁的占位信号,病变边界清楚,与颈内动脉关系密切。由于含有不同时相的血栓及血肿信号,病变在 T_1 及 T_2 均可见混杂信号,以 T_1 等或高信号、T_2 等或低信号为主,T_2 可见明显的"血管流空影"。MRA 可显示假性动脉瘤的位置、瘤颈及动脉瘤大小等综合信息。

3. DSA DSA 是诊断 TICA 的金标准,其敏感性可达 99%,特异性可达 100%。TICA 造影时具有瘤蒂不明显、外形不规则、造影剂延迟充盈和延迟排空的特征,有的动脉瘤呈现典型的"葫芦样"或者"血泡样"外观。TICA 不在普通囊性动脉瘤所常见的位置,绝大多数位于颈内动脉海绵窦段(图3-18)。

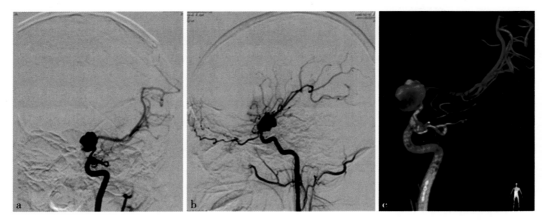

可见左侧颈内动脉海绵窦段巨大假性动脉瘤。a.左侧颈内动脉正位;b.左侧颈内动脉侧位;c.左侧颈内动脉3D成像。

图3-18　一例 TICA 患者的 DSA 的表现

【治疗】

由于 TICA 多发生于年青人,其病理机制不同于一般的囊性动脉瘤,并且往往发生在颈内动脉主干上,血流冲击压力高,更容易破裂出血,甚至为反复发作的大量出血,严重者可以致命,因此,一旦明确诊断应尽快处理,以免耽误最佳治疗时机。

1.外科手术　由于 TICA 多为假性动脉瘤,没有真性动脉瘤完整的血管壁结构,也不具备真正意义上与载瘤动脉相连的瘤颈,所谓的瘤壁组织是由血肿机化形成,其瘤体和瘤颈在分离或者夹闭过程中都容易破裂大出血,同时在夹闭过程中往往会涉及血管塑形和重建的问题,因此直接夹闭手术十分困难。目前外科治疗主要有如下方式。

(1)颈内动脉结扎术:由于假性动脉瘤直接夹闭困难,且其多发生于颈内动脉海绵窦段,开颅显露困难,在介入技术尚未充分发展之前,有学者尝试在颈部行颈内动脉结扎术、颈总动脉结扎,或者颈内动脉及颈外动脉结扎。此种术式对大量鼻出血的患者有一定疗效,但是疗效不确切,动脉瘤也不会就此消失。也有学者在颈部结扎颈内动脉的同时,经翼点开颅在颈内动脉发出后交通动脉的近心端永久夹闭颈内动脉。此种方法,某种程度上可以达到治愈,但是由于眼动脉是眼球的重要供血动脉,不能轻易直接或者间接闭塞,并且部分患者眼动脉和颈外动脉有着丰富的侧支循环,通过眼动脉的反流血仍然可以导致动脉瘤充盈及鼻腔出血,因此颅内段颈内动脉更理想的闭塞部位应该是眼动脉近心端。由于大部分人眼动脉受床突的遮挡,显露相对困难,对技术要求较高,大型动脉瘤在磨除前床突时容易破裂出血,导致严重后果。

(2)动脉瘤孤立+颅内外血流重建术:文献报道,大约75%的患者可以耐受单侧颈内动脉闭塞,但闭塞载瘤动脉前需要进行多次逐步延长时间的缺血耐受试验的评估,主要是 Matas 试验或者球囊闭塞试验(balloon occlusion test,BOT)。对于 Matas 试验或者 BOT

能良好耐受的患者,理论上讲可以闭塞颈内动脉进行动脉瘤孤立,但是部分 BOT 阴性的患者闭塞颈内动脉后仍然会发生缺血并发症,因此需要做 BOT 加强试验。对于 BOT 阳性的患者,闭塞颈内动脉会发生永久的神经功能并发症。因此在行动脉瘤孤立的同时,行颅内外血流重建术。颅内外血流重建术包括高流量搭桥和低流量搭桥。高流量搭桥主要是取桡动脉或者大隐静脉作为移植血管,进行颈部颈总(颈外)动脉与大脑中动脉 M2 段吻合;低流量搭桥一般选取颞浅动脉额顶支与大脑中动脉 M3 或者 M4 段吻合,由于需要闭塞颈内动脉主干,一般低流量搭桥需要搭双支血管,以期能够提供足够的血流。G. Menon 报道一例 19 岁钝器伤患者,因反复鼻腔出血就诊,DSA 证实为左侧颈内动脉海绵窦段假性动脉瘤,作者以大隐静脉为移植血管进行的颅内外高流量搭桥+动脉瘤孤立术,手术效果良好。V. K. Kankane 于 2019 年报道一例颈内动脉海绵窦段假性动脉瘤,因鼻腔复发性大出血就诊,取桡动脉为移植血管行颅内外高流量搭桥,取得成功。

2. 血管内介入治疗　由于开颅手术治疗 TICA 风险高、难度大,目前已不作为首选治疗措施。血管内介入治疗因其风险较小、微创及并发症少等优点正得到越来越广泛的应用,成为治疗 TICA 的首选方法。血管内治疗主要包括可解脱球囊栓塞瘤颈口及载瘤动脉、瘤腔内弹簧圈栓塞结合血管腔内支架重建、覆膜支架腔内隔绝瘤颈口以及应用血流导向装置(Pipeline 密网支架)等。

20 世纪 70 年代,可脱球囊首次用于颅内假性动脉瘤的治疗,由于假性动脉瘤没有真正的瘤壁,将球囊直接置入动脉瘤内是非常危险的,可以将球囊置于瘤颈口远近端的颈内动脉,直接将颈内动脉进行孤立。Moon 报道了 6 例发生于颈内动脉海绵窦段(5 例)和眼段(1 例)的 TICA,其中 5 例采用球囊闭塞载瘤动脉,均取得良好效果,无并发症发生。与手术结扎闭塞颈内动脉相比,可脱球囊闭塞载瘤动脉操作简单、创伤小,更加微创,可作为 TICA 治疗的首选方式。但是单纯应用球囊栓塞颈内动脉,随着时间延长,球囊会缩小,使颈内动脉再通及假性动脉瘤重新充盈而复发;况且球囊比较轻,有被血流冲走导致引起脑梗死的风险,因此行单纯可脱球囊闭塞颈内动脉时要考虑到相关因素。

和应用球囊一样,单纯将弹簧圈向瘤腔内填塞也是比较危险的,随着填塞弹簧圈的增多可能会出现瘤腔越填越大,从而引起破裂大出血的风险。因此,用弹簧圈栓塞动脉瘤时,同时栓塞载瘤动脉,将动脉瘤及载瘤动脉一并闭塞,效果更为理想,我们曾用此种措施成果治疗 2 例创伤性假性动脉瘤,取得良好效果,彻底治愈(图 3-19)。血管内支架与微弹簧圈相结合的治疗方法曾经得到大多数学者的认同,支架可以一定程度上改变假性动脉瘤的血流动力学,减少了因动脉搏动的压力冲击发生再压缩和移位导致的再通的可能性,促进瘤腔血栓形成,加速瘤腔闭塞。但是由于术后抗凝、抗血小板治疗导致出血风险高等限制了其应用。

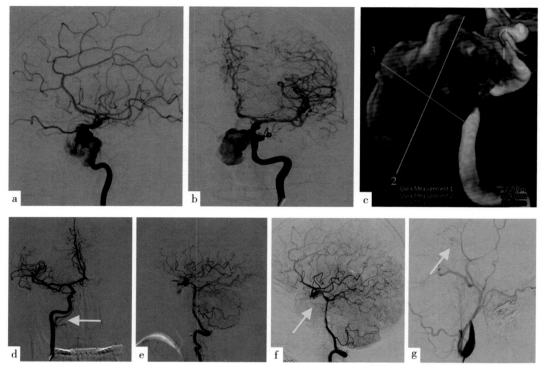

a、b. 左侧颈内动脉侧位、正位造影图像，可见左侧颈内动脉海绵窦段巨大假性动脉瘤。c. 左侧颈内动脉造影 3D 成像显示左侧颈内动脉海绵窦段巨大假性动脉瘤，同时可见眼动脉段一指向内的小囊性动脉瘤。d. BOT 试验显示前交通动脉开放不佳，右侧颈内动脉虹吸段一动静脉瘘（箭头显示）。e. BOT 试验左侧椎动脉造影提示后交通开放好。f. 应用球囊辅助弹簧圈进行假性动脉瘤及载瘤动脉栓塞后，左侧椎动脉造影，箭头指示弹簧圈复合体。g. 栓塞后左侧颈总动脉造影提示颈内动脉 C_1 段中远端闭塞不显影，眼动脉无逆流，颈外动脉和颈内动脉无交通，显示完全治愈。

图 3-19　一例创伤性颈内动脉假性动脉瘤的介入治疗前后影像对比

　　还有学者尝试球囊结合弹簧圈及液体栓塞剂 Onyx 或者 NCBA 胶进行载瘤动脉栓塞，取得良好效果，尽可能减少载瘤动脉再通和假性动脉瘤复发的风险。V. Phogat 报道了 14 例 TICA 中，其中 1 例是应用弹簧圈联合液体栓塞剂 NCBA 进行栓塞，获得良好效果。无论是应用球囊还是弹簧圈进行颈内动脉闭塞，都有一定的脑缺血及梗死的风险。Eckert 等认为，即便患者能耐受球囊闭塞试验，颈内动脉闭塞后缺血性并发症仍高达 5% ~ 20%。应用覆膜支架及血流导向装置便解决了这一问题。

　　覆膜支架指的是金属支架上涂覆特殊膜性材料（聚四氟乙烯、涤纶、聚氨基甲酸乙酯），是以一层膜状物理屏障将颈内动脉血液循环和动脉瘤腔隔离，同时保持载瘤动脉通畅，促进病变内部的血栓形成从而达到治疗目的。从理论上来讲覆膜支架是治疗假性动脉瘤的理想选择，但是由于覆膜支架是球囊扩张支架，其顺应性相对较差，对于血管迂曲明显的，置入困难；另外如果瘤颈位置有重要的分支血管，置入后会导致分支血管闭塞，也限制了覆膜支架的使用。但由于大部分 TICA 均为年轻患者，血管一般不十分迂曲,并且颈内动脉海绵窦段一般无特别重要分支,所以,此部位的假性动脉瘤非常适合覆膜支架治疗。L. Pan 等报道了 13 例创伤性假性动脉瘤均应用 Willis 覆膜支架治疗,手术均获得成功,随访 5 年,仅 1 例复发,复发的患者二次手术应用球囊闭塞载瘤动脉获得良好效果。K. Spanos 进行 Meta 分析回顾 1998—2015 年文献报道的 193 例创伤性颈内动脉假性动脉瘤,均采用血管内治疗,其中大部分患者应用覆膜支架治疗,一小部分应用弹簧圈、可解脱球囊及自膨式支架治疗,假性动脉瘤闭合率 84%,并发症发生率 6%,死亡率1.2%,取得良好效果,进一步肯定了介入治疗在 TICA 中的治疗地位,尤其显示了覆膜支架在 TICA 中独特的治疗效果。虽然目前使用血管内覆膜支架治疗被认为是治疗颅内假性动脉瘤最好的方法,但仍需要大量的临床试验和长期的随访支持。

血流导向装置近些年来逐渐应用于各种复杂的颅内动脉瘤的治疗,并取得良好的效果,最常用的是 Pipeline 密网支架。密网支架的高网孔密度和高金属覆盖率可以一定程度上阻挡血流,使得瘤内血流变缓和瘤壁的剪切力降低,促使瘤内血栓形成,并促进瘤颈内皮化,形成稳定的生物性封闭结构,从而治愈动脉瘤。Pipeline 上市后最初的适应证仅涵盖颈内动脉岩段到垂体上动脉开口处近端的囊性动脉瘤,随着广泛的临床应用,假性动脉瘤、夹层动脉瘤及其他部位的各种类型动脉瘤均取得良好效果。Amenta 等报道 1 例 Pipeline 支架治疗蝶窦手术损伤颈内动脉而引起假性动脉瘤的患者,2 枚支架置入后瘤内明显造影剂滞留,4 个月后复查动脉瘤完全消失。国内潘源等报道 1 例 Tubridge 血流导向装置治疗创伤性颈内动脉海绵窦段假性动脉瘤,患者术后 4 个月随访证实动脉瘤完全不显影,而载瘤动脉通畅。V. Phogat 报道了 14 例 TICA 中,其中 2 例是应用 Pipeline 进行血管内治疗,获得良好效果。尽管部分病例应用密网支架治疗获得不错效果,但应用密网支架置入到动脉瘤闭合治愈需要数月时间,置入密网支架后需要至少 3 ~ 6 个月的双重抗血小板治疗,并且很多假性动脉瘤是因为急性出血就诊,应用密网支架治疗后有一定出血的风险,限制了其推广应用。对于大型的假性动脉瘤应用密网支架+弹簧圈治疗,可以某种程度上加速瘤囊内血栓形成速度,另一方面,弹簧圈在瘤囊内形成框架后,可对瘤顶形成保护及平衡瘤囊内的压力,从而减少复发破裂的风险。我们遇到一例年轻的颈内动脉假性动脉瘤患者,应用弹簧圈+密网支架治疗,随访半年,彻底治愈,无任何神经功能缺损(图 3-20)。

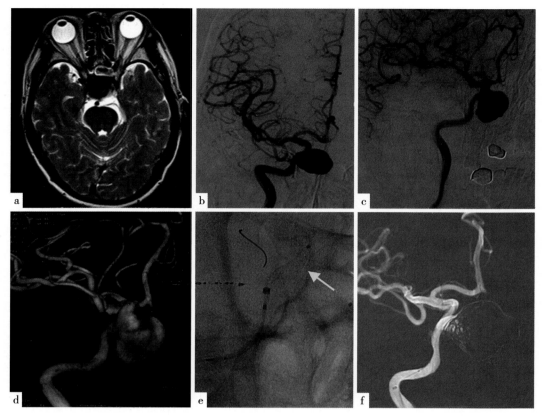

a. MR 平扫 T_2 像可见鞍区占位,内有血管瘤空影像。b、c. 全脑血管造影右侧颈内正斜位可见颈内动脉床凸段巨大假性动脉瘤。d. DSA 3D 成像显示动脉瘤的位置和瘤颈情况。e. 释放 Pipeline 密网支架,箭头指示密网支架打开良好。f. 动脉瘤腔弹簧圈填塞满意。

图 3-20　一例创伤性颈内动脉假性动脉瘤的应用 Pipeline+弹簧圈治疗前后影像对比

虽然介入治疗现在仍面临着诸多问题,但相信随着新技术及新材料的发展,血管内治疗技术日趋成熟,TICA 的治疗将取得更好的效果。

（甄英伟　郭社卫　闫东明）

七、颈内动脉海绵窦瘘

颈内动脉海绵窦瘘(carotid-cavernous fistula,CCF)是由于海绵窦内颈动脉与海绵窦的异常沟通形成的,可以分为直接瘘和间接瘘(硬膜瘘)。直接型主要是由于颈内动脉直接与海绵窦相沟通,间接瘘主要是颈内动脉海绵窦内的分支或者颈外动脉分支与海绵窦相沟通。直接瘘主要由颅底创伤引起,部分是由于颈内动脉海绵窦段动脉瘤破裂、颅底手术引起的内源性损伤、IV型 Ehlers-Danlos 综合征等;间接型瘘主要由于高血压、纤维肌性发育不良、IV型 Ehlers-Danlos 综合征等,部分也可由颅脑创伤引起。

大约90%以上的颈内动脉海绵窦瘘是由颅脑创伤引起,也称为创伤性颈内动脉海绵窦瘘(traumatic carotid-cavernous fistula,TCCF)。其确切发病率尚不清楚,有文献报道,其入院发病率约为1/20 000。近些年来,由于汽车安全带及安全气囊的广泛应用及机动车违章驾驶员的严厉惩罚,车祸颅脑创伤明显减少,从而使颅脑创伤引起的 TCCF 的发病率也呈现下降趋势。

【病因及病理生理】

TCCF 主要发生于车祸外伤,尤其是减速性损伤导致颌面部、颅底骨质的撞击伤;部分由于伤员从建筑物、楼梯、吊塔、马匹等高空坠落,导致颌面及颅底部骨折片撕裂或者刺伤颈内动脉或者颈内动脉的海绵窦内分支。此外,部分锐器或者钝器导致的颅眶沟通伤,比如匕首、水果刀、木梳手柄尖端、车床钢钉、树枝等异物刺入眼眶、海绵窦导致颈内动脉损伤也可以引起 TCCF。

海绵窦主要接受大脑中浅静脉、钩回静脉引流的脑组织的部分静脉血,蝶顶窦及眼上静脉和眼下静脉引流的眶部的静脉血。海绵窦内的血液回流主要通过岩上窦和岩下窦引流到颈内静脉,通过导静脉引流到翼丛。当大量动脉血液经瘘口流入海绵窦,窦内的高静脉压和高血流量,导致向海绵窦引流的各静脉通路出现逆向血流,进而导致 TCCF 的特征性症状和体征。眼上和眼下静脉的高逆向血流引起眶内静脉高压,引起搏动性突眼、眶周静脉怒张、眼底静脉淤血、视神经乳头水肿、眼结膜充血及视力、视野下降、复视、眼球运动障碍、青光眼、视网膜脱离、暴露性眼炎、晶状体混浊等。高压血流经蝶顶窦逆流入侧裂静脉、皮质静脉及上矢状窦时,可引起上述静脉的曲张,从而导致脑水肿、蛛网膜下腔出血和脑出血。高压血流向下引流至翼窝引起鼻出血,通过海绵间窦引流引起对侧海绵窦症状。当海绵窦的高压血流经岩上窦和岩下窦引流时可出现颅内杂音。此外海绵窦内扩张血管的占位效应压迫第Ⅲ、Ⅳ、Ⅵ颅神经可导致眼肌麻痹和复视。

【分类】

目前 TCCF 常用的分型有 Parkinson 分型和 Barrow(1985)分型。Parkinson 分为两型:1 型为颈内动脉海绵窦段主干与海绵窦直接沟通,通常为高流量瘘;2 型是颈内动脉海绵窦段的分支与海绵窦直接沟通,通常为低流量瘘。Barrow(1985)分型,根据 TCCF 供血动脉的解剖起源分为 4 类:A 型是颈内动脉和海绵窦直接沟通;B 型是颈内动脉脑膜支和海绵窦沟通;C 型是颈外动脉脑膜支和海绵窦沟通;D 型是颈内动脉和颈外动脉脑膜支均和海绵窦沟通。

【临床表现】

TCCF 通常在外伤后短时间内即形成,而症状和体征多在两个月左右出现,甚至更晚,这可能与供血源及流量有关。临床症状的严重性和紧急性并不直接和瘘口的大小相关,但和静脉引流关系密切。实际上静脉引流变化的原始动力来自瘘口的流量和瘘口的位置,若高流量瘘口位于海绵窦前部则眼部症状出现的早而且严重,如果高流量瘘口在后部,首先受影响的是岩上、下窦,眼部症状会相对轻一些。低流量瘘的静脉引流变化会较慢,并且症状会轻一些。尽管海绵窦有很多纤维间隔,使得最先受累的静脉是血流直接冲击的静脉。但海绵窦毕竟是一个容量有限的整体,持续的压力升高必然会传导至海绵窦各处,最终影响所有与海绵窦有关的静脉引流。加上连续不断地盗血,因而相关的神经组织都会出现症状,只是早晚、轻重不同而已。临床上,约80%的TCCF首先出现眼部症状,所以有人将其称为神经眼科综合征。Wolff 和 Schmid 将 TCCF 的回流分为4种类型:①经眼上静脉回流;②经岩上(下)窦回流;③经基底静脉回流;④经皮质静脉(Labbe 和 Traland 静脉)回流。国内马廉亭又增加混合型(任何两种回流形式并存),将其分为5种回流类型。TCFF 的主要的临床表现如下。

1. 搏动性突眼 是 TCCF 的典型症状,在 CCF 形成 24 h 内即可出现。眼球突出并可见与脉搏同步的搏动,用手指触摸眼球可有"猫喘样"震颤。绝大多数突眼发生于 TCCF 的同侧,少数患者发生于对侧或者双侧,亦有部分患者不出现搏动性突眼(图 3-21)。

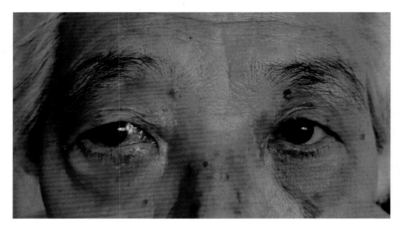

图 3-21 一例右侧 TCCF 患者,可见右侧典型的搏动性突眼征
(本图片由首都医科大学附属天坛医院神经介入中心吕明教授提供)

2. 颅内血管杂音 TCCF 的首发症状,几乎每个患者均可出现,而且是首发症状,为"吹风样"连续性杂音,并在心脏的收缩期杂音增强。

3. 球结膜水肿 由海绵窦内压力增高,眼静脉回流不畅引起,同时由于组织液吸收不良引起水肿,严重者可以出现眼睑外翻。

4. 视力障碍或复视 需将颅底骨折引起视力障碍和 TCCF 导致的继发性视力障碍区分。单纯由 TCCF 很少引起视力障碍,其主要原因是眼上静脉充血压迫或者动静脉压力差下降引起局部缺血。更为严重的是房水回流减少及不断升高的眼内压导致的继发性青光眼。同时随着眼内压升高,以及扩张的静脉压迫第Ⅲ、Ⅳ、Ⅵ颅神经,会出现眼肌麻痹。TCCF治愈后,大多患者复视可以恢复。

5. 头痛 多见于早期,疼痛多位于眶周及额颞部,压迫患者颈总动脉可使其减轻,随着病情进展头痛可逐渐减轻。

6. 出血并发症 包括鼻出血、蛛网膜下腔出血及结合膜下出血等,严重的鼻出血及蛛网膜下腔出血会导致患者死亡。

7. 大脑功能障碍 如果 TCCF 引起的海绵窦内动脉血分流过多,可引起大脑半球低灌注,甚至出现脑缺血和脑梗死。此外,皮质静脉的反流引起皮质回流障碍可导致脑水肿,从而影响脑功能。

【辅助检查】

1. 眼底超声 可发现增厚的眼外肌、扩张的眼上静脉(SOV)及视神经乳头水肿。

2. CT 和 CTA 对于有颅脑外伤的患者,CT 不但可以显示颅脑损伤的部位、性质、范围和程度,关键是可以显示眶周、副鼻窦及颅底的骨折情况。对比增强后,扩张的 SOV 可以明确显示,同侧的海绵窦可见明显造影剂聚集。CTA 对于诊断有极大帮助,可以显示瘘管的位置,有无合并颈内动脉夹层动脉瘤或者其他病变,其诊断价值要高于 MRA (图 3-22)。

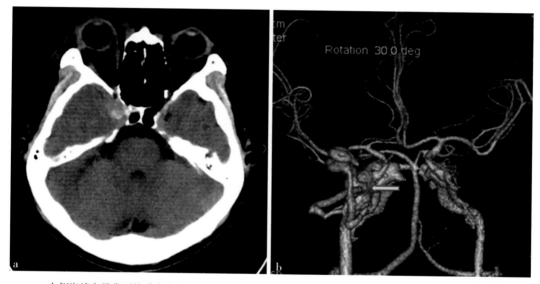

a. 右侧海绵窦异常不均质高密度,右侧眼球突出。b. 可见双侧海绵窦扩张显影,右侧眼上静脉(SOV)明显扩张,箭头提示瘘口所在位置。

图 3-22 一例 TCCF 患者头 CT 及 CTA 的表现
(本图片由首都医科大学附属天坛医院神经介入中心吕明教授提供)

3. MRI 头颅 MRI 扫描可见到明显的突眼,眼外肌肿胀,眼结膜水肿,眼上静脉的扩张,同侧海绵窦扩大及鞍旁结构信号增高(图 3-23)。MRI 结合 CT 可以基本确诊 TCCF,但难以区别直接瘘和间接瘘。

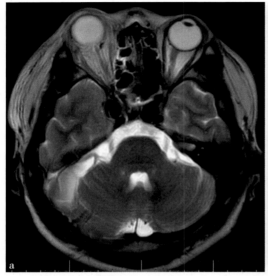
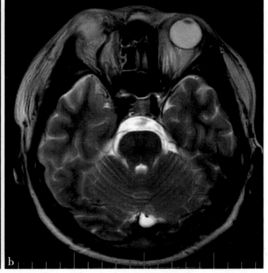

a. 右侧海绵窦增大，并可见异常血管流空影；眼外肌水肿，眼球突出。b. 右侧颈内动脉与海绵窦异常沟通，海绵窦增大，眼上静脉增粗。

图3-23　一例 TCCF 患者头颅 MRI 的表现
（本图片由首都医科大学附属天坛医院神经介入中心吕明教授提供）

4. DSA　是诊断 TCCF 的金标准，DSA 可以评价瘘口的大小、位置、相关引流静脉及相关的外伤性血管损伤等。一般情况下 TCCF 需进行双侧颈内动脉和颈外动脉的超选择性造影。

5. 其他检查　包括整套的眼科学检查，如视敏度、瞳孔功能、眼底检查、前房角镜及眼压等；单光子发射计算机断层成像（SPECT）可以无创检查脑灌注及脑代谢。

【治疗】

TCCF 的治疗目标是采取各种技术和栓塞材料闭塞瘘口，阻断颈内动脉及其分支与海绵窦之间的异常交通。最传统的治疗是外科手术，包括颈动脉结扎、颈内动脉颅内外段孤立+颅内外高流量搭桥，开颅直接穿刺海绵窦导入弹簧圈、0.15～0.20 mm 的裸铜丝或马尾栓塞等。单纯行颈动脉结扎，疗效不确切，而颈内动脉孤立+搭桥手术创伤大、风险高，并且由于颈内外动脉交通支的存在，效果也不十分理想，目前基本不采用。随着介入技术的发展，血管内治疗是现有治疗技术手段中最有效的措施，已成为 TCCF 的首选治疗方式，术中即时血管造影可以评估瘘口封闭程度，瘘口封闭满意可痊愈，患者的颅内杂音及眼部充血症状很快得到缓解。

1. 一般治疗　当患者突眼症状严重时，需要采取措施保护角膜，避免出现角膜溃疡，如睡觉时抬高床头以增加静脉回流；局部运用肾上腺皮质激素或者毛果芸香碱（特别是有青光眼家族史的患者）。以上措施无效可运用碳酸酐酶抑制剂（乙酰唑胺或者醋甲唑胺等），在急性视力丧失和（或）颅神经麻痹的情况下，可使用糖皮质激素（如地塞米松)作为辅助治疗。

2. 血管内治疗 血管内治疗主要有经动脉入路、经静脉入路或者二者联合。应用材料包括可解脱球囊、弹簧圈、液体栓塞剂、血流导向装置(密网支架)、覆膜支架等。

(1)经动脉入路:对于直接型 TCCF,首选经动脉途径,大部分患者操作相对简单且效果显著。

1)球囊:应用可脱性球囊进行 TCCF 栓塞是 1974 年由 Serbinenko 进行首创,目前技术已经成熟,很多术者将其作为首选措施。目前国内使用最多的是法国 Balt 公司生产的可解脱金球囊,拴接在 2F 单球囊导管或者 2F/4F 同轴系统上,然后应用 6F ~ 8F 导引导管,将不同型号球囊导管输送至目标位置,球囊经由瘘口进入海绵窦后,应用等渗对比剂充盈球囊,经引导管造影证实瘘口封闭满意后,缓慢牵拉微导管释放球囊,闭塞瘘口。通常单个球囊足以栓塞封闭瘘口,然而对于瘘口较大,或者海绵窦内有较大静脉需要闭塞时,需要 2 个或者更多球囊。球囊应用越多,血管壁的顺应性越差,会导致后续置入的球囊压迫颈内动脉导致其狭窄的风险增高。部分患者无法完全封闭瘘口的,经加强的球囊闭塞试验(ballon occlution test,BOT)可耐受的,可行颈内动脉球囊闭塞。球囊的使用有一定的复发率,主要是由于球囊的移位,以及球囊因体内渗透压变化或者漏气而缩小导致瘘口复发。国内马廉亭报道了 528 例 TCCF 的患者,其中 430 例应用可脱球囊治疗,均取得满意疗效。Yin Niu 报道了 24 例 TCCF 中有 21 例单纯应用可脱球囊治疗,17 例患者瘘口完全闭塞,闭塞率为 81%,19 例患者颈内动脉保持通畅,通畅率为 90.4%。李天晓等应用可脱球囊治疗 TCCF 188 例,首次栓塞成功 182 例,6 例失败改用其他方法治疗,手术成功率 96.8%。上述文献表明应用可脱式球囊栓塞 TCCF 可取得满意的效果。

2)弹簧圈:对于瘘口较小球囊无法通过的,或者可脱球囊栓塞后海绵窦内残存空间太小,而瘘口仍然存在,却无法再次送入球囊闭塞残留空间而消除瘘时,可单独或者联合应用弹簧圈栓塞瘘口。推荐应用高致栓性的弹簧圈,如纤维弹簧圈或者含有聚羟基乙酸或聚乳酸涂层的弹簧圈等,有助于彻底栓塞海绵窦。一般应用 6F 导引导管,路图指引下将微导管通过瘘口置入海绵窦,填塞时可应用单微管或者双微管技术,先填塞大型号、再填塞小型号弹簧圈,尽可能填塞致密、彻底封闭瘘口。Krishna 报道 15 例 TCCF 患者单纯应用弹簧圈栓塞,随访 6 个月,瘘口完全闭合治愈 12 例(80%),所有患者颈内动脉均保持通畅。应用弹簧圈栓塞时也可以和颅内支架相结合,或者是联合应用液体栓塞剂如 Onyx 等。尽管弹簧圈栓塞 TCCF 技术上较球囊更为简单,但也存在栓塞不完全、复发、静脉回流障碍、颅神经麻痹等风险。

3)液体栓塞剂:当瘘口较大或者由于海绵窦大型动脉瘤自发破裂引起的 CCF,如果应用球囊或者弹簧圈无法十分满意堵塞瘘口,或者瘘口复发时,可以联合应用液体栓塞剂进行栓塞。早期使用 N-正丁基-氰基丙烯酸酯(N-butyl cyanoacrylate,NBCA)来治疗复发性 TCCF。NBCA 是一种无色透明液体胶,可以在离子环境下快速聚合,最早作为开放伤口的快速密封剂使用,后来逐渐应用到脑动静脉畸形的术前栓塞。Onyx(eV3,Irine,CA)的使用给脑血管畸形的治疗带来革命性改变,目前也可应用于 TCCF 及肿瘤血管的栓塞。有文献报道 Onyx 液体栓塞剂可以在球囊栓塞放置过程中有效保护管腔,从而提升 TCCF 的治愈率和安全性。液体栓塞剂一般不单独应用于 TCCF 的治疗,往往和弹簧圈联合使用,这种用法又称为"钢筋混凝土技术"。两者联用可以获得更好的闭塞效果,同时也可降低单纯应用弹簧圈的费用,国内天坛医院介入中心已经常规将两者结合应用治疗各种复杂的 TCCF。Xiang Zhang 等经动脉途径球囊辅助联合应用 Onyx 及弹簧圈栓塞 16 例 TCCF,均获得满意栓塞,所有病例颈内动脉均保持通畅。然而使用液体栓塞剂对术者的技术要求较高,且有较高的风险,主要是正常动脉血管的闭塞、回流静脉的闭塞、肺动脉栓塞以及"粘管"现象的发生。

4)颅内支架或弹簧圈辅助支架治疗:在动脉瘤的治疗中,通常使用支架来阻止弹簧圈的移位或者逃逸,避免载瘤血管的栓塞及血栓形成,同时可加强弹簧圈的作用。支架可以联合弹簧圈也可以单独应用。覆膜支架和血流导向装置(flow diverter,FD)等近年来逐渐应用于直接型 TCCF 的治疗,并且获得非常优良的效果。覆膜支架指的是金属支架上涂覆特殊膜性材料(聚四氟乙烯、涤纶、聚氨基甲酸乙酯),不但保留金属支架的特性,又具有膜性材料的功能,可以隔绝、闭塞颅内动脉瘤,并保留载瘤动脉通畅,恢复病变区域正常的血流动力学,实现载瘤动脉的解剖重建,达到治疗动脉瘤的目的。覆膜支架早期主要用于颈内动脉海绵窦动脉瘤的治疗,目前已有不少成功治疗 TCCF 的报道。目前临床使用的覆膜支架主要是 WILLIS 覆膜支架(微创神通,中国),覆膜支架可以直接封闭瘘口,阻断颈内动脉与海绵窦的连通,达到治愈。但由于 WILLIS 支架最长的只有16 mm,且瘘口两端载瘤动脉均需覆盖 3 mm 长度以上,因此不适合瘘口长径大于 10 mm的 TCCF(图 3-24)。血流导向装置又称密网支架,其具有较普通支架更细密的网格以及更强的血流导向能力,更有利于动脉内皮细胞的移行生长和瘤颈的覆盖闭合,常用于颅内复杂动脉瘤的治疗。近年来,密网支架治疗 TCCF 的报道也越来越多,同时密网支架结合弹簧圈或者 Onyx,更有利于瘘口的快速闭合。目前,常用的血流导向装置主要有Pipeline(Medtronic,美国)、Tubridge(微创神通,中国)、Surpass(Stryker,美国)等。P. Nisha应用 Pipeline 结合弹簧圈及 Onyx 治疗 2 例 TCCF 患者,获得满意效果。T. Matthew 对于高流量伴有颈内动脉明显反应性增粗(≥8 mm)的 1 例患者采取分期治疗获得痊愈,Ⅰ期应用弹簧圈栓塞海绵窦阻断瘘口并恢复颈内动脉血流,3 个月后Ⅱ期应用 Pipeline 彻底修复瘘口并逐渐恢复颈内动脉管径。尽管密网支架目前在 TCCF 的治疗中崭露头角,由于病例数较少,仍需要后续的随访及严密观察。应用支架术后需要 3~6 个月的双重抗血小板治疗,潜在地增加了颅内出血的风险,限制了支架急性期的使用。

(2)经静脉入路:约5%的 TCCF 患者存在其他动脉分支与海绵窦的交通,颈动脉途径栓塞十分困难;或者治疗失败,闭塞瘘口以下颈内动脉,瘘口仍然存在并盗取颅内血液时,可采取经静脉途径进行栓塞。主要路径根据患者静脉引流方式而定,常用路径有经岩下窦-海绵窦,眼上静脉-海绵窦,翼静脉丛-海绵窦等。经眼上静脉(superior ophthalmic vein,SOV)入路栓塞 TCCF 最早由 Hannekan 及其同事在 1989 年提出,随后更多学者尝试经 SOV 入路获得成功,进一步证实了此技术有效性。B. Krzysztof 等 2019 年报道了经 SOV 及眼动脉入路治疗 18 例患者 22 个瘘,影像学痊愈 85.7%,颈内动脉通畅率100%,获得良好效果。经 SOV 入路除了需要常规股动脉置鞘外,还需要在眼科医师及血管外科医师协助下找到并切开 SOV,从 SOV 置入导管鞘进行下一步栓塞操作。该入路手术过程繁杂、技术要求较高,并且有难以控制的眼部出血、视神经缺血、复视、眼睑下

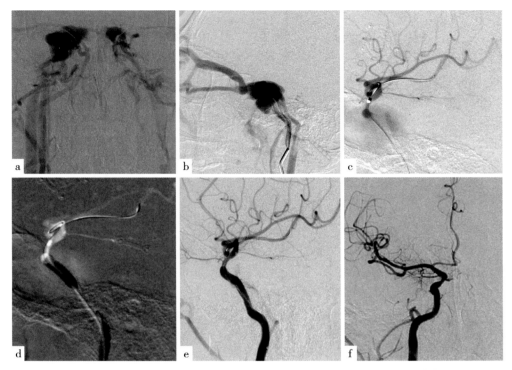

　　a、b. 右侧颈内动脉造影早中期正侧位可见颈内动脉–海绵窦异常沟通,右侧颈内动脉瘘口以远正向血流基本消失;双侧海绵窦异常扩张显影,右侧显著;右侧并可见扩张的眼上静脉(SOV)。c. Synchro(0.014 in×200 cm)引导 PLUS 微导管置入右侧大脑中动脉 M2 段。d. 撤出 PLUS 微导管后释放 Willis 覆膜支架(4.5 mm×16 mm)。e. 支架释放后颈内动脉造影侧位像提示瘘口消失。f. 正位像造影提示瘘口消失。

图 3–24　一例 TCCF 患者应用 WILLIS 覆膜支架治疗过程
(本图片由首都医科大学附属天坛医院神经介入中心刘恋教授提供)

垂等风险,因此目前临床应用较少。更多的术者偏爱经岩下窦–海绵窦入路,此路径更加直接、风险相对也低,但是由于部分患者岩下窦开口找寻困难,需要应用微导丝和微导管耐心尝试,绝大部分患者可获成功。经岩下窦–海绵窦入路需要同时股动脉及股静脉置管,应用 6F～8F 血管鞘,6F 导引导管引导下,经动脉造影观察瘘口位置、形态、大小、引流情况等,经静脉途径路图指引下将微导管置入海绵窦(对于对侧海绵窦有瘘口的,需要经同侧海绵窦—海绵间窦达到对侧海绵窦),然后应用弹簧圈或者 Onyx 进行海绵窦的致密栓塞、彻底封闭瘘口。栓塞时,要尽量放缓速度,一般先应用弹簧圈形成"钢筋结构",然后再注入 Onyx 形成"混凝土结构"进行稳固栓塞。由于 Onyx 等液体栓塞剂可能会通过瘘口进入颈内动脉的风险,注胶时可应用球囊辅助暂时封闭颈内动脉及瘘口,注射胶之后,吸瘪球囊,撤出球囊导管。也有的学者单纯应用弹簧圈或者 Onyx 进行栓塞。瘘口复杂的,可以经动脉和静脉入路相结合、各种栓塞材料相结合进行栓塞,争取一次性栓塞成功(图 3–25)。

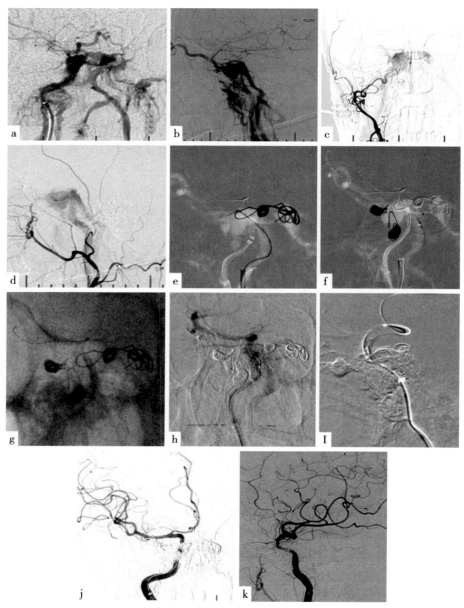

　　a、b. 右侧颈内动脉造影提示 CCF，瘘口较大，通过右侧岩下窦、眼上静脉以及通过海绵间窦—左侧海绵窦—左侧岩下窦回流。c、d. 右侧颈外动脉造影提示脑膜中动脉也向瘘口供血。e. 经动脉途径应用 3.25 mm×15 mm Gateway 球囊暂时封闭瘘口，经右侧岩下窦—海绵窦—海绵间窦—左侧海绵窦路径，跨海绵间窦向左侧海绵窦释放弹簧圈填塞。f、g. 应用 3 根微导管向右侧翼静脉丛、眼上静脉及岩上窦方向继续填塞弹簧圈。h. 经微导管向海绵窦各个方向注入 EVAL 胶，形成"钢筋混凝土"结构，致密栓塞海绵窦。i. 抽瘪球囊并撤出后，颈内动脉释放 3.75 mm×30 mm Pipeline 一枚，覆盖瘘口。j、k. 术后即刻造影提示瘘口栓塞满意，颈内动脉通畅。

图 3-25　一例 TCCF 患者经动脉和静脉联合入路治疗，右侧瘘口处颈内动脉置入密网支架，经右侧岩下窦–海绵窦入路行弹簧圈+Onyx 栓塞术

（本图片由首都医科大学附属天坛医院神经介入中心吕明教授提供）

3. 保守治疗　部分 TCCF 可以因眼部回流静脉及海绵窦血栓形成导致瘘口闭合而自愈。L. Prasert 总结了 216 例直接型 TCCF 患者的临床资料，共 223 个瘘口，其中 9 例发生自发愈合，7 例为外伤 CCF，2 例为自发性 CCF，共 9 个瘘口，约占总数的 4%。同时，L. Prasert 回顾了文献报道的 37 例患者 43 个瘘口发生自发愈合，总结出瘘口自发闭合主要和以下因素有关：海绵窦瘘体积较小、瘘口小、低流量的 TCCF，低血压，严重的眼部症状、颈动脉夹层或者血管痉挛等。保守治疗仅限于无症状或者眼部症状轻微的患者，并且需要严密随访观察。对于观察期间视力或者眼部症状明显加重的，应尽快处理，首选血管内治疗途径封闭瘘口。尽管眼静脉或海绵窦血栓形成可以使部分患者瘘口自发愈合，但是自发愈合难以有效预测；并且保守治疗可能会使症状进一步加重，甚至是阶梯式加重，引起神经功能缺损或者癫痫，应慎重对待。

【预后】

随着神经介入技术的发展及新型介入材料的临床应用，经积极治疗的 TCCF 临床效果较好，手术也更加安全。其手术并发症主要和选取路径相关，同时也和患者的全身状态、血管状态以及术者操作熟练程度等有关。并发症主要有视力下降、眼外肌麻痹、支架内血栓、脑梗死、蛛网膜下腔出血、脑实质内出血、静脉性脑梗死、脑积水等，严重并发症不到 1%。术中瘘口封闭满意的，颅内杂音即刻就会消失，眼球突出、视力障碍、球结膜水肿等症状也会逐渐缓解，大部分 3 个月内可恢复正常。一般情况下，术后 3～5 d 没有并发症的，将来复发的概率很低。对于 Ⅰ 期手术未能完全闭塞瘘口的，患者全身状态稳定后，可 Ⅱ 期经血管内途径再次手术。术后 3～6 个月可以行眼科相关检查及头 MRI 评估眼眶软组织肿胀消散、眼上静脉及海绵窦恢复的情况。

致谢：感谢首都医科大学附属北京天坛医院神经介入中心吕明教授、刘恋副教授提供部分图片。

（甄英伟　闫东明）

参考文献

[1] 宁殿秀，孙美玉，管秀科，等. 脑脊液漏的高分辨 CT 及 MR 水成像特征与临床应用价值[J]. 中国医学影像学杂志，2018，26(12)：4.

[2] 王秋红，魏锐利. 外伤性视神经损伤发病机制及治疗进展[J]. 中华神经外科疾病研究杂志，2016，15(2)：190-192.

[3] 刘浩成，王卫，李永，等. 视神经损伤合并颈内动脉损伤的诊断和治疗[J]. 中华医学杂志，2018，98(39)：3183-3186.

[4] 徐远志，薛亚军，汤俊佳，等. 神经内镜经筛蝶窦入路视神经管减压术治疗创伤性视神经病变的临床疗效[J]. 中华神经外科杂志，2020(2)：168-172.

[5] 秦虎，汪永新，李亚宾，等. 视神经管减压术与激素冲击疗法治疗视神经损伤的疗效比较[J]. 中华眼科医学杂志(电子版)，2017，7(6)：263-268.

[6]BASTAKIS G G,NIKI K,DOMNA K,et al. Models and treatments for traumatic optic neuropathy and demyelinating optic neuritis[J]. Dev Neurobiol,2019,79(8):819-836.

[7]陈吉钢,张丹枫,魏嘉良,等.创伤性眶上裂综合征的治疗[J].中国临床神经外科杂志,2016,21(4):200-202.

[8]LI L,FAN Z,WANG H,et al. Efficacy of surgical repair for the functional restoration of injured facial nerve[J]. BMC Surg,2021,21(1):32.

[9]BANKS C A,JOWETT N,AZIZZADEH B,et al. Worldwide testing of the eFACE facial nerve clinician-graded scale[J]. PlastReconstr Surg,2017,139(2):491e-498e.

[10]MARKIEWICZ M R,CALLAHAN N,MILORO M. Management of traumatic trigeminal and facial nerve injuries[J]. Oral Maxillofac Surg Clin North Am,2021,33(3):381-405.

[11]王忠诚.王忠诚神经外科学[M].武汉:湖北科学技术出版社,2015.

[12]ALPSOY M Y,SÖNMEZ S,ORHAN Z,et al. Evaluation of patients with post-traumatic hearing loss:a retrospective review of 506 cases[J]. J Int Adv Otol,2021,17(3):239-244.

[13]CLIFFORD R E,BAKER D,RISBROUGH V B,et al. Impact of TBI,PTSD,and hearing loss on tinnitus progression in a US marine cohort[J]. Mil Med,2019,184(11-12):839-846.

[14]SHANGKUAN W C,LIN H C,SHIH C P,et al. Increased long-term risk of hearing loss in patients with traumatic brain injury:a nationwide population-based study [J]. Laryngoscope,2017,127(11):2627-2635.

[15]KANAVATI O,SALAMAT A A,TANT Y,et al. Bilateral temporal bone fractures associated with bilateral profound sensorineural hearing loss[J]. Postgrad Med J,2016,92(1087):302-303.

[16]DILLEN W L,PITTMAN T A,GRUPKE S L. Novel temporary treatment for a severe case of syndrome of trephined[J]. World Neurosurg,2018,120:200-204.

[17]李丹霞,韩建国,张春阳,等.皮瓣塌陷综合征研究现状[J].中国神经精神疾病杂志,2020,46(2):113-116.

[18]江基尧.颅脑创伤临床救治指南[M].4版.上海:第二军医大学出版社,2015.

[19]杨树源,张建宁.神经外科学[M].2版.北京:人民卫生出版社,2015.

[20]李天晓,李立.PED在颅内动脉瘤中的临床应用[M].北京:中国科学技术出版社,2021.

[21]潘源,闫亚洲,吴一娜,等.Tubridge血流导向装置治疗外伤性颈内动脉假性动脉瘤一例[J].中国脑血管病杂志,2019,16(6):321-323.

[22]潘力,杨铭,马廉亭,等.创伤性颈内动脉假性动脉瘤的覆膜支架治疗[J].中华创伤杂志,2014,30(2):118-119.

[23]KO J K,LEE S W,LEE T H,et al. Traumatic carotid cavernous fistula with a connection between the supraclinoid internal carotid artery and cavernous sinus via a pseudoaneurysm presenting with delayed life-threatening epistaxis[J]. NMC Case Rep J,2017,4(2):43-46.

[24]MENON G,HEGDE A,NAIR R. Post-traumatic cavernous carotid pseudoaneurysm

with delayed epistaxis[J]. Cureus,2018,10(7):e3002.

[25]KANKANE V K,WARADE A G,MISRA B K,et al. Extracranial-intracranial high-flow bypass for post - traumatic cavernous carotid pseudo - aneurysm presenting with epistaxis:case report[J]. Neurol India,2019,67(2):485-490.

[26]MANKAHLA N,LEFEUVRE D,TAYLOR A. Delayed massive epistaxis from traumatic cavernous carotid false aneurysms:a report of two unusual cases [J]. IntervNeuroradiol,2017,23(4):387-391.

[27]PHOGAT V,GANDHI A,SRIVASTAVA T,et al. Endovascular management of intracranial pseudoaneurysm:an institutional experience[J]. J Cerebrovasc Endovasc Neurosurg,2020,22(4):211-215.

[28]SHI Y W,GAO Y,LIU Y F,et al. Treatment of traumatic intracranial pseudoaneurysms:a single-center experience[J]. Front Neurol,2021,12:690284.

[29]DE AGUIAR G B,JORY M,SILVA J M. Advances in the endovascular treatment of direct carotid-cavernous fistulas[J]. Rev Assoc Med Bras(1992),2016,62(1):78-84.

[30]GAO B L,WANG Z L,LI T X,Recurrence risk factors in detachable balloon embolization of traumatic direct carotid cavernous fistulas in 188 patients[J]. J Neurointerv Surg,2018,10(7):1-4.

[31]张申起,彭彬,许州,等.外伤性颈动脉海绵窦瘘合并假性动脉瘤的血管内介入治疗[J].中国临床神经外科杂志,2018,23(11):705-707.

[32]NIU Y,CHEN T,TANG J,et al. Detachable balloon embolization as the preferred treatment option for traumatic carotid cavernous sinus fistula?[J]. Interv Neuroradiol,2020,26(1):1-9.

第四章 颅骨感染性疾病

第一节 化脓性颅骨骨髓炎

化脓性骨髓炎是一种骨和骨髓的炎症,主要由化脓性细菌感染所致。骨髓炎多以急性感染发病,但是如果没有及时有效地治疗可进展为慢性感染过程。骨质感染中常见于四肢长管状骨,颅骨感染相对少见,一旦发生多较严重,尤其蔓延至颅内者。颅盖骨感染居多。在发达国家,颅骨骨髓炎占所有骨髓炎病例的 0.3% ~ 1.5%,目前我国还没有关于颅骨骨髓炎发病率的确切数据。

化脓性颅骨骨髓炎(suppurative cranial osteomyelitis,SCO)急性血源性感染很罕见。临床上较常见的是局部慢性骨质感染。因此,局部症状为典型的临床特点,通常伴有或很少有明确的全身感染征象。若系颅面部、乳突、副鼻窦急性感染所致也会发生急性症状。及时合理地综合治疗,大多数患者可达到临床痊愈。

【病因、病理】

(一)病因

化脓性颅骨骨髓炎的致病菌通常通过以下 3 种主要路径到达颅骨:①邻近原发感染灶直接蔓延;②术后或开放性创伤后直接感染,占 45% ~ 55%;③远隔感染灶的血行播散。国内有报道前两项占 70%。

但能否发病与下列重要的因素有直接关系:包括感染微生物的毒力和数量、患者的易感因素和伴随疾病,最后是颅骨的类型和位置。这些因素的相互作用决定了疾病形成的病理前景。SCO 也可能是原发性颅外感染和继发性颅内扩展之间的过渡点,侵及颅内时使硬脑膜变厚,并沿硬膜扩展,慢性过程导致蛛网膜粘连,这能使大脑不受影响。然而,一旦抵抗力下降,感染就可能到达软脑膜,引起各种形式的脑膜炎、颅内脓肿、脑炎和血栓性静脉炎。SCO 的分期系统是根据受累颅骨的位置及其扩展情况,将其分为 5 种主要类型:0 型(初始颅骨受累)、Ⅰ 型(局限于颅骨)、Ⅱ 型(颅外扩展)、Ⅲ 型(颅内扩展)和 Ⅳ 型(颅骨、颅外及颅内均受累)。

（二）病理

1. 大体所见　SCO 切除标本的大体所见由手术类型决定,并取决于疾病的程度和持续时间。在早期阶段,肉眼看不到明显的骨骼异常,偶有板障充血;继续发展出现板障明显充血,并伴有少量脓液;然后板障内骨髓组织转化为有脓液的肉芽组织,板障内静脉可见血栓形成;接着脓性分泌物通过血管通道或通过颅骨表面的皮质小开口向颅骨内外表面延伸,可分别在骨膜下和硬脑膜外形成脓肿,骨膜下脓肿亦可穿破头皮,排出体外形成窦道,而当硬膜外脓肿足够大时,可致颅内压升高。后期以颅骨或多或少的广泛破坏为标志,骨溶解性和骨硬化性病灶可能交替出现。

2. 镜下所见　急性期的特征是由纤维蛋白、多形核白细胞和巨噬细胞组成的炎症渗出物。接着出现淋巴细胞和浆细胞伴骨坏死、反应性新骨形成、毛细血管增生和纤维化。

慢性 SCO 的特点是不规则的失活骨碎片被致密的纤维组织包围,并伴有浆细胞、淋巴细胞和少量的粒细胞浸润。血管内血栓形成时伴有血管周围炎症征象。当慢性骨髓炎伴有明显化脓时表现出与急性骨髓炎相似的特征,伴有大量的多形核白细胞、巨噬细胞和浆细胞,伴有不同程度的骨髓纤维化和反应性骨形成。骨改变主要表现为骨新生,周围的软组织纤维化。

【临床表现】

SCO 的临床表现因起病年龄、病程、感染途径、病因、致病菌、共病、感染解剖部位、感染范围等因素而异。典型临床征象可伴有或不伴有一般感染的征象。

1. 感染直接蔓延　其导致的颅盖骨感染的症状可能很轻微,多数患者有鼻窦炎或中耳炎未经治疗或治疗不充分的病史。大约一半的病例会出现头痛,通常发生在受影响的鼻窦区域。晚期可发现通过受损头皮窦道排出脓性分泌物覆盖受累颅骨。随着感染扩散至硬膜外,头痛会明显加重。在晚期,当脓肿占位增加时,导致精神状态改变,偶有局灶性神经功能缺损伴有或不伴有颅内压升高的征象。在儿童中,头盖骨骨髓炎的临床表现更无特异性,如疲劳、厌食、易怒、呕吐、乏力的表现和不明原因的发热。颅底的骨髓炎通常比颅盖骨的骨髓炎更难觉察,除非它涉及邻近的神经和血管结构,可有脑神经麻痹的临床表现。中枢性颅底骨髓炎通常发生于有糖尿病的中年男性,最常见的表现是疼痛（80%）、传导性听力损失（80%）和耳漏（30%）。脑神经麻痹多见于第Ⅶ脑神经和第Ⅹ脑神经。

2. 开颅、颅脑损伤或头皮创伤　其导致的 SCO 的临床表现更为隐蔽,临床病程较长,部分被潜在的神经系统疾病和致病性较低的受感染生物体所掩盖,可不表现出明显的全身感染症状。然而,应注意任何新的局灶性神经功能缺损或原有缺陷的恶化。早期发现开颅瓣感染对于锁定局部和全身的感染信号很重要。术后数天至数周出现的症状包括缓慢进行性头痛和发热,并在最初的手术部位出现压痛、红斑、发热和肿胀。颅脑损伤后,在较长或较短的时间内,患者可能出现全身和（或）局部感染症状。局部疼痛、肿胀、红斑、压痛和水肿出现在最初的损伤部位。随着脓性物质的排出,伤口可能会破裂,当感染在颅内传播时,常常会出现癫痫、新的局灶性神经症状或意识水平下降。

3. 血行播散　其导致的 SCO 会有许多不同的症状。呼吸急促和精神状态的改变可能是脓毒症开始的第一个迹象。其他常见的症状包括发热、寒战、体温升高、排尿减少、脉搏加快、呼吸急促、恶心、呕吐和腹泻。急危重和革兰氏阴性细菌感染的患者可出现体温降低、休克等症状。然而,SCO 通常表现为缓慢的隐匿性进展的局部体征和症状。很少有关于颅骨血源性骨髓炎的报告,主要见于特定的细菌或真菌。

【辅助检查】

1. 实验室检查　许多生物学参数如血白细胞水平、红细胞沉降率以及 C 反应蛋白在颅骨骨髓炎时可升高,但这些结果变化较大,无特异性。颅骨的微生物学和组织病理学检查仍是诊断颅骨骨髓炎的金标准。

在高热时采血进行血培养,尤其是可疑血源播散时,对诊断感染会有帮助。

最常见的病原体为葡萄球菌、链球菌、拟杆菌和梭状杆菌。这些微生物是副鼻窦空气传播和表皮定植菌的常见细菌种类。多种微生物感染也不少见。

2. 影像学检查　在急性感染期,CT 扫描可发现骨质疏松和板障内骨小梁缺损;骨质脱钙、侵蚀和皮质骨变薄及颅外骨膜下脓肿。在感染慢性期,可见板障钙化、皮质骨增厚合并放射透亮区、皮质骨离断。死骨多由复合原因形成,伴或多或少的皮质骨破坏。

MRI 可以更好地显示感染对颅内的扩展,尤其是硬膜外脓肿或硬膜下积脓。在颅骨骨髓炎感染急性期,MRI 可显示颅骨板障脂肪被炎性组织填充、板障间隙增宽和皮质骨变薄,T_2 信号增强以及 T_1 对比增强。在慢性感染期,可见皮质骨片段溶解伴有死骨形成和软组织或硬膜的强化。

用 ^{99}锝、^{67}镓单光子发射计算机体层摄影(SPECT)、正电子发射断层成像(PET)以及脱氧葡萄糖-PET 进行骨扫描,对于颅骨感染的诊断敏感性高。局部肿块的超声检测可以协助诊断帽状腱膜下脓肿。

【诊断及鉴别诊断】

(一)诊断

因为其临床表现和影像学表现各不相同,SCO 的早期因缺乏特征性表现,诊断有时候非常困难。但起病后早期做出明确诊断与及时治疗,才能避免出现严重并发症。根据病史、体征、辅助检查等做出综合判断分析。一般影像学的表现出现较晚,所以早期不能依靠影像学作为诊断依据。特别对于那些有免疫缺陷、耳鼻喉感染、头颈部手术史或头部外伤病史的患者,出现高热、头痛、头部伤口局部疼痛、伤口有脓性分泌物等不典型表现时,应想到急性化脓性颅骨骨髓炎的可能。

病因的诊断在于找出致病菌,早期进行有效的治疗,血培养和穿刺液培养具有很大价值,为提高阳性率可反复作培养。然而,长期应用抗生素的患者,上述培养阳性率很低。

(二)鉴别诊断

1. 急性头皮软组织感染　头部软组织蜂窝织炎和深部脓肿均与急性颅骨骨髓炎临床表现类似,但它们全身中毒症状较轻,局部炎症表现可能较重。彩超检查可以早期区别感染在软组织或已累计骨膜。若切开引流,可根据脓肿是否已达到骨膜或骨膜遭破坏予以鉴别。

2. 颅骨结核 来源于身体其他部位,特别是肺结核,一般有长期肺结核病史,如下午低热、面颊潮红、乏力等;X 射线或 CT 可以发现身体其他部位结核病灶;结核的颅骨破坏是穿凿样,边界清楚且硬化较少;脓液是干酪样。

3. 真菌感染 颅骨真菌感染最常见于副鼻窦真菌感染侵犯颅底骨和额骨;常常以肉芽肿形式出现,很少形成脓肿;影像见病变与副鼻窦病变连为一体,而且信号一致,易误诊为肿瘤;诊断困难时可通过实验室或组织学定性。

【治疗】

颅骨骨髓炎的治疗骨目标是:消除感染、清除潜在传染源、预防复发并尽量保护正常解剖结构和功能。其治疗需要根据具体的临床表现、诊断和治疗目标进行调整。治疗方法包括从单纯的抗生素治疗,到简单的切开引流,再到有创手术。此外,还有高压氧治疗以及其他辅助治疗。

1. 抗生素治疗 对于病变范围小、无颅内肿块占位效应、无神经症状或神经功能缺损、早期对抗生素有良好反应的患者,可考虑单独应用药物治疗。治疗过程中需动态评估包括临床、生物学和神经影像学检查,必要时必须手术干预。此外,对于身体条件较差的患者或合并败血症、凝血障碍等疾病需要术前纠正的患者,可建议保守治疗。

抗生素治疗包括经验性治疗和靶向治疗。不推荐没有诊断性检查的经验性抗生素治疗。获得足够的标本进行培养后应立即选择适当的抗生素进行经验治疗,培养结果明确后即行敏感抗生素治疗。在培养阴性或无法取样的情况下,建议继续对最有可能的微生物使用经验广谱抗生素。一般来说,标准的经验性抗生素方案包括万古霉素、甲硝唑和第三代头孢菌素。金黄色葡萄球菌仍然是头盖骨骨髓炎中最重要的致病菌,可选用阿莫西林/克拉维酸(如果青霉素过敏,考虑克林霉素)。万古霉素适用于抗甲氧西林金黄色葡萄球菌(MRSA)。而利奈唑胺是治疗万古霉素耐药感染的一线药物。

抗生素治疗的疗程很重要,因为早期停止治疗往往会导致感染的复发,从而使急性骨髓炎过渡到慢性骨髓炎,并可能使患者面临抗生素耐药性的风险。抗生素治疗的时间长短应根据病情的严重程度、感染部位和临床反应进行个体化。至少 2 周的高剂量静脉治疗和 6~12 周的补充口服治疗是常用的。当发热、疼痛和局部炎症症状消失、实验室值化验正常时可改为口服抗生素治疗。急性感染的治疗通常为 4~6 周,慢性感染至少为 12 周。通常情况下,轻度骨感染和免疫功能正常的患者可以在 6~8 周的抗生素治疗后痊愈。当颅骨骨髓炎存在明显的颅内扩散或患者免疫功能低下时,建议使用 8 周或更长时间的抗生素治疗。伴有脑脓肿或颅底骨髓炎的患者可能需要更长的疗程。对于颅底骨髓炎,抗菌治疗的时间一般为 6~20 周。

治疗过程中应密切监测治疗效果,可通过疼痛减轻、发热减少、局部炎症症状缓解和实验室值的正常化来评价。当评价没效果时则提示治疗失败,应调整治疗方案,包括重复培养,以确保正确的抗菌治疗或广泛的外科清创和可能的辅助治疗。如果神经症状恶化,MRI 可以排除新的或恶化的颅内病变。每 4~8 周对患者进行生物和神经影像学监测,直到病变完全消失。门诊随访至少 1 年。此外,通常建议定期进行实验室检测以监测抗生素毒性。

2. 手术治疗 手术本身并不能治愈骨髓炎,主要用于活检、大量脓肿的引流、软组织的清创以及去除死骨。在许多病例中,手术是治疗的重要组成部分,它能消除坏死和隔离区域、减少局部缺氧和细菌污染从而使抗生素药物进入感染区域,有助于提高治疗效果。但手术的最佳时间,目前意见暂不统一。一般认为经过规范静脉抗菌治疗 48 ~ 72 h,临床症状没有改善,或者出现严重的颅外或颅内脓肿,则需要手术治疗。

一般来说手术需清除尽可能多的感染性物质。然而,明确的是,根据涉及的颅骨、感染的严重程度和患者的共病情况,确切的治疗方法有所不同。在颅底,除真菌性颅底骨髓炎患者外,由于并发症的发生率较高,往往不推荐手术治疗。积极的手术清创和切除坏死组织被认为是治疗颅盖骨骨髓炎的必要手段。

颅盖骨骨髓炎特别是伴有脓性物质从窦道中渗出者,需要积极进行神经外科手术。皮肤切口位于骨髓炎病灶和窦道的中央,术中要收集尽可能多的标本,包括脓液、软组织、肉芽和骨,所有的失活组织都应该被移除。然后对颅骨进行仔细的清创,应切除至少 1 cm 肉眼健康的骨边缘。继发性颅内外病变如窦道、瘘管也应切除。对于外科术后出现的骨髓炎,原伤口必须完全切开,如有需要可扩大,将骨瓣取出,清除包括手术植入外伤携入的所有的异物和不能存活的、严重感染的组织。颅骨髓炎术后的治疗原则大致与上述相同。必须强调术后除继续应用抗生素,增强患者体质外,充分的外引流是必不可少的。

为避免对可能被污染的伤口进行手术,一般颅骨成形术应在感染愈合后至少 6 个月后进行。然而,一些外科团队,尤其是日本,使用游离皮瓣同时进行带血管蒂的骨和软组织重建,无须任何二次颅骨成形术,取得了良好的效果。

3. 高压氧治疗以及其他辅助治疗 高压氧治疗(hyperbaric oxygen therapy,HBOT)已被描述为一种有价值的辅助手段,用于处理手术后顽固性颅骨骨髓炎以及侵袭性恶性外耳炎合并颅底骨髓炎。在处理颅骨感染时,不能推荐 HBOT 作为单独的治疗方式,总的来说,成功率在 87.5% ~ 100.0%。此外,HBOT 在免疫防御功能受损的患者中特别有用。对于 HBOT 的总次数需根据每个患者的临床结果来判断,通常为 20 ~ 40 次,每周 5 ~ 7 次。

其他必要的辅助治疗措施包括早期和积极的液体复苏、营养支持、伴发疾病的治疗及其他对症支持治疗。

【预后】

随着影像学和生物学检测方法的进步,更有效的抗菌剂的开发和外科技术的改进,颅骨髓炎的预后得到了改善。误诊和缺乏抗生素是过去死亡率高的主要原因。颅骨骨髓炎可成为颅外感染继发颅内播散的过渡期。一旦颅内感染,可导致严重的后果。最严重者莫过于蔓延至颅内形成脓肿或化脓性脑膜炎,有文章提到 34 例颅内并发症患者中 8 例死亡。有些会遗留有长期的后遗症,如慢性头痛、癫痫、失语、永久性神经功能缺损、慢性骨髓炎和感染部位局部不适。临床预后与感染的严重程度、疾病的解剖位置、颅内扩展的情况、潜在的医疗条件和诊断的及时与否相关。据报道颅底骨骨髓炎的复发率为15%～20%,颅盖骨骨髓炎的复发病例非常罕见。

(张保建)

第二节　颅骨结核

颅骨结核常为身体其他部位活动性结核通过淋巴系统或血行播散至颅骨,是少见病例。骨结核占结核感染的 1%,其中仅有 0.2%～1.3% 为颅骨结核感染。本病发病年龄轻,其中一半的患者小于 10 岁,17%～90% 患者小于 20 岁。无明显性别差异。大多数病例发生在额和顶骨,病变可由骨破坏区向外扩展,但一般不超过骨缝,可单发或多发。病变有干酪样坏死和肉芽组织形成,可侵及内板和硬脑膜甚至脑内,向外破坏外板及软组织的占多数。

【病理】

由结核分枝杆菌引起颅骨结核属于特异性骨髓炎。绝大多数源于活动性肺部结核,颅骨感染后引起骨破坏,死骨形成,寒性脓肿及干酪样坏死。之后,脓肿破溃即成经久不愈的慢性窦道。病变骨松软、棕灰、无光泽。镜下见骨小梁失去正常结构或消失,干酪样坏死和结缔组织增生。向内发展突破硬脑膜可形成结核性脑膜炎或结核瘤。

【临床表现】

起病较缓慢,早期常常为不明原因低热、乏力、盗汗、消瘦。头部逐渐形成无痛性包块,质软,波动性。穿刺可得稀薄的脓液,溃破后经瘘道反复向外排出夹杂干酪样物的脓液和坏死小骨片。局部可有压痛,患者有时伴有头痛等症状。红细胞沉降率加快,白细胞总数升高,尤其淋巴细胞升高比例显著上升。一旦形成结核性脑膜炎或脓肿、结核瘤,症状立即加重,如头痛加剧、呕吐、明显的脑膜刺激征、颅内压升高、脑积水、癫痫、脑占位局灶症状等。脑脊液浑浊,蛋白升高,放置后表面形成薄膜,葡萄糖降低,氯化物降低,抗酸染色阳性,结核分枝杆菌培养阳性等。另外,应注意身体其他部位有无相同病灶。

【影像学表现】

1. X 射线　看到边缘较清楚的融骨性破坏区,呈穿凿样或凹槽样缺损,有大小不等的高密度死骨快。边缘硬化少见。按骨质形态改变可分下列的两种类型:①局限性,早期仅显示小片状骨质吸收、脱钙,脱钙区逐步扩大并发生骨质破坏,呈单个或多个圆形或卵圆形或带有波浪状的骨质缺损。缺损处若有死骨,多较细小,偶在单发病灶中可见含一个纽扣样死骨。②广泛浸润型,骨质破坏呈葡萄状向四周浸润蔓延,范围广泛而不规则。病变在骨缝附近更为严重。

2. CT 表现　可有利于评估骨质破坏程度、寒性脓肿、窦道、皮肤肿胀及颅内波及情况。可显示硬膜外压迫情况,并可排除邻近硬膜内病变,比如结核瘤、硬膜下积脓。

3. MRI　主要用于观察颅内是否受累。

【诊断及鉴别诊断】

典型结核病史,特征性的寒性脓肿和溶骨性骨破坏,比较容易诊断。但须注意与以下疾病鉴别。

1. 慢性化脓性骨髓炎　慢性低毒性炎症与颅骨结核相鉴别,两者的脓液性状完全不同,前者局部红、肿、疼痛明显,病变范围较广泛,破坏区周围骨质增生,硬化较明显,其中一半病变不跨越骨缝。

2. 黄脂瘤病　虽也多发生在小儿,但其突出的症状为尿崩和突眼,颅骨地图样改变,边缘锐利,穿凿样,无硬化边,无骨膜反应。

【治疗】

主要包括手术治疗和药物抗结核治疗。最新的研究表明联合治疗效果更好,因为广泛的病变骨质可能是结核分枝杆菌的来源,除非手术切除。手术治疗应遵循以下原则:①术前至少正规抗结核药物治疗两周,待病情稳定后手术;②彻底切除脓肿、窦道及其周围肉芽和瘢痕组织;③骨切除至正常骨,如内板完整可以保留,若内板已累及,也应切除,包括硬脑膜外肉芽组织;④术野彻底清洗,放入抗结核药物,置引流,部分或全部缝合切口;⑤手术后继续抗结核药物治疗,何时停药要依手术局部和身体其他部位结核病情决定。

【预后】

颅骨结核早期综合治疗,一般都能治愈。合并结核性脑膜炎虽病情重,疗程长,但一般皆可痊愈,遗憾的是相当多的患者因脑积水,需做分流手术,合并癫痫者需长期用药,年龄太小的患儿可继发智力障碍。后期合并的颅内结核瘤,只要部位不是太特殊,手术切除比较容易。

(杨帅鼎)

第三节　颅骨真菌感染

在健康人群很少见到真菌感染致病,只有在抵抗力低下的情况下才能致病,且常以肉芽肿形式出现,常见原因为鼻窦炎、头部外伤和头皮感染。按照其致病条件可分为以下几种。①原发致病:真菌直接造成人的局部或播散性真菌感染,比如可直接感染后致病的新型隐球菌、球孢子菌等。②机会致病:健康状况欠佳者在一定条件下可致病,如新生儿、艾滋病患者、手术后体质差、器官移植、长期应用抗生素、免疫抑制剂或激素的人群。真菌及其产生的毒素导致颅骨血供障碍引起炎症发展,极易向周围扩散,向外膨胀破坏颅骨外板,向内可膨胀破坏颅骨内板及硬脑膜,可致真菌性脑膜炎、脑膜脑炎或肉芽肿,使病情加重,导致脑组织弥漫性损害或局部受压。

【病因】

颅骨真菌感染为致病菌通过多种途径侵入颅骨内引起的一种非特异性炎症反应。常是因患有真菌性副鼻窦炎症、头皮感染,头部外伤、开颅术后感染。我们经治的患者绝大多数是源于副鼻窦感染。

【病理】

真菌可以通过直接蔓延或者通过血行播散的方式侵入颅骨,由导静脉进入板障后形成血栓及化脓,化脓的板障由于血供被阻断,进而出现膨胀,最终破坏骨板。炎症可以由破坏的骨板扩散入颅内。颅骨真菌感染多可见头部局部肿胀,部分患者可有波动感的头皮下脓肿和慢性窦道,受累骨有单发或多发的形状及大小不等的颅骨缺损,死骨形成。病变肉眼检查可见灰白灰褐色或者灰黄色组织,多数质地较硬。显微镜下的病变组织中可见出血坏死、增生纤维组织、肉芽组织,骨小梁破坏,正常结构模糊不清,偶可见真菌菌丝。

【临床表现】

颅骨真菌感染可发生于颅骨的任何部位,但以额骨、颞骨、蝶骨最为多见。多为缓慢起病,在发病很长时间或出现严重颅内并发症才会引起患者重视。发病初期以隐匿性增长的软性肿块或头皮脓肿为主要表现,肉芽肿坏死、化脓、形成窦道者比较少见,病变侵入眶内会发生突眼、眼球运动障碍。少数病例因颅骨不断地被侵蚀,进而向硬脑膜内蔓延,可出现真菌性脑膜炎、脑膜脑炎或肉芽肿性占位,表现为发热、头痛、恶心、呕吐,畏光、视力模糊、颈项强直、脑膜刺激征阳性等。甚至发生神经性耳聋、面神经麻痹、视力下降、癫痫、颅内压增高、脑疝等危急症状。

【辅助检查】

1. X 射线　早期表现为骨质疏松,进而出现骨质缺损,溶骨及成骨区均可看到,可见大小形态不等的死骨,但无骨膜反应。

2. CT 表现　显示局部颅骨低密度,病程较长者可见颅内并发症,如硬膜外或硬膜下半月形高密度影或表现为类圆形高密度环,中间为低密度区(图 4-1、图 4-2)。

感染进入硬脑膜内者,脑脊液外观澄清或微浑,白细胞以中性粒细胞和淋巴细胞为主,呈轻中度升高。蛋白质含量增高,糖、氯化物轻度降低。墨汁染色中可见带有荚膜圆形隐球菌是颅骨真菌感染患者脑脊液的典型表现。

多次、多部位取材直接镜检,阳性率可高达99%;真菌培养、组织病理学、免疫组化检查具有确诊性意义;其他尚有血清学检查、分子生物学、真菌标志物等多项检查。

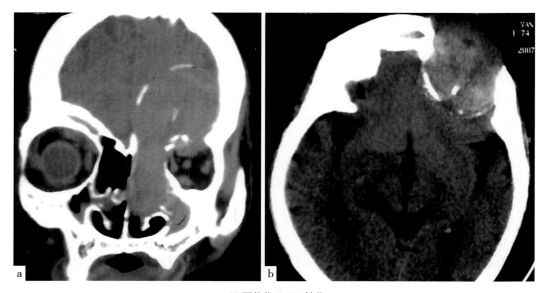

a. CT 冠状位；b. CT 轴位。

图 4-1　颅骨真菌感染 CT 病例

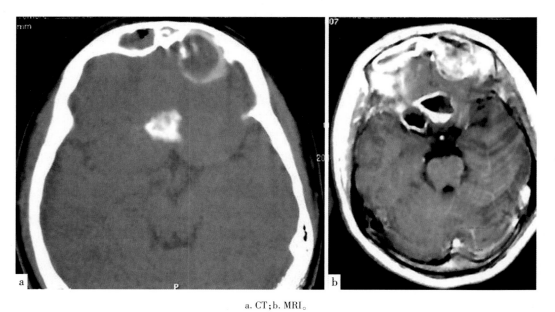

a. CT；b. MRI。

图 4-2　颅骨真菌感染 CT 和 MRI 病例

【鉴别诊断】

主要与颅骨结核和化脓性颅骨骨髓炎鉴别。化脓性颅骨骨髓炎起病急，一般病程较短，大多数患者有头面疖肿、头部伤口、鼻窦炎或其他部位的化脓性感染。起病早期表现为高热伴乏力、全身酸痛、精神不振、嗜睡等。

涂片染色镜检及细菌培养可发现葡萄球菌等化脓性细菌而不是结核分枝杆菌或者真菌。颅骨结核起病缓慢,一般病程较长,多数由于其他部位的活动结核病灶中的结核分枝杆菌,通过淋巴系统和血行播散或由邻近病灶侵袭引起的感染。颅骨结核表现为低热、乏力盗汗、面色苍白、食欲减退、消瘦等,慢性窦道中常有干酪样坏死。

【治疗】

目前对于真菌感染的治疗以药物治疗为主,必要时可行手术治疗。颅骨真菌感染如早期应用抗真菌药物治疗,使炎症能够治愈,效果较好。两性霉素 B 作为之前常用的抗真菌药物,因其毒性大,现已很少使用。目前多应用伊曲康唑或伏立康唑,效果很好,并且口服与静脉注射疗效相当,很方便。病变治愈后需继续用药一段时间以巩固疗效,具体时间由经治医生掌握。如果骨质遭到严重破坏并且发展为颅内并发症或肿块较大应及时行手术治疗,手术切除病变后,如颅底骨缺损面积较大,应使用自体或人工材料重建。颅盖部较小骨缺损可不修补。术后应用药一段时间。有文献报道高压氧治疗对于抑制颅骨真菌感染有一定的效果。

随着我国卫生事业飞速发展,颅骨真菌感染已经是一种相对少见疾病,但是严重颅骨真菌感染预后较差,对于此类疾病的早期诊断、早期治疗尤为重要。

(周广通)

参考文献

[1]AKHADDAR A. Cranial osteomyelitis: the old enemy is back[J]. World Neurosurg, 2018,115:475-476.

[2]KÜSTER I,KRAMER A,BREMERT T,et al. Eradicationof MRSA skull base osteitis by combined treatment with antibiotics andsinonasal irrigation with sodium hypochlorite[J]. Eur Arch Otorhinolaryngol,2016,273(7):1951-1956.

[3]MORTAZAVI M M,KHAN M A,QUADRI S A,et al. Cranial osteomyelitis:a comprehensive review of modern therapies[J]. WorldNeurosurg,2018,111:142-153.

[4]TUON F F,RUSSO R,NICODEMO A C. Brain abscesssecondary to frontal osteomyelitis[J]. Rev Inst Med Trop Sao Paulo,2006,48(4):233-235.

[5]周良辅. 现代神经外科学[M]. 3 版. 上海:复旦大学出版社,2021.

[6]RAUT A A,NAGAR A M,MUZUMDAR D,et al. Imaging features of calvarial tuberculosis:a study of 42 cases[J]. AJNR Am J Neuroradiol,2004,25(3):409-414.

[7]AMONOO-KUOFIFI K,TOSTEVIN P,KNIGHT J R. Aspergillus mastoiditis in a patient with systemic lupus erythematosus:a case report[J]. Skull Base,2005,15(2):109-112.

[8]Bellini C,Antonini P,Ermanni S,et al. Malignant otitis externa due to Aspergillus niger[J]. Scand J Infect Dis,2003,35(4):284-288.

[9]CHAI F C,AURET K,CHRISTIANSEN K,et al. Malignant otitis externa caused by

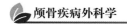

Malassezia sympodialis[J]. Head Neck,2000,22(1):87-89.

[10]CHANG C Y,SCHELL W A,PERFECT J R,et al. Novel use of a swimming pool biocide in the treatment of a rare fungal mastoiditis[J]. Laryngoscope,2005,115(6): 1065-1069.

[11]GRANDIS J R,BRANSTETTER B F,YU V L. The changing face of malignant(necrotising) external otitis:clinical,radiological,and anatomic correlations[J]. Lancet Infect Dis,2004,4(1):34-39.

第五章 颅骨良性肿瘤

第一节 颅骨骨瘤

颅骨骨瘤(osteoma of skull)是一种常见的良性肿瘤。2002 年 WHO 曾将其归入骨质增生,发生率占颅骨肿瘤的 15%~26%。瘤体大多数起源于颅骨外板,呈丘状或半球型向头皮下生长,额骨和顶骨多见。起源于内板向颅内生长者被称为内生性骨瘤,少数发生在鼻窦,以额、筛窦多见,偶见于乳突。骨瘤常为单发,但也有多发或聚发于一处者。性别差异说法不一,笔者门诊所见 30 岁左右的女性患者较多。有的患者可同时伴有身体其他部位骨骼的骨瘤。

【病因病理】

颅骨骨瘤的病因仍不清楚,有人认为可能与遗传或环境因素有关,有说与外伤、感染等原因有关,或与接触有害物油漆、汞、铅、农药有关,但都缺乏有力的证据。

病理分型,根据骨瘤的密度可将其分为 3 型:①致密骨型;②松质骨型;③混合型。起源于颅盖骨内、外板的骨瘤属于致密骨型,来自颅底骨和板障的骨瘤为松质骨型。同时来源于两种组织者(如上颌骨)发展成为混合型骨瘤。另有学者将骨瘤分为致密型(象牙瘤)、网状骨质型(成熟型)和纤维型。镜下观致密骨型类似正常骨组织;松质骨型结构松散,含有骨髓组织和较多纤维结缔组织(图 5-1)。

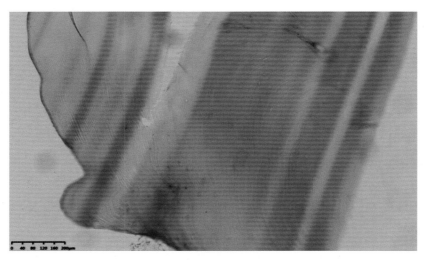

图 5-1 骨瘤 HE 染色照片(10×)

【临床表现】

(1)常见于青壮年,起病隐蔽,发展缓慢,病程较长,多数在一两年以上,甚至更长。

(2)多为无意中发现的无痛性颅骨肿物或伴有轻微不适者居多。轻微不适多数在发现肿块后发生,可能与心理因素有关。

(3)多数累及颅骨外板,可出现局部隆起的质硬肿块、与头皮无粘连、表面光滑、边界较清、不活动、偶有压痛,局部头皮无红肿。

(4)板障型多呈膨胀性生长,边界不清,颅骨扁平状隆起。

(5)内板型较大者可引起高颅压症状和局限性神经功能障碍。实际上颅骨骨瘤发展极慢,使得颅内组织有足够的代尝适应时间,而且超过蚕豆大的病变临床上非常少见,所以出现上述症状者很少遇到。

(6)眶部骨瘤可导致眼球突出、视力下降。

【辅助检查】

1. 头颅正侧位 X 射线片 颅顶骨瘤致密型者可见半圆形或丘状局限性高密度肿块、边界清楚、内部结构致密一致。松质骨型内部密度不均。

2. 头颅 CT 目前是诊断颅骨骨瘤最常用的检查手段。致密型为半圆形或丘形、边缘光滑锐利、与正常骨皮质相连的高密度肿物,伴局部皮肤或软组织向外推移;松质骨型内部密度不均。

3. 头颅 MRI 致密型为长 T_1 和短 T_2 信号,与骨皮质连续,无间隔,常无强化;松质骨型可见板障明显增厚,常呈稍短 T_1 及长 T_2 信号影,可见蔓状强化。同时,MRI 能够显示周围脑组织、颅神经或血管受压情况。

【诊断】

颅骨骨瘤生长缓慢,无症状,病程多较长,多为理发、洗发或因其他病进行颅骨影像检查时偶然发现。有时可自行停止生长。局部肿块小,但为纯骨质包块不含软组织病变为其特点。结合颅骨 X 射线片、颅骨 CT 及 MRI 检查,对骨瘤常能做出诊断。

【鉴别诊断】

1. 颅骨脑膜瘤　骨质改变既有溶骨性破坏又有骨质增生,且范围较大,可越过骨缝。伴有软组织肿块。可有血管压迹增多,多数有强化,CT 和 MRI 可明确。

2. 颅骨纤维异常增殖症　可同时累及面颅和脑颅以及全身多处骨结构,常同时累及颅骨内外板和板障,范围广泛,基底较宽。特征性的骨质增厚常发生在额骨、碟骨、眶骨,造成严重的面部畸形,称为"骨性狮面"。

【治疗】

生长缓慢而无症状的骨瘤可临床随诊观察。引起神经功能障碍、生长迅速怀疑恶性变、影响颅面部美容以及鼻窦口附近骨瘤影响分泌物引流者应手术切除。

对累及外板而内板完整的小型致密型骨瘤可以骨凿或磨钻切除,原则上要求连同相应外板一并切除,以防复发。但实践中也见到仅切除瘤体,基部施以单极电烧烧灼,也可防止复发;松质骨型和颅骨内板增厚型骨瘤可适当扩大切除范围,采用骨瓣切除病变+Ⅰ期颅骨成形术(图 5-2);以单极电凝烧灼瘤床,或以浸有 10% 甲醛溶液的脑棉敷于瘤床有助于防止复发。取出脑棉后,应反复冲洗术野以清除残留甲醛。

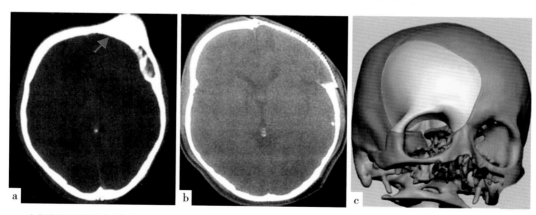

a. 左侧额部颅骨骨瘤(箭头);b. 骨瘤切除、钛网修补后 CT 扫描;c. 另一例右侧额骨骨瘤的 PEEK 材料重建效果。

图 5-2　骨瓣切除病变+Ⅰ期颅骨成形术

【预后】

很大的颅骨骨瘤或恶变者非常少见。全切后预后良好。

（李雪元）

第二节 骨软骨瘤

骨软骨瘤(osteochondroma)是一种良性肿瘤,又名骨软骨性外生骨疣。好发于 20～40 岁成年人,性别差异说法不一。总发病率为(3～5)/10 万。常见于长骨的干骺端,颅骨、脊柱者少见,发生于颅骨者多发生在颅底,如鞍旁、中颅底、岩尖软骨结合部。可以单发或多发的形式出现,单发者又称作孤立性骨软骨瘤;多发者常有家族史,与常染色体显性遗传有关,被称作遗传性多发骨软骨瘤。单发骨软骨瘤恶变率 1%～2%,多发者恶变率 10%～20%。

【病因病理】

传统上认为,骨软骨为骨骺生长板分离出来的一种非肿瘤性病变,是由骨骺生长板的一部分突破骨膜后进一步生长。骨膜上的缺陷(骨膜纤维组织发育障碍)可能对其发生有重要作用,创伤或放射性暴露可诱导其发生。有报道总结以下 5 种情况可导致骨软骨瘤发生:①先天性胚浆缺陷;②骨骺板错置移位;③骨膜内层残余幼稚细胞或化生而成的软骨细胞逐渐生长形成骨赘;④骨膜生长不全不能约束干骺软骨增生;⑤骨骺生长过程中干骺失去共塑形能力使干骺增宽并连续增殖形成骨赘。根据病因,骨软骨瘤又可分为继发性骨软骨瘤和原发性骨软骨瘤,继发性骨骨软骨瘤多存在外伤、骨折或放射线暴露史。放射线暴露后的骨软骨瘤患病率在 6%～24%,其潜伏期可达 3～17 年。

遗传学多发性骨软骨瘤与常染色体显性遗传有关,主要与 *EXT*1 和 *EXT*2 基因的突变有关,此两基因分别包含 11 和 16 个外显子,位于染色体 8q23-24、11p11-p12,分别编码含 746 和 718 个氨基酸的蛋白质,两者进一步生成异源寡聚糖复合物硫酸乙酰肝素多聚酶,*EXT*1 或 *EXT*2 突变后,硫酸乙酰肝素蛋白多糖缺乏,进而导致骨软骨瘤的形成。*EXT*1 突变者的症状表现一般更为明显。

组织学上骨软骨瘤大体观呈分叶状,主要由半透明软骨构成,质硬,有不规则钙化或骨化,基质软,可有多房黏液变性。镜下为结构紊乱的小团状类软骨组织。特征性表现为肿瘤有软骨膜、软骨盖帽及疏松骨。中层是软骨。表层结缔组织与骨膜相连,基底附于颅骨。

【临床表现】

颅骨骨软骨瘤的临床表现主要与瘤体的生长部位和生长速度有关。病变较小时多为无症状,被发现时多已体积较大。此时可发生头痛、头晕及神经症状。发生于颅骨的骨软骨瘤常见于颅底软骨连接处,如蝶骨与颞骨岩部连接处、颞骨岩部与枕骨连接处,早期症状为同侧视力下降及Ⅲ、Ⅳ、Ⅴ、Ⅵ颅神经受压症状,岩尖病变向后发展可出现 CPA 综合征。颅骨穹窿部肿瘤,往往以发现无痛性肿块就诊,向颅内生长体积巨大者,可出现相应的压迫症状和颅内压增高。颅骨骨软骨瘤可继发癫痫。有发生于颌面部、茎突、舌骨的病例报道。

遗传性多发性骨软骨瘤多于 12 岁之前发病,一半以上在 3 岁前发病,肿瘤数量平均在 6 个左右。此类患者普遍身材矮小,且随着遗传代数的增加,身材矮小表现更加明显。

【辅助检查】

颅骨 X 射线片显示为边界清楚但不规则且密度不均的高密度肿块,周边有骨破坏,瘤内有散在骨化和钙化。

CT 检查可见皮质突向软组织的骨样突起,特征性的表现为载瘤骨的皮质与病变无间隙地相延续。根据肿瘤基底部的形态不同,可分为宽基底与带蒂两型,广基者多数形态不规则,带蒂者多数呈菜花样。在脊柱、颅骨等骨性结构重叠部位,CT 显示更为清晰。CT 中软骨帽部分呈软组织密度,有时可见不规则的钙化和骨化影,增强扫描非钙化部分明显强化。

MRI 表现为混杂信号肿物,状如蜂窝状。T_1WI 为不均匀中低信号,T_2WI 为高信号,增强扫描呈不均匀强化。颅内病变者,由于病变增长较慢,瘤周水肿一般不明显(图 5-3)。

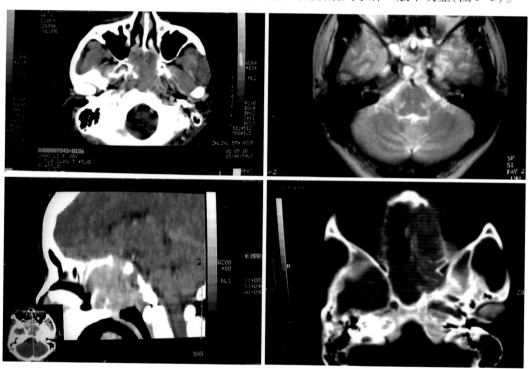

图 5-3 颅底骨软骨瘤 CT 和 MRI

【诊断与鉴别诊断】

依据颅骨骨软骨瘤的好发部位、症状特点和特有的影像表现,一般都可以做出临床诊断。但须与以下疾病鉴别。

1. 脑膜瘤　颅骨骨软骨瘤,尤其向颅内发展者易被误诊为脑膜瘤。部分脑膜瘤在 X 射线及 CT 检查可看到颅骨血管沟增宽。磁共振上,脑膜瘤的强化更为均匀,并伴有脑膜尾征。DSA 检查可见肿瘤染色及供血动脉。

2. 颅咽管瘤　多发生于儿童和少年,鞍上为好发部位,垂体功能低下明显,视力下降、视野缺损也常存在。CT 检查可见鞍上低密度囊性占位,内部有不同形状钙化,周边蛋壳样钙化。MRI 表现为 T_1 低或高信号,T_2 高信号,增强扫描囊性及钙化部分不强化,实体部分强化。

3. 脊索瘤　病变位于硬脑膜外斜坡上,进一步可向鞍区或两侧发展。CT 检查肿瘤呈低或等密度,伴有明显的斜坡骨质破坏及瘤内不规则钙化,增强扫描轻中度强化。MRI 上,T_1 等或低信号,T_2 高信号,强化明显。

【治疗】

本病的基本治疗手段是手术切除,如能切除干净,就达到了完全治愈。然而绝大部分骨软骨瘤发生在颅底深处,瘤体较大,基底较宽,质地硬且周围粘连较重,因此很难全切。如果手术时能把包括瘤体包膜、软骨帽、瘤体基底一并切除,避免遗留可复发生长的软骨帽碎片,那将是非常理想的。带蒂病变手术切除一般较容易。术中需注意对邻近神经结构及颅底大血管的保护。如术中损伤了硬脑膜,一定要严密修补,防止脑脊液漏和颅内感染。

【预后】

单发的骨软骨瘤术后复发率在 2% 左右,因其为良性疾病,生长缓慢,恶变率很低,复发者可以再次手术,所以一般预后尚好。多次复发患者预后不良。遗传性多发骨软骨瘤者常需接受多次手术。其恶变率相对较高,因而预后远不如单发病灶。

(梁军鑫)

第三节　骨化性纤维瘤

骨化性纤维瘤(ossifying fibroma,OF)是由纤维组织和骨组织两种成分构成的良性肿瘤,其以纤维组织为主而得此名。如果以骨组织为主,则叫纤维骨瘤(fibro-osteoma)。实际上两者为同一肿瘤的不同发展阶段。属于纤维骨性病变的一种类型,发病率约占良性骨肿瘤的 4.38% 。OF 虽可累及全身各骨,但其中约 85% 发于面颅骨,以颌骨多见,12% 累及脑颅骨,以颅底多见,呈硬膜外生长。多见于青年女性。

【病因病理】

骨化性纤维瘤(OF)系先天性结构不良,真正病因尚不清楚,可能与染色体异常有关。

大体观为易碎骨样组织,有包膜,切面有砂粒感。镜下见肿瘤主要由纤维基质和骨小梁组成,骨性成分成熟程度不一,有沙粒样钙化,部分区域可见破骨细胞,血管丰富,若伴出血可形成骨囊肿。有报道认为其病理学特征是由胶原纤维、成纤维细胞等组成的纤维结缔组织增生替代正常骨组织,骨或水泥状矿化物质。根据位置的不同,OF 可分为中心型或外周型。肿瘤的中心变异有传统型和幼年型两种形式,幼年型骨化纤维瘤临床病理分型又可分为幼年性小梁状骨化性纤维瘤(juvenile trabecular ossifying fibroma)和幼年性砂粒体样骨化性纤维瘤(psammomatoid juvenile ossifying fibroma,PsJOF)(图5-4)。

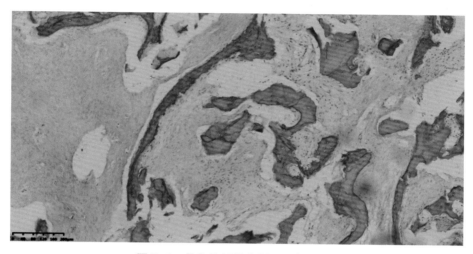

图5-4 骨化性纤维瘤 HE 照片(10×)

【临床表现】

肿瘤缓慢生长,病程较长,数年至数十年不等。面颅部 OF 可常导致面部畸形,表现为局部肿大突起。颅底 OF 多位于前、中颅底,主要影响眼眶、筛窦、蝶骨嵴及鞍旁等,累及周围血管神经而引起相应症状,早期多以颅神受损为主,其中以突眼和视力下降多见,晚期可继发颅内高压症。多数肿瘤向颅内生长,压迫邻近脑组织。

【辅助检查】

1. X 射线 检查显示颅底骨质破坏吸收,肿瘤为蛋壳样、类圆形、高密度或密度不均、边界清楚,瘤内可有不同形状的钙化,周边骨质轻度增生硬化。无骨膜反应和软组织肿块。

2. CT 显示肿瘤发于板障,多呈膨胀性生长,骨破坏区与周围正常骨组织边界清晰,邻近骨质常受累变薄,多半有不规则的骨壳边缘。高密度影中可见不同形状的钙化和低密度囊变区,部分肿瘤有不规则强化。按病变特点及密度高低,可将 OF 分为3型:①硬化型(或致密型),密度高如致密骨质;②囊肿型密度不均,表现为单房或被纤维性和骨性分隔分割为多房性膨胀性透亮区,其内可伴有少量的钙化斑点,此型多见;③混合型。

3. MRI　扫描显示肿瘤边界清楚，T_1、T_2 均为低信号，弥散性增强。如果 T_1 低信号，T_2 高信号且有薄壁环形强化，提示伴发黏液囊肿。

【诊断和鉴别诊断】

（一）诊断

颅骨骨化性纤维瘤多发生在颅底，慢性进展，病程长达数年甚至数十年。单纯骨破坏。早期无症状，发展到一定程度引起颅神经受压症状。影像检查显示"蛋壳样"边缘，与周围界限清楚，无骨膜反应和软组织肿块。骨成熟程度参差不齐，常伴有骨囊肿。病灶内多有钙化。掌握上述要点，可指导做出诊断。

（二）鉴别诊断

1. 颅骨骨瘤　多发生在颅盖部，呈丘状，密度均匀。而骨化性纤维瘤密度不均，多数有囊变区。

2. 颅骨骨纤维异常增殖症　骨化性纤维瘤有包膜，有蛋壳样边缘，与周边骨组织界限清楚。一般多累及颅骨和颌骨。骨纤维异常增殖症是弥漫性生长，与周边骨融合在一起，界限不清。全身骨骼均可累及。

【治疗】

OF 治疗以手术切除为主要治疗手段，手术应完全切除肿瘤至正常骨，避免复发。颅底 OF 全切虽有一定难度，但因其边界清楚，容易处理供血血管，所以较其他颅底肿瘤相对容易达到全切。一般采用扩大额下硬脑膜外入路处理前颅底中线部位病变，对于偏一侧的前、中颅底病变多选择改良翼点入路，必要时扩大切口，显露眶、颞部。放射治疗无效。该病为良性病变，全切预后较好。复发病变可以再次手术。

（丁江伟）

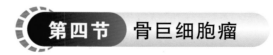

第四节　骨巨细胞瘤

骨巨细胞瘤（giant cell tumor，GCT）又称破骨细胞瘤（osteoclastoma），是一种罕见的良性骨肿瘤，好发于长骨骨骺端，虽为良性，但仍具有侵袭性和易复发的生物学行为，约占骨肿瘤的 5%，而原发于颅骨非常罕见，仅占全部 GCT 的 1%。颅骨 GCT 好发于蝶骨和颞骨，这可能与该部位颅骨的骨骼发生于软骨化骨，而其他的颅骨却发生于膜性化骨有关，青壮年女性多见。

【病因病理】

骨巨细胞瘤起源于骨髓内非成骨性结缔组织的中胚叶组织的破骨细胞，也有人认为骨巨细胞瘤并非真正肿瘤,而是由于炎症、出血、外伤等因素刺激引起的破骨细胞增生,另有报道为膜内骨形成。总之对病因仍存争议。在颅骨以蝶骨、颞骨为最多,病理上本病与长管状骨骨巨细胞瘤无异。瘤体暗红色,无包膜,软、脆、易碎。出血坏死形成囊肿者,其内有含血性或浆液性液体。镜下肿瘤由卵圆形或梭形的基质瘤细胞和大量较均匀分布的多核巨细胞组成,巨细胞核数一般为 10 ~ 20 个,最多可达 100 以上。间质内血管丰富。虽然巨细胞瘤中有大量巨细胞,但许多骨肿瘤中都有巨细胞,所以其性质依赖基质细胞。组织学分为 3 级:Ⅰ 级基质细胞较少,大小形态较一致,偶见核分裂,巨细胞量大核多,属潜在恶性;Ⅱ 级基质细胞量大,有异型性,核分裂明显,巨核细胞或多或少,但形体变小,有异型性,属低度恶;Ⅲ 级基质细胞分化不良,有明显异型性,核分裂多见。巨细胞量少,体小,核少,有明显异型性,为明显恶性。组织学分级不完全代表其生物学性质和预后。

骨巨细胞瘤恶变,称为继发性恶性骨巨细胞瘤。发生率为 10% ~ 15% ,1% ~ 6% 肺转移。原发恶性骨巨细胞瘤叫巨细胞肉瘤。无论哪一型骨巨细胞瘤,发展的结果皆可变为肉瘤。

【临床表现】

颅骨巨细胞瘤最常发生在颅底,部位隐蔽,早期一般没有明显症状,当肿瘤进一步增大可出现颅神经受压表现,病变在鞍区、蝶骨体、中颅底时,首先产生同侧部分或全部Ⅱ ~ Ⅵ颅神经受压症状。病变在颅盖部可有局部肿块和疼痛。颞骨肿瘤侵犯颞肌显示颞部肿胀,甚至会触及肿块和有触痛。如肿瘤向颅内发展会引起相应的神经症状和体征及颅内压升高。晚期可发生肺和淋巴转移。

【影像学表现】

颅骨 GCT 的 X 射线表现为能透射线的单纯溶骨型和囊肿型,前者只见破骨性改变,后者为囊性骨破坏区,边缘锐利,周边有高密度硬化带,膨胀性生长,颅骨内、外板分离,残存骨小梁将囊肿分割成多房样。CT 多显示肿瘤呈膨胀性生长,可见骨质破坏,形成局部混合密度或低密度区,间隔以骨样高密度区,肿瘤多向周围组织侵犯。病变边缘完整或不完整的骨包壳:病灶骨包壳的完整性与膨胀的程度关系不大,CT 表现为断续线样高密度影,增强扫描无或中度强化。MRI 表现可为双低信号影。国内外报道"交界角征",可能为颅骨 GCT 较为特征性的 CT 表现,所谓交界角征即 GCT 与正常颅骨交界区呈现高密度的角状区,其边缘超出正常颅骨范围,角度在 180°以下。MRI 可见瘤内病变更为清晰,多表现为 T_1WI 上等信号,T_2WI 低信号,增强无明显特异性,常呈现为混杂信号。其中 T_2 低信号可助于支持 GCT 的诊断,这可能是大量含铁血黄素沉积或骨痂的形成(图 5-5)。

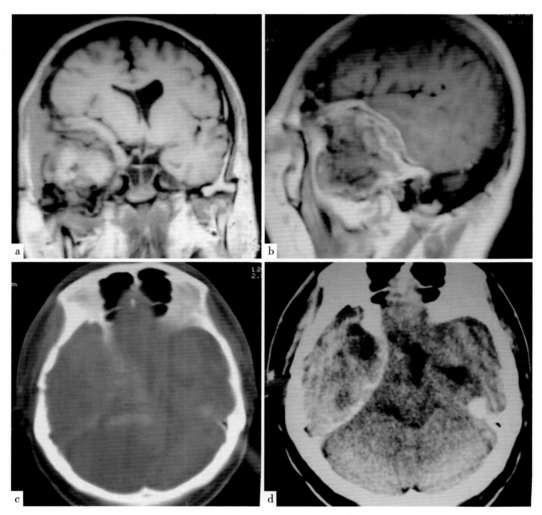

a. MRI 冠状位；b. MRI 矢状位；c. CT 骨窗；d. CT 脑窗。

图 5-5　一例复发巨细胞瘤 MRI 和 CT 影像

【诊断和鉴别诊断】

（一）诊断

巨细胞瘤多数发生在颅底，与其他颅底骨占位相比无显著的临床特点。但其侵袭性和典型影像学体征有助于临床诊断。

（二）鉴别诊断

该病少见，但应与以下疾病相鉴别。

1. 动脉瘤样骨囊肿　颅骨动脉瘤样骨囊肿，好发与颞、枕及额骨部，好发年龄较 GCT偏低，常见于 20 岁以下的青少年，CT 上骨质破坏区常呈单房或多房样改变，可有液平面，强化较 GCT 明显。

2. 巨细胞肉芽肿　　又称巨细胞修复性肉芽肿（giant cell reparative granuloma，GCRG），病因不明，是一种少见的非肿瘤性良性增殖性病变，镜下观有巨细胞群集区，分布不均。虽也有侵袭性，但有自限性。该病与 GCT 好发部位明显不同，GCRG 以上颌骨及下颌骨多见，亦好发于 20~40 岁成人，CT 通常表现为溶骨性或膨胀性骨质破坏，不穿破骨皮质，周围无骨硬化现象，也无骨膜反应。MRI 检查 T_1WI 及 T_2WI 均为低信号。影像学与 GCT 鉴别有一定困难。但两者的手术疗效截然不同，巨细胞肉芽肿切除后很少复发，且不会恶变转移。

3. 颅骨骨纤维异常增殖症　　颅骨骨纤维异常增殖症（fibrous dysplasia of skull，FDS），亦是常见的非肿瘤样病变，该病好发于儿童和青少年，影像学上骨骼增生变形、骨皮质连续，病灶内骨化明显并有毛玻璃影，膨胀性较 GCT 差，除颅骨本身病变外，骨纤维异常增殖症可合并内分泌异常、皮肤色素沉着和性早熟者等（McMcune - Albright 综合征）。

4. 颅骨嗜酸性肉芽肿　　颅骨嗜酸性肉芽肿（eosinophilicgranuloma，EG）属于骨朗格汉斯细胞肉芽肿，颅骨 EG 以顶部最为常见，病灶一般以板障为中心，跨越颅缝，向内外板侵犯，形成穿凿样骨破坏，无周边骨硬化；CT 上病灶密度高于周围软组织，且可清楚发现病灶内有残留小骨片。MRI 上多呈稍长或等 T_1、稍长 T_2 信号，多伴有周围软组织增厚，增强后有强化。

5. 骨肉瘤　　儿童和青少年多发，发展快，疼痛明显，全身症状突出，骨破坏边界不清，伴有骨增生及芒状骨针和软组织肿块。

【治疗】

手术切除仍为 GCT 的首选，具体可根据肿瘤的部位及发展阶段和周围关系施策，颅盖部肿瘤容易连同周边 2 cm 骨质一并切除，同时做颅骨修补。对位于颅底的肿瘤，常因术区暴露困难、肿瘤与周围神经血管关系紧密，而导致肿瘤不能被全切。在保证不损伤周围重要组织的前提下，应尽量多切除肿瘤。肿瘤复发为 GCT 较为棘手的问题，复发与肿瘤切除不完全、肿瘤周边切除不彻底等因素有关。单纯的病变内切除后的复发率为30%，同时处理周边后，复发率降至 8%。对于手术切除不完全的恶性巨细胞瘤或转移者可考虑适当放化疗。切除不彻底的良性巨细胞瘤是否放疗仍存争议，因放疗可能诱发恶变。

【预后】

彻底切除病变者，预后良好。切除不彻底的肿瘤，选用适当的放化治疗，可以减少患者的痛苦，延长生命。

（周　　刚）

第五节 颅骨脑膜瘤

　　脑膜瘤分为颅内脑膜瘤和硬脑膜外脑膜瘤或异位脑膜瘤,硬膜外脑膜瘤占全部脑膜瘤的 1%~2%,可分为原发性和继发性,颅内脑膜瘤累及颅骨形成继发性颅骨脑膜瘤。而直接起源于颅骨的硬膜外脑膜瘤定义为原发性颅骨内脑膜瘤(primary intraosseous meningioma,PIM),又称板障型脑膜瘤(diploetic meningioma),男女发病率无流行病学差异,PIM 临床实属罕见,发病率约占硬膜外脑膜瘤的 2/3。PIM 是起源于板障,与脑膜、脑组织无关。Lang 等报道肿瘤生长累及了颅骨内板,侵犯了脑膜的板障脑膜瘤,不是原发性硬膜内,不容易出现脑膜尾征。因此肿瘤的主体位置、生长方向和硬膜的移位方式是区分 PIM 与颅内脑膜瘤的重要依据。

【病因病理】

（一）病因

　　关于 PIM 的起源有多种假说:①起源于胚胎发育残留于颅骨内的蛛网膜细胞;颅骨脑膜瘤的特殊性在于硬脑膜、脑实质内无肿瘤,颅骨外板破坏重于内板,属异位脑膜瘤,并非转移。②颅骨外伤骨折后蛛网膜细胞巢通过撕裂硬脑膜种植于颅骨骨折缝或骨折线附近,目前多倾向于前者。不少学者在阐述病因时往往冠以"可能是",说明尚缺乏充分的证据。

（二）病理

　　病理分型主要是脑膜上皮细胞型和砂粒型。组织构相与颅内脑膜瘤完全相同,镜下成分基本由脑膜细胞、纤维母细胞、过渡细胞、血管、胶原纤维和砂粒组成。且各种成分含量不同,以占优势的主要基质区分亚型。其电镜所见主要为部分瘤细胞有细胞突起,并形成细胞间指状交叉连接,常有桥粒形成。粗面内织网较多,部分可见丰富的微粒。诊断颅骨内恶性(间变型)脑膜瘤的组织学标准为细胞数量增多,核多形性、核分裂数、坏死及其他恶性指标。颅骨内脑膜瘤的免疫组化特点表现为波形蛋白 Vimentin 试验均显阳性。神经元特异烯醇化酶、上皮膜抗原及桥粒板蛋白亦多为阳性,S-100 蛋白和胶质纤维酸性蛋白多为阴性,细胞角蛋白表达情况不一(图 5-6)。

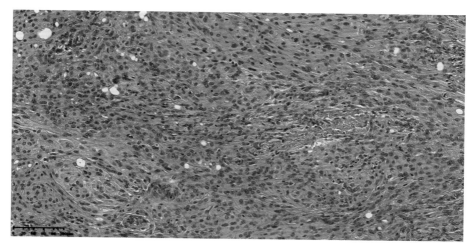

图 5-6　颅骨脑膜瘤 HE 染色照片(20×)

【临床表现】

颅骨内脑膜瘤在板障内膨胀性缓慢生长,多数病例早期致颅骨外板增生突起后期会发生骨破坏,表现为局部坚硬、不移动肿块,肿瘤较大时会有微痛,或引起局部组织的推移压迫而无其他感觉,个别肿瘤突破内板向颅内侵犯时引起相应症状,但很少有突破硬脑膜者。此类肿瘤特点:肿瘤在板障内长到一定大小即可突出体表,而无神经系统的体征和症状,常被无意中发现并被误诊为头皮肿物。由于肿瘤周围有板障供血,血运异常丰富,故肿瘤生长较快。加之有颅骨破坏,常被误诊为恶性骨肿瘤。

【影像学检查】

PIM 主要影像表现是以板障为中心的膨胀性骨质破坏,可以伴有软组织肿块形成。X 射线检查早期显示颅骨内外板增厚突起,后期可见骨破坏,血管沟增宽、迂曲。CT 显示骨质破坏有优势,肿瘤的骨性包壳可以完整或不完整,可以显示病灶内是否有钙化。MRI 对软组织肿块及周围结构的解剖关系具有优势,一般肿瘤在 T_1WI 上呈不均匀低信号, T_2WI 呈不均匀高信号,增强扫描呈明显不均匀强化,一般不出现脑膜尾征,有时可见邻近脑膜强化,主要与脑膜刺激或肿瘤侵犯有关。文献报道良性 PIM 多呈膨胀性生长,恶性者可呈溶骨性骨质破坏伴软组织肿块。DSA 早期显示粗大、迂曲的颈外供血动脉,毛细血管期见肿瘤染色,静脉期较早出现。该检查有鉴别诊断意义(图 5-7、图 5-8)。

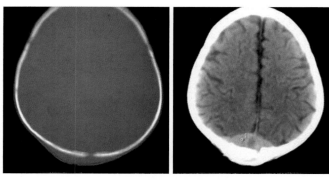

图 5-7　颅骨脑膜瘤 CT

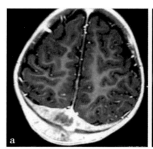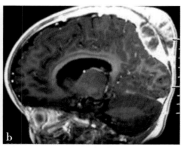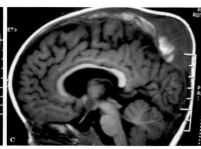

a、b. T_1 增强；c. T_1 平扫。

图 5-8　颅骨脑膜瘤 MRI

【诊断及鉴别诊断】

（一）诊断

①肿瘤具有脑膜瘤的病理特征。②病灶完全或大部分位于颅骨内，但生发点绝对位于颅骨内。③除颅骨外，硬脑膜、蛛网膜、软脑膜及脑组织等亦可不同程度受累。④可表现为骨质膨胀性改变，可有骨质增生、硬化或溶骨性破坏。MRI 表现为 T_1WI 与大脑皮质相似的信号强度，可不均匀，T_2WI 为明显高信号；呈增生改变的脑膜瘤 T_1WI 和 T_2WI 均表现为低信号。与颅内常见脑膜瘤 MRI 显示稍长 T_1 和稍长 T_2 信号不同。CT 骨窗可清楚显示颅骨的增生或破坏。CT、MRI 增强后软组织肿块可有显著的不均匀强化，CT 值可高达 100 Hu，具有很高的诊断价值。但最终确诊靠病理检查。

（二）鉴别诊断

PIM 主要与颅骨浆细胞瘤、嗜酸性肉芽肿、血管瘤、淋巴瘤、转移瘤及骨肉瘤鉴别。

1. 颅骨浆细胞瘤　影像表现为膨胀性溶骨性骨质破坏伴软组织肿块，骨破坏多为圆或椭圆形，边缘无硬化。肿瘤可突破颅骨内外板形成"双凸状"软组织肿块，增强呈明显均匀强化，而 PIM 常发生钙化、囊变及坏死，增强后不均匀明显强化可以鉴别。

2. 嗜酸性肉芽肿　是朗格汉斯组织细胞增生症的一种，一般肿块较小，有疼痛，好发于青少年及儿童，多为单发，骨质破坏可呈穿凿样改变，由于内外板骨质破坏程度不同，可呈"双边征"或"斜面征"，其内可见"纽扣"样死骨。

3. 血管瘤　CT 表现为膨胀性骨质破坏，常伴有硬化带，内有粗细不等骨性间隔及放射状骨针，骨窗上"日光放射状"的典型表现，MRI 表现为 T_1WI 低信号，T_2WI 明显高信号，增强明显强化。

4. 淋巴瘤　CT 表现为穿透性生长，巨大的软组织肿块质地较均匀，轻骨质破坏为"筛孔样"，肿块发展迅速，边界清楚，呈"夹心饼样"。

5. 转移瘤　多有原发肿瘤病史，常为多发、大小不等的溶骨性骨质破坏，少数可单发，常进展较快。

6. 骨肉瘤　青少年多发，肿瘤生长迅速，有明显自觉痛和触疼，局部皮肤发红，皮温高，可听见血管杂音，看到邻近皮下扩张的静脉。全身消耗性症状突出。影像检查除软组织肿块外，成骨型有显著的骨质增生和放射状骨针，溶骨型以骨破坏为主。化验检查碱性磷酸酶升高。

【治疗】

颅骨脑膜瘤为良性肿瘤，目前的诊断技术及手术切除没有技术难点，但由于该型肿瘤呈侵袭性生长，具有对周围骨质、硬膜侵蚀破坏倾向且对放疗不敏感，所以一旦确诊，应首选彻底超范围（包括受累骨周围 2 cm 颅骨——Simpson grade 0 级）切除的手术。因为病理学证实，所有受脑膜瘤侵蚀的增生骨质及受累骨质周围 2 cm 内肉眼看似正常的颅骨均存在哈弗斯管（Haversian canals），管内均存在肿瘤细胞。如果这一范围内的颅骨没完全切除，则容易复发。这一原则也适用于所有受到侵蚀的脑膜瘤（原本辛普森把脑膜瘤切除程度分为 Ⅰ～Ⅴ级，Ⅰ级切除即将脑膜瘤和受累的硬脑膜、颅骨沿边缘切除，被称为最彻底切除，但后来发现仍有复发。经神经病理学研究证实受累组织周围 2 cm 以内看似正常的组织中还含有瘤细胞。国内外学者将其视为复发原因，遂形成共识——把切除范围向外扩大 2 cm，并命名为 Simpson 0 级切除，所以现在 Simpson 分级成了Ⅵ个级别）。Borovich 和 Doron 提出 Simpson 0 级切除的理论依据：①脑膜瘤细胞有潜在的浸润性，病理证实受累硬膜内及周围存在脑膜瘤细胞；②国内外一些临床研究证实了 0 级切除较Ⅰ级可明显减少脑膜瘤的复发。对手术造成的颅骨、硬脑膜缺损尽可能同时予以修补（图 5-9）。

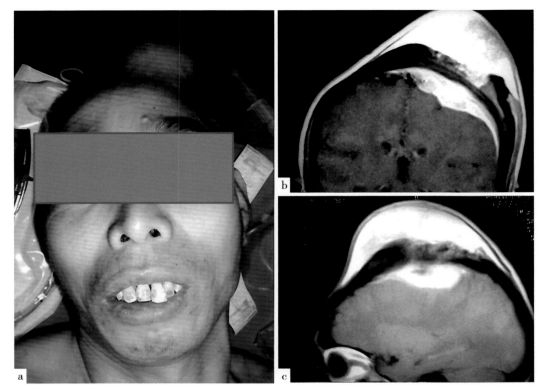

a. 患者照片;b. MRI T$_1$ 冠状位增强;c. MRI T$_1$ 矢状位增强。

图 5-9　颅骨恶性脑膜瘤

【预后】

目前颅骨脑膜瘤诊断技术及手术切除没有技术难点,属于完全可控范围内的疾病。做到 Simpson 0 级切除的患者预后良好。

（耿俊杰）

第六节　颅骨血管瘤

颅骨血管肿瘤(hemangioma of skull)是颅骨内血管增生或是血管畸形所形成的良性病变。是发生于骨内的原发性肿瘤还是先天畸形仍有争论。发病率占全身骨肿瘤的 0.6%~1.0%,约占颅骨良性肿瘤的 10%。颅骨血管瘤可发生于任何年龄,但多发于中青年患者,男性与女性的比例为(1:3)~(1:2),肿瘤可单发或多发,以单发多见。病变分3型,分别为海绵状血管瘤型、毛细血管型和静脉型,前者最常见。好发生颅盖骨,以顶骨及额骨的颅骨外板最多见,其次为枕骨和眼眶,肿瘤呈膨胀性生长,多为无痛性缓慢生长的头皮下肿块,常伴有搏动感,但部分发生于颅底或眼眶部的病灶,会引起颅神经病理征或眼球突出。

【病因病理】

(一)病因和发病机制

颅骨血管瘤的病因及发病机制尚不完全明确,普遍认为是由于一个或多个与血管内皮细胞增殖相关的基因突变,从而阻断相关凋亡诱导信号,最终抑制血管内皮细胞凋亡所引起。现阶段的研究表明,$Bcl-2$基因可能参与颅骨血管瘤的发生和调控。$caspase-3$(天冬氨酸特异性半胱氨酸蛋白酶)基因突变也是血管瘤发生的重要环节。

(二)病理

1.大体所见 颅骨血管瘤多数起源于颅骨外板,也可源于板障。大小不一,随着病变的发展从板障向内、外板扩张侵犯。使颅板变薄突起或吸收,以外板明显。呈暗红色,与周围界限分明。

2.镜下所见 组织学表现,颅骨海绵状血管瘤主要由扩张的表面覆以单层内皮细胞的薄壁血窦构成,内含扁平内皮细胞的骨小梁结构主要是由于扩大的血管畸形引起破骨细胞重塑形成。病灶通常无包膜,呈实质性,松软易碎,与周围骨组织分界尚清,表面呈暗红色,外观为海绵状或蜂窝状。切面可见骨小梁构成的网状支架结构,表浅部多见呈放射状的垂直于颅骨表面的粗大骨小梁。而肿瘤深部可见呈蜂窝状排列的骨小梁,其间隙内为充满血液的扩张血窦,血窦和骨小梁之间由结缔组织分隔。毛细血管型主要由内皮细胞构成的极度扩张的毛细血管构成。静脉型为增厚的静脉管组成,血管有平滑肌,但排列松散且不规则(图5-10)。

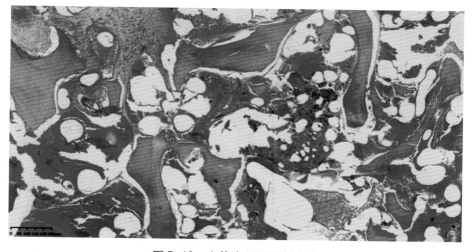

图5-10 血管瘤HE照片(4×)

【临床表现】

颅骨血管瘤起病缓慢，病程较长，患者多无明显临床症状，大都在发病数年后就诊，主要表现为头部呈扁平状或球状生长的无痛性肿块，部分肿瘤向内板或外板膨出。少数病变部位可伴有肿胀感、头痛及局部压痛等。局部触诊病变可有压缩感，由于血液充盈特点，部分患者头位下垂时肿块可胀大，头位抬高时又缩小。

【辅助检查】

颅骨血管瘤性肿瘤的影像学表现根据病理类型不同亦有差别。海绵状血管瘤在 X 射线平片上表现为局部颅骨骨质的吸收或增生，也会看到边界清楚的软组织密度骨缺损区，内、外板膨胀变薄或缺失，点、片状钙化和骨针，但不如 CT 清晰（图 5-11）。在 CT 平扫中表现为膨胀性圆形或类圆形混合密度影，内、外板变薄或破坏吸收，内部可有钙化，"光芒状"排列的骨小梁为特征性改变，新生骨针与颅骨板垂直，病灶有完整细齿状边界，轴位呈囊状或蜂窝状，在 CT 增强中可见明显强化；在 MRI 中，T_1 为等、低混杂信号，T_2 呈高信号，边界完整、清楚，增强后可见明显不均匀强化。个别病例影像检查可见粗大、扭曲的颅内血管进入病灶。

毛细血管瘤在 CT 中的表现为纯溶骨改变的向内部生长的均匀软组织影，可向颅骨组织间隙内生长，并伴有明显强化。

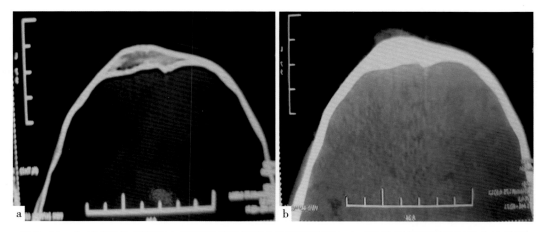

图 5-11　头颅 CT 结果提示右侧额部颅骨板障内稍低密度影（a），CT 软组织窗可见板障内的骨质　　　破坏（b）病灶

【诊断及鉴别诊断】

颅骨血管瘤多数具备以下临床特点：头皮下缓慢生长的半球样或丘样无痛性肿物；肿块可被压缩；肿块大小随体位变化，头高位时缩小，头低位时增大；外板破坏严重时局部可触及搏动感。依据以上特征结合影像检查，一般容易诊断。但对不典型病例需与下述疾病鉴别。

1. 脑膜瘤　可出现骨质的破坏及增生,但以骨质增生为主,偶尔可形成互相平行垂直于内、外板的骨针。而颅骨血管瘤的放射状骨针均自瘤中心向四周边缘放射且互相交叉。脑膜的骨质变化多起自内板,血管瘤起自外板或板障。常伴有附近血管压迹的增粗和加深。

2. 骨肉瘤　病程短,肿瘤生长迅速,疼痛及压痛明显,溶骨性破坏区边缘无硬化,骨针大小不一、形态不规则,软组织肿块向周围侵犯,边界不清。

3. 神经母细胞瘤颅骨转移　多见于儿童,常为多发、对称性转移,多数表现为溶骨为主的虫蚀状骨质破坏,可见针状骨膜反应和软组织肿块。

4. 黄脂瘤病　多见于5岁以下儿童,呈多发性颅骨破坏区,边缘锐利,无硬化,病灶互相融合呈"地图样"骨质缺损,肺和其他骨骼亦有其特殊表现。

【治疗】

(一)手术

手术切除为治疗颅骨血管瘤的主要方法。

1. 适应证　①颅骨血管瘤诊断明确,瘤体较大;②有明显的外观畸形。

2. 手术前准备　海绵状血管瘤术中容易出血,手术前应该评估颅骨血管瘤的大小、位置以及供血情况,若肿瘤体积较大血供丰富的,可行术前供血动脉栓塞,并于1周内手术切除,从而减少术中出血。

3. 手术要点　全射麻醉后患者取仰卧位,在靠近肿物处采用瓣状切口,将肿瘤连同受累的颅骨一并切除,直至周围正常颅骨;术中应首先结扎供血动脉以减少切除肿瘤时的出血,切除包括受累颅骨在内的整个肿瘤组织。确保切至正常颅骨边缘及完整结扎所有供血动脉是手术成功的关键。切除不彻底者容易复发。所以刮除手术不可取,因刮不彻底,容易复发,更重要的是术中可能发生难以制止的大出血。对涉及面颅的血管瘤需请有关专科协助处理。

4. 手术并发症及术后处理　手术治疗的主要并发症包括出血、感染、皮肤溃疡等。术后出血往往是术中止血不完善所致,出血到皮下容易处理,若出至颅内,处理不及时,会引起严重后果,所以切口放置引流,术后严密观察,一旦患者意识恶化,复查CT特别重要。

因为术野涉及颅骨和颅内,一定要用抗生素预防感染。

皮肤溃疡往往是由于病变侵蚀头皮变薄,术中剥离后血循破坏或整个皮瓣血供受损引起。如果术中注意到预防,皮瓣溃疡是很少发生的。

(二)非手术治疗

对位于颅底深部无法手术切除或切除不彻底的血管瘤,可行放射治疗,防止病变进一步发展。对于有较大供血血管或不能耐受手术者,可选择血管内栓塞疗法或用作术前准备。

【预后】

完全切除的血管瘤,是可以治愈的,术后很少复发;切除不干净或做姑息治疗者,术后有可能复发,应定期随访,必要时应进一步治疗。

(李　远)

第七节　皮样及表皮样囊肿

表皮样囊肿,1928 年由 Critchey 正式命名。是内衬上皮类似于皮肤表皮的囊肿,有人认为其可能是一种单胚层源性的真性良性肿瘤。有很多别名,如表皮瘤(epidermoma)、珍珠瘤(pearl tumor)、角质囊肿(keratinous cyst)、胆脂瘤(cholesteatoma)。皮样囊肿囊壁上除了角质上皮外,还含有各种皮肤附属器,不同部位,内容也不完全一样,被认为是一种特殊的成熟畸胎瘤。但目前的参考书都将两者归类为类肿瘤,不认为是真正肿瘤。因表皮样囊肿和皮样囊肿均含有大量胆固醇结晶,所以一些学者把两者统称为胆脂瘤,但两者组织结构相差很多。发生于颅内的表皮样囊肿和皮样囊肿占颅内肿瘤的 0.5%~1.8%。颅骨的表皮样囊肿和皮样囊肿占颅内同名病变的比例,不同报道差异很大,有 3%、10%、25% 不等。一般发病年龄 20~50 岁,30~40 岁为高发期。性别差别不明显。

【病因病理】

原发性表皮样囊肿和皮样囊肿是在胚胎发育 3~5 周神经管闭合时,中、外胚层残留组织异位于板障而形成的。继发性是由外伤、感染或手术不当,将上皮植入形成。该病较少见,近 10 年国内文献上仅报告 30 余例。

表皮样囊肿有包膜,切面乳白色角化物,反光发亮。显微镜下囊壁外层是一薄层纤维结缔组织,内层是复层鳞状上皮细胞,该层不断有细胞角化脱落形成瘤内容物,使瘤体扩大。皮样囊肿壁较厚,内容物为淡黄或灰黄凡士林样脂质及皮脂腺、毛囊、毛发、汗腺等皮肤附属组织,部分含有中胚层组织,如指甲、骨或软骨等。镜下观囊壁为复层鳞状上皮,基底层有纤维组织和真皮层,内含物如上述(图 5-12)。

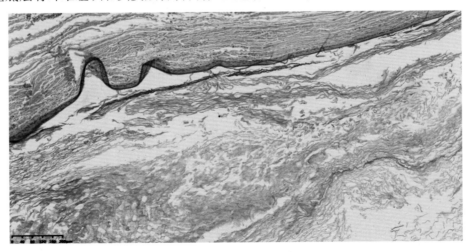

图 5-12　皮样囊肿 HE 照片(10×)

【临床表现】

1. 发病年龄　本病发病年龄为出生后几个月至 40 岁,平均 9.6 岁,就诊年龄为出生后第 5 个月至 60 岁,平均 20.4 岁;病程 1～30 年,平均 8.3 年,也有文献记载就诊最大年龄 85 岁,另有文献记载病程长达 63 年。

2. 症状　病程长、生长慢、无痛性头皮下肿块是本病主要临床特点。部分病例局部有轻度胀痛,有胀痛的病例其肿块较大,一般在 10 cm 以上。

3. 病变部位　本病好发于顶骨和额骨,如肿物向颅骨内板生长,可侵蚀颅骨,甚至侵犯硬脑膜压迫脑组织。

【影像学检查】

1. X 射线　颅骨缺损多呈圆形、类圆形及分叶状缺损边缘多有程度不同硬化,部分病例可在切线位骨缺损呈上口大、下口小(火山口样)的典型 X 射线征象;但病变属早期者,则呈上口小、下口大征象。病变局限于板障时,可呈囊状、膨胀生长及分隔等,也有个别病例在缺损区内有碎骨片和多发性缺损,类似黄色瘤病。

2. CT　CT 检查能对病灶内部结构进行分析,尤其是对囊肿的显示及脂质密度的测定具有特征性的诊断作用,CT 值为 −2～12 Hu,低于脑脊液。可见明显的骨质缺损现象,边界清晰,边缘大部分硬化,板障增宽。起源于板障的局限性骨质破坏,内外板膨胀变薄(早期)或缺失,并向颅内外生长,密度混杂,这些是 CT 特征性表现。部分病例可有脂肪和钙化,少数因继发感染,边缘可不规则。增强扫描无强化。

3. MRI　表皮样囊肿 T_1 低信号,T_2 高信号,皮样囊肿 T_1、T_2 均为高信号(图 5-13)。

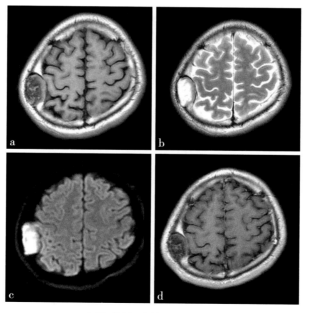

A. T_1;B. T_2;C. DWI;D. T_1+C。

图 5-13　颅骨皮样囊肿 MRI

【诊断及鉴别诊断】

（一）诊断

起病隐匿，发展缓慢，早期无症状。最初发现往往为头皮下无痛性肿块。若中央有孔，可挤出难闻的灰白色内容物。如果囊壁破裂、感染或肿瘤巨大会引起疼痛。

头颅 CT 检查是诊断颅骨表皮样囊肿和皮样囊肿的重要方法，可了解肿瘤形状、大小，头皮下肿瘤具体位置，颅骨有无压迫及侵蚀，如侵犯颅骨内板，对硬脑膜是否侵及，脑实质情况等且具有特征性脂质密度测定作用。CT 的典型表现有助于诊断。

（二）鉴别诊断

1. 皮脂腺囊肿　为皮脂腺排泄管堵塞，因分泌皮脂质淤积膨胀而形成潴留性囊肿，粥样内容物内无毛发。肿物突出于皮肤表面且与皮肤紧密相连。颅骨无异常。

2. 畸胎瘤　一般包含 3 个以上胚层的结构，除皮肤附件，还可有牙齿、骨骼等结构。影像检查可见钙化灶。皮样囊肿也会有类似表现，但其含有大量脂质，与一般畸胎瘤不完全相同。

3. 脂肪瘤　较表浅，多呈扁平分叶状，位于皮下，质软，活动度较大；包膜极薄，与正常组织界限不清。头皮下很少见脂肪瘤。另外，头皮血管瘤是一种头皮血管畸形，分为毛细血管瘤、海绵状血管瘤、丛状动脉血管瘤，外观及触诊较易鉴别。个别病例还需鉴别头皮癌或颅骨转移性肿瘤。

【治疗】

手术切除是颅骨表皮样和皮样囊肿治疗的唯一选择。术前 CT 检查明确颅骨破坏及缺损的范围和程度及是否侵入颅内，以判断是否需要开颅，颅骨修补。手术应尽量完整剥离包膜，使肿瘤内容物不污染周围组织，避免发生术后感染和复发。对嵌入颅骨内的肿瘤囊壁，不宜剥离时应与颅骨一并磨除或切除。如肿瘤蒂部侵犯较大，则充分暴露骨面，在邻近钻骨孔、铣刀铣下，确保不残留囊壁，局部刮除，创缘涂石碳酸或甲醛液的方法不可取，因容易残留瘤组织。如没有感染或污染颅骨缺损处可一期修复。

【预后】

手术的死亡率很低，但不彻底手术容易复发和并发感染，导致鳞状上皮化生诱发癌变。故对本病早期诊断和早期手术治疗是十分重要的。绝大多数预后良好，恶变率极低。

（郭世超）

动脉瘤性骨囊肿(aneurysmal bone cyst,ABC)是高度血管化的类肿瘤病变,其组织结构既不是动脉瘤,也不是肿瘤或囊肿,而是缺少完整壁层的颅骨内血窦。由 Jaffe 和 Lichtenstein 于 1942 年首次描述,36%~50% 的 ABC 好发于长管状骨的干骺端,25% 可累及椎骨、舌骨、下颌骨和腺样体,而颅骨 ABC 极为罕见,多发生在颅盖部。约占所有骨性 ABC 的 1%。ABC 好发年龄偏小,以青少年多见,且大多数于 20 岁之前起病,男性与女性的发病比例约为 2∶1。

【病因病理】

(一)病因和发病机制

ABC 的确切发病机制目前尚不完全清楚,但部分学者仍提出了几种可能的机制假说。Lichtenstein 认为 ABC 是原发病变,为局部血流动力学改变的一种表现,其原因系板障内异常静脉破裂导致静脉压持续性升高,血管床淤血扩张,形成骨内动静脉瘘。长期血液循环障碍导致局部压力步步增加,进而导致血管的充盈及扩张加剧,使得骨重吸收和纤维结缔组织、类骨质和新骨沉积。Bernier 和 Bhaskar 则认为 ABC 与颌骨的中央巨细胞修复性肉芽肿有类似之处,其唯一的区别是 ABC 中存在含血空间,所以 Bernier 和 Bhaskar 认为结缔组织过度增殖,取代骨髓中的血肿可能是 ABC 发生的原因,且这种血肿来源可能是由创伤引起。Biesecker 等人则认为原发性骨病变引发骨动静脉瘘可能是 ABC 的发生原因之一,他认为骨动静脉瘘可使得血管膨胀并侵蚀和吸收邻近骨质,并产生由膨胀的骨、骨膜壳界定的血管通道迷宫。骨修复过程产生活性巨细胞和活性基质细胞,这些细胞排列在血管通道中,血管通道被广泛的成纤维细胞增殖和新骨形成所包围。此外,也有学者认为 ABC 可继发于颅骨血管瘤、朗格汉斯细胞组织细胞增生症(LCH)、软骨母细胞瘤等疾病。有人将 ABC 的自然病程分为 4 期,即融骨期→膨胀期→稳定期→愈合期。

(二)病理特点

组织学上,ABC 的特征是大的、充满血液的薄壁囊性空间,无内皮细胞,但有骨性分隔,骨性或纤维组织团块分散在破骨巨细胞嵌入纤维黏液样基质中。

【临床表现】

ABC 临床表现多样,与病变所在位置、大小及毗邻等密切相关。Kletke 等对 43 例颞骨 ABC 进行分析,其常见症状包括头痛、局部肿胀、耳鸣、听力损失、周围性面瘫和颅内压升高,此外眩晕、耳漏、三叉神经受累、癫痫发作、复视、发声障碍、细菌性脑膜炎、眼球突出和颈静脉孔综合征等少见症状也可发生。概括来说,本病是一独立的、扩张性的、侵袭性的病变,肿、胀、痛为主要临床症状,偶可触及波动感。向颅内发展会表现为压迫症状,而病变在颅底者,像其他颅底占位一样,首先表现为颅神经受累。

【辅助检查】

1.X 射线　检查可见颅骨上有膨胀性囊状透亮区,骨膜抬高隆起,骨质菲薄,有皂泡样(soap bubble)和爆裂样(blow out)表现。可分为进行性、活动性和静止性 3 型,前者无骨源性修复征,也无骨膜包壳和明显界限;活动性病变有不完整的骨膜包壳和明显病变界限;后者有完整的骨膜包壳和明显边界。

动脉瘤性骨囊肿 CT 上常表现为膨胀性溶骨性病变,密度不均。腔内见多灶性液-液平面,可借此特点与单纯骨囊肿鉴别(图 5-14)。

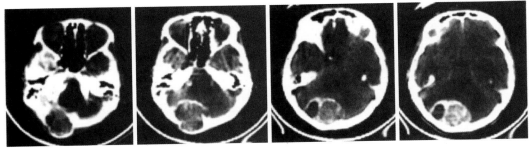

图 5-14　CT 影像示枕部的血管瘤性骨囊肿,起源于板障并向外突出,病灶增强后可见明显强化,并由于囊肿内骨质分隔可有部分不强化区

2.MRI　表现为 T_1 和 T_2 均为低或混杂信号,囊内可见液-液平面(T_1 像上低下高信号,T_2 像上高下低信号),并能判断液体是不是血液,增强扫描显示肿瘤骨邻近脑膜强化(图 5-15)。

3.DSA　可见来自颈外动脉的供血血管扩张,静脉期可见动静脉瘘区斑片状高密度影。

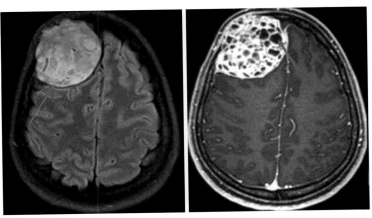

图 5-15　MRI 影像示额部的血管瘤性骨囊肿,轴位 FLAIR 像可见边界清晰的额部占位,轴位强化后可见不均匀蜂窝样的强化

【诊断及鉴别诊断】

（一）诊断

依据临床症状和影像资料,结合查体提示肿物与颅骨固定,欠活动,基底宽,触感光滑,与头皮无粘连,有压痛,甚至可触及波动感,偶可闻及血管杂音等,一般都能做出临床诊断。

（二）鉴别诊断

（1）骨囊肿多为外伤引起,囊内无液平,血管造影无异常。
（2）巨细胞瘤多发生颅底,囊变型影像所见类似骨囊肿。

【治疗】

手术切除是 ABC 的最佳治疗方案,完全切除(包括受累硬脑膜)可达到治愈性结果。对于供血血管明显扩张增粗者,为减少术中出血,术前栓塞或结扎供血血管是必要且有用的。对颅底病变的早期手术干预是必要的,但完全切除是困难的。残留病灶施以适量放疗,可以减少复发。

其他疗法,如血管内介入治疗、骨水泥填塞也有人尝试。

【预后】

动脉瘤性骨囊肿是良性病变。完全切除预后良好。对复发病例,如果条件允许,可以再次手术。

（李　远）

第九节　颅骨骨膜窦

颅骨骨膜窦(sinus pericranii,SP)是一种少见疾病。1760 年首次被描述为"颅骨上形成的软组织损伤"。1845 年 Hecker 首次报道了发生在前额部双球形的静脉曲张畸形血管团。1850 年 Stromeyer 首次以"sinus pericranii"命名,指出这种静脉血管畸形本质是骨膜下的血性囊肿,通过板障静脉与硬膜窦交通。1936 年 Fevre 等根据血流动力学特征将 SP 分为 3 类:①骨膜下血性囊肿,通过颅骨板障静脉与颅内静脉窦组成了一个封闭的系统;②静脉血经外周静脉进入 SP 后流入窦内;③颅外异常血管与窦腔相连。1950 年,Volkmann 等将颅骨骨膜窦分为两种:一种是真性颅骨骨膜窦,特点是当颅内压力增高时血窦将会增大,但给予外加压力时血窦的皮下包块将会消失;另一种是假性颅骨骨膜窦,给予外界压力时血窦不会完全消失。但是,颅骨骨膜窦并不仅仅是连接颅外静脉系统和颅内静脉系统的附加跨骨静脉通道。2007 年 Gandolfo 等提出新的定义,认为颅骨骨膜窦是一个异常的引流静脉,帽状腱膜下静脉引流增加,代替了部分静脉窦引流,沟通颅内外血管的不是板障静脉而是颅骨的增生静脉。根据它的血管构造主要分为两种:①优势型,脑实质的主要引流血管是颅骨骨膜窦引流静脉;②附属型,只有一部分静脉流出通过病变血管。现在被大家广泛接受的定义是:颅骨骨膜窦是紧密附着在颅骨表面的骨膜下或骨膜上缺肌层的静脉血管团和(或)静脉血管瘤,通过多个不同大小的板障静脉、导静脉与颅内静脉窦沟通。

颅骨骨膜窦通常为单发,极少数患者可能多发。该病可发生于任何年龄,好发于儿童和青年。报道的病例中 20 岁以下患者约占 50%,40 岁以下患者占 88%。颅骨滑膜窦多位于中线附近,毗邻硬脑膜窦。最常见于额叶区(40%),其次是顶叶区(34%)、枕部(23%)和颞部(4%),极少数位于颅底。颅外畸形血管病变范围 1~13 cm,以 2~6 cm 常见。颅骨缺损范围 1~4 mm,而较大的缺损较少见。性别分布中,有研究者认为女性稍多于男性。也有学者指出,要考虑到外伤性颅骨骨膜窦时男女比例 1:1,甚至男性稍多于女性。

【病因病理】

(一)病因

病因尚不十分明确。按照颅骨骨膜窦的发生,发病机制可分为 3 种:先天性、外伤性和自发性。有学者把后两者合称为获得性。但由于该病进展缓慢、隐匿,多数先天性的患者并非都是出生后就能看到病变,而多是在后天偶然发现,所以很难与自发性区分,故将二者合并,归纳分为自发性和外伤性两类。

目前,先天性发病机制已经被大多数人接受。早期由于头皮内缺少肌层的囊性静脉血管团或静脉血管瘤的存在,其与颅骨外膜黏附过于紧密,在较长的一段时间内,板障静脉长入,从而形成与颅内静脉窦的直接交通。胚胎晚期静脉发育阶段,静脉内一过性的高压可能是重要的诱发因素。颅骨骨膜窦好发于婴幼儿,且与许多先天性疾病共存,如希-林综合征[Von Hippel Lindau syndrome,小脑成血管细胞瘤(血管网织细胞瘤)伴视网膜血管瘤]、蓝痣综合征、头皮海绵状血管瘤以及舌的血管瘤等。

外伤因素在成人获得性发病因素中占重要地位。外伤性颅骨骨膜窦是由于头部外伤后,骨膜下发生血肿,血肿经导血管与颅内静脉窦相通或因颅骨外板骨折,加之凝血机制障碍以及蛛网膜颗粒压迹较深,从而促进本病的发生。

自发性颅骨骨膜窦比较多见,可在先天性血管发育异常、颅骨的慢性疾病、静脉病变或遗传缺陷所致的导静脉异常增多等基础上,加之咳嗽、呕吐等动作使静脉破裂等原因形成,有些病例同时伴有海绵状血管瘤或颅内静脉畸形等其他部位的血管异常。此外,呼吸困难、长期便秘等一系列慢性因素也可能导致颅骨骨膜表面的静脉撕裂,最终在颅骨骨膜下形成一个与颅内交通的血囊,这种发生机制能够解释成人无外伤性自发起病病例,已得到部分学者的肯定。

(二)病理

1.大体所见 肿块呈形状不规则,质软,色鲜红或暗红,可见畸形血管团。

2. 镜下所见 组织学检查可见具有丰富血管的结缔组织,由毛细血管和异常膨胀的静脉组成,扩张的静脉无肌层,壁厚,周围可见正常细胞。外伤型者腔内缺乏完整内皮。

【临床表现】

(一)症状

临床多无明显症状,只是在头低位时病变处有胀感。较大病灶流向颅内静脉窦的血流,可能干扰静脉窦的正常循环,从而导致静脉窦压力升高或波动,引起相应症状。有研究报道80%的患者表现为明显的肿块。症状较轻时表现为头痛、头晕、恶心、局部疼痛以及肿物增大时局部疼痛和压力感等,症状严重时可表现为急剧颅内压增高、共济失调、心动过缓、听力丧失以及诱发癫痫等症状。其中,头痛症状常在几个月内呈消长型,也可表现为突发性头痛,其病理生理学机制可能与颅内高压有关。

(二)体征

在头皮上通常见一可压缩(窦内有凝血块或静脉血栓形成者不能完全压缩)的软性肿物,无搏动。局部头皮可呈微红色或青蓝色,有时在头皮表面还有小的血管瘤、毛细血管扩张或血管痣。任何能增加颅内压的因素均能使肿物增大,当直立和坐位时,肿物消失,此时,压迫双侧颈静脉肿物又出现。当处于仰卧、俯卧或低头时,肿物明显增大,在病变处可触及颅骨的孔隙或破坏。

【辅助检查】

辅助检查主要为影像学检查。

第一步行彩色多普勒超声检查,可以揭示病变的血管性质,是一种简单方便的一线诊断工具。一般表现为颅骨外锯齿状或螺旋状血管,以及跨颅骨扩张静脉。但经颅血管不容易被发现,且颅内与硬脑膜窦的交通也常常被遗漏。

然后采用无创、简单易行的MRI,用来进一步诊断颅骨骨膜窦。CT对描述潜在的骨缺损具有重要帮助。若在头颅MRI、CT检查时怀疑颅内外血管有重要沟通引流或合并血管畸形时,应该行全脑数字减影血管造影(DSA),可对颅骨骨膜窦进行确诊,确定其分型且用于指导治疗。

1. 颅骨 X 射线 常表现为肿物下方颅骨变薄、蜂窝状侵蚀;或颅骨缺损等。

2. 头颅 CT 平扫呈颅外高密度软组织肿块,可见颅骨破坏。增强时颅骨骨膜窦血管与周围静脉血管等密度。行三维 CT 颅骨成像可以更好地显示颅骨骨孔及缺损,可发现有扇贝形伴生骨。三维血管 CT 成像还可以更好地显示血管(图 5-16)。

3. MRI 成像 MRI 成像能够显示颅骨骨膜窦和颅内静脉窦的关系,同时能够检查出可能并存的其他血管异常,MRA、MRV 可以显示动脉及静脉(图 5-17)。

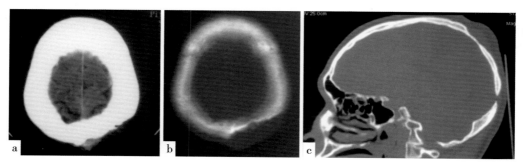

a. CT 脑窗轴位;b. CT 骨窗轴位;c. CT 骨窗矢状位。

图 5-16　骨膜窦 CT

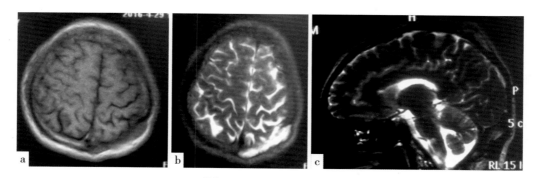

a. MRI T_1 轴位;b. MRI T_2 轴位;c. MRI T_2 矢状位。

图 5-17　骨膜窦 MRI

　　4. 全脑 DSA　　DSA 在颅骨骨膜窦的分类和治疗方案的选择中具有重要作用。它不仅可以检测到异常静脉的位置、大小,还可以提供病变血流动力学的信息,以及进入颅骨骨膜窦的血管内途径。造影一般显示动脉期无异常,静脉期可见颅骨外畸形静脉湖,通过扩张的板障静脉与颅内硬脑膜窦交通,以上矢状窦多见,偶可见横窦(图 5-18)。

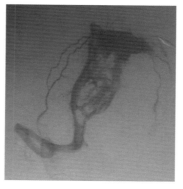

图 5-18　骨膜窦局部穿刺 DSA

5.局部直接穿刺造影　直接穿刺颅骨骨膜窦造影简单易行,能充分显示颅骨骨膜窦与颅内静脉系统的关系,还可显示与头皮静脉有无关系,有助于确诊。虽为有创性检查,其实相当于一次静脉注射,不至于引起严重出血,拔针后予以压迫即可。

【诊断及鉴别诊断】

（一）诊断

1.先天性颅骨骨膜窦　以儿童多见,在出生时或出生后可观察到不规则肿块;自发性者年龄分布较广。典型的临床表现结合头部 MRI、CT 等影像检查一般都可以明确诊断;组织学检查可见腔内壁有一层较完整的内皮,而外伤型者缺乏。

2.外伤性颅骨骨膜窦　明确外伤史并有明显的头皮挫伤或颅骨骨折;病变部位与受伤部位一致;病变区在受伤前未见异常;外伤与肿物的出现有一段时间间隔,局部所见基本同自发性;头部 MRI、CT 等检查能协助确诊。

（二）鉴别诊断

1.颅骨生长性骨折　系婴幼儿外伤后一种少见的特殊类型的颅骨线形骨折,好发于额顶部,表现为局部搏动性包块、颅骨缺损及神经功能缺失。一般有明显头部外伤史,颅骨骨折后,伴硬脑膜撕裂缺损,其下方蛛网膜下腔有出血或蛛网膜周围边缘处粘连,引起局部脑脊液循环障碍,致局部蛛网膜突至硬脑膜裂口及骨折线内,在脑搏动不断冲击下渐形成囊肿,使骨折边缘不断扩大。由于多数患者常有脑部局部损伤,故多伴有偏瘫及外伤性癫痫（详见颅骨骨折章节）。

2.表皮样、皮样囊肿　发生在板障的表皮样、皮样囊肿突破颅骨外板可形成头皮下肿物。其为无痛、不活动、不随体位变化的包块。临床表现与骨膜窦截然不同。同时具有类固醇影像特征。因此不难鉴别（详见本章第七节）。

【治疗】

尚无统一治疗方案。对于无症状、小的颅骨骨膜窦可选择临床随访。文献中此类案例报道较少;也有报道部分颅骨骨膜窦能够自行减小甚至自愈,或者无明显变化。目前,颅骨骨膜窦治疗主要以手术切除为主,尤其是颅内出血、血管栓塞失败等复杂病例。

（一）手术

1771 年,Percivall Pott 成功实施颅骨骨膜窦钻孔填塞术;1902 年之前文献中未见成功手术的报道。根据 Gandolfo 等分型,优势型因其手术并发症存在危及生命的潜在风险,如出血、静脉充血等,是任何手术的禁忌证。附属型手术治疗与脑实质引流的特点有关。

1.适应证　①颅骨骨膜窦患者具有临床症状;②具有明显的外观畸形,出于美容需要。

2.手术前准备　手术前应该评估颅骨骨膜窦在颅内静脉回流中的作用。如果颅骨骨膜窦为颅内静脉回流的主要通道就不适宜手术,因手术可能造成重要脑组织的静脉血液回流障碍。若颅骨骨膜窦不是颅内静脉回流的主要通道,则可采用手术切除颅骨骨膜窦并封闭交通静脉。

3.手术要点　术前患者平卧,画出囊肿轮廓。手术时取平卧头稍低位。此体位虽可能术中出血多点,但可防止较大静脉损伤,空气进入静脉形成气栓。大量空气快速进入会引起猝死。在靠近肿物处采用瓣状切口,从骨膜下剥离;结扎或电凝皮瓣上的出血静脉,对外板骨孔,用骨蜡封堵骨孔止血。也可先将皮瓣与病变分离,然后再从骨膜下剥离,切除病变。一般经上述处理的效果良好,并发症少。由于该术式安全、易行,大多数学者推荐颅外手术。如果病变部位颅骨破坏、缺损严重或经上述处理后又复发者,可考虑开颅将病变及引流静脉全部切除。完全封闭颅骨上的骨孔和彻底阻断颅内外沟通血流是手术成败的关键。

4.手术并发症及术后处理　手术治疗的主要并发症包括出血、空气栓塞、皮肤溃疡等。出血是常见的并发症,尤其损伤硬脑膜窦时出血量较大,有研究报道因硬脑膜窦撕裂导致明显出血。术中空气进入静脉窦时,易引起气体栓塞,故应注意避免空气进入血管。

（二）其他治疗

既往曾采用放疗,向局部注射硬化剂治疗颅骨骨膜窦,因效果不明显并逐渐被其他治疗方式取代。对于手术治疗未能完全消除微小的残余静脉畸形,也有报道手术切除病变后,联合多疗程硬化剂治疗残余静脉畸形,临床效果满意。

近年来,血管内治疗也逐渐应用于颅骨骨膜窦治疗。血管内栓塞治疗是另外一种被逐渐认可且安全有效的治疗方式,尤其是对手术治疗时失血风险较高的儿童患者。血管内栓塞可使用弹簧圈阻断颅内静脉畸形与颅周静脉畸形之间的联系。其中,血管内治疗使用的胶合剂包括氰基丙烯酸酯胶（N-butyl cyanoacrylate glue）、乙烯-乙醇共聚物（ethylene-vinyl alcohol copolymer）等。它们在高血流量血管中是安全、可靠的,在低血流量血管中如静脉等一般认为也是安全的。Antunes 等报道一例无症状颅骨骨膜窦男性儿童患者,采用血管造影下经皮血管内栓塞术治疗效果良好。但栓塞术也存在风险,如皮肤溃疡、栓塞事件等。此外,也有可能在现有病变周围形成新的静脉畸形、栓塞过程中使用的胶合剂进入颅内窦等。对畸形静脉团施行栓塞,很难达到全部栓塞,因而有复发的可能。

【预后】

手术切除彻底者,即为治愈。目前未见到颅骨骨膜窦复发以及不良预后等报道。国内有文献随访患者术后 6 个月至 20 年,均未发现复发。

（董　阳）

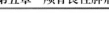

第十节 黏液瘤

黏液瘤是起源于原始间充质细胞的软组织良性肿瘤,多见于心脏、皮肤、泌尿生殖系统、头颈部等。颅骨黏液瘤临床罕见,可发生在颅骨的任何部位,但以颌面骨、颅底多见,上、下颌骨黏液瘤常见于五官科、颅颌面外科。颅骨黏液瘤发病率低,目前仍缺少相关流行病学资料,临床研究以个案报道及小样本病例分析为主。遗传性黏液瘤多发生在20岁左右年轻人,非遗传性者多为40~60岁女性。

【病因病理】

(一)病因

颅内黏液瘤常继发于心房黏液瘤栓子脱落,栓子随血流可种植于脑血管或脑实质,继而引起脑血管病变(栓塞、动脉瘤等)或颅内黏液瘤。不同于颅内黏液瘤,颅骨黏液瘤多为原发,文献报道中未见有患者合并心脏黏液瘤。颅骨黏液瘤具体起病原因不明,发病部位有偏离中线的倾向,多发生在蝶鞍旁、蝶岩斜区、颈静脉孔区等部位,推测肿瘤可能起源于颅底骨缝连接处的间充质细胞。

(二)病理特征

1871年Virchow首先把内容物类似黏蛋白的肿瘤命名为"黏液瘤"。1948年Stout提出黏液瘤的病理诊断标准:①大量疏松黏液基质背景中瘤细胞呈小圆形、梭形或星形,血管稀少;②不含其他分化良好的成分,如成软骨/骨细胞、成脂细胞或成横纹肌细胞等;③无异型细胞和病理性核分裂象。近期有报道称肿瘤部分区域有小囊腔,腔内有胆固醇结晶沉积。免疫组织化学染色:星芒状或短梭形细胞波形蛋白Vim均为阳性,角蛋白(keratin)、结蛋白(desmin)、S100蛋白、NSE、GFAP均为阴性。

【临床表现】

临床表现无特异性,通常为缓慢生长的无痛性肿物。当病变生长范围广泛、颅底骨质破坏严重时,可产生头痛及相应部位的颅神经症状,如病变位于蝶鞍旁、岩斜区,可能出现视力下降、神经源性眼肌麻痹、复视、面部麻木等;病变位于颈静脉孔区,可能出现听力下降或丧失、声音嘶哑、饮水呛咳、构音障碍等症状。

【影像学检查】

颅底黏液瘤通常为边界清楚、偏离中线的类圆形、哑铃形或形态不规则的硬膜外占位,呈膨胀性生长,多伴有骨质破坏,压迫或推移邻近组织及血管,较少包绕或侵犯血管。瘤周无水肿,无/或有周围骨破坏。CT可表现为高、等、低混杂密度,其中高密度影为小骨碎片或钙化灶,小骨碎片为骨质破坏残留所致,钙化灶可能为病变生长过程中出血机化所致；等或低密度区提示该处病变组织结构相对致密或稀松。MRI 表现为 T_1WI 呈不均匀低信号、T_2WI 呈高信号，混杂的斑点状低信号提示小骨碎片或钙化灶。CT 或 MRI 增强扫描为不均匀强化，可呈蜂窝状强化。当颅神经受累症状较早出现时，颅底黏液瘤影像表现可无明显的骨质破坏，CT 表现为内部结构均匀的等密度灶。DSA 造影肿瘤无染色。

【诊断及鉴别诊断】

（一）诊断

颅骨黏液瘤发病率极低，无特异性的临床症状和影像学表现，术前诊断困难，确诊依赖病理学诊断。

（二）鉴别诊断

1. 颅底软骨源性肿瘤（软骨瘤/软骨肉瘤）　两者均好发于颅底，起源于中胚层，一般认为其起源于颅底骨缝连接处的软骨残余组织。影像学表现类似，鉴别依赖病理检查。病理上颅骨软骨瘤由分化良好的透明软骨组织构成，周围包绕软骨基质，无其他间叶组织成分，软骨细胞无明显异型性和核分裂象，可发生黏液变性、纤维化、钙化或骨化；软骨肉瘤属恶性肿瘤，侵犯范围广，血供丰富，镜下软骨肉瘤细胞异型性明显，可见异常核分裂象。免疫组化：S-100、Vim 蛋白阳性。

2. 脊索瘤　起源于斜坡胚胎时期残留的脊索组织，呈膨胀性生长，对斜坡骨质破坏明显，可向两侧发展，黏液瘤多偏离中线生长，斜坡骨质破坏多不明显。脊索瘤的特征性 CT 表现为斜坡区广泛的骨质破坏和散在结节状、碎屑状钙化。MRI 上肿瘤信号不均匀，T_1WI 低信号为主，出血时可呈高信号，除钙化部分外其余部分表现为高信号。增强后肿瘤多呈不均匀强化。镜下典型表现是透明的黏多糖基质中具有含空泡样的细胞，瘤细胞核分裂象少见。

3. 神经鞘瘤　三叉神经鞘瘤、面神经鞘瘤及鞍旁神经鞘瘤等多呈膨胀性生长，可伴有骨质破坏，钙化少见，囊变多见，等密度无囊变部分强化时呈现均匀一致强化，可与黏液瘤通过影像鉴别。

4. 脑膜瘤　颅底脑膜瘤与黏液瘤均位于脑实质外时需鉴别，前者增强时呈均匀一致强化，可见"硬膜尾征"，且多数伴有瘤周水肿，颅底黏液瘤强化多不均匀，一般无瘤周水肿。

【治疗及预后】

手术切除是该病首选治疗方法。全切肿瘤，患者可获得临床治愈，预后良好。由于病变常与周围组织粘连紧密，且质地软硬不均，手术宜采取分块切除的策略，在保证手术安全前提下尽量实现全切。颅骨黏液瘤中松软的黏液胶冻样内容物易吸除，硬韧部分界限欠清，如钙化灶或碎骨片与颅神经、大血管粘连紧密，不必强行切除。临床有报道，术中未强行切除钙化灶，仅彻底切除黏液部分，术后患者症状改善，肿瘤长期无复发。因此，国内有学者认为黏液基质是肿瘤复发的关键，钙化灶及骨化成分可长期处于稳定状态,因此建议处理黏液瘤时清除黏液基质,不必强行切除钙化灶及碎骨片。国外学者认为仅行刮除术或吸除术是肿瘤复发的危险因素。当颈内动脉受累,术中可能发生动脉无法保留或破裂时,需做好血管重建的准备,如大隐静脉、桡动脉搭桥等。总体上颅盖部颅骨黏液瘤容易全切,而病变在颅底者多数只能做到部分或大部分切除。

间叶组织来源的肿瘤对放射线不敏感,颅骨黏液瘤从传统放射治疗中获益十分有限,对肿瘤全切患者不应再行放疗。该病具有同脊索瘤类似的生物学特性,虽无恶性组织学特征,但可呈侵袭性生长,肿瘤残留患者复发风险较高,可考虑放疗,但效果不理想,需严密随访。质子或重离子射线治疗在对颅底脊索瘤的治疗中效果良好,肿瘤残存或复发的颅底黏液瘤患者或可选择,粒子治疗有着良好的应用前景,但目前存在花费高、临床应用普及率低、治疗等待周期长等缺点。肿瘤复发多发生在术后 2 年内,患者可再次手术,但多预后不良。

(刘鹏飞)

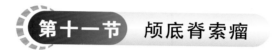

第十一节 颅底脊索瘤

脊索瘤是一种罕见的来源于脊索胚胎残余组织的肿瘤,好发于骶尾部和斜坡,其中颅底脊索瘤约占 1/3。颅底脊索瘤仅占颅内肿瘤的 0.1%～0.2%。1846 年,德国病理学家 Virchow 在尸检时首次描述了斜坡脊索瘤,认为它是软骨来源的肿瘤,于 1957 年首次报道。1858 年,Müller 指出这种肿瘤起源于脊索残余组织。1894 年,Ribbert 证实了Müller 的推论,并首次命名为"脊索瘤"(chordoma)。高发病年龄为 30～40 岁的成年人,但从儿童到老年均可发病,发病年龄越小,病变性质越差。性别差异不明显,也有报道男女比例为 2:1 或 3:2。

【病因病理】

脊索瘤大体观呈灰白色或者灰褐色,肿瘤包含分叶状或锯齿状纤维小梁结构及较软凝胶状组织。少数质地较硬者血供丰富。半数以上瘤内有钙化和碎骨片。一般有假包膜,但包膜不完全,肿瘤异常性强,内可见黏液(肿瘤变性产物——凝胶样物质,据称该物质的多寡与肿瘤性质有关)、钙化、出血或坏死等。病变早期周围界限清楚,晚期由于侵犯邻近组织使界限模糊。

原始脊索在胚胎早期代表中轴骨。于胚胎第 2～3 周,脊索沉入背侧神经管形成软骨。随着胚胎的发育成为部分颅底和脊柱。至胚胎第 8 周,除椎间盘髓核外,其余脊索逐渐退化,如生后仍有残存,可发展成为脊索瘤。当代认为这不是脊索瘤的唯一成因,干细胞研究指出脊索细胞改变分化方向产生恶性细胞群,染色体结构异常,1p、3p 位点丢失皆与脊索瘤形成有关。更有学者指出,残余脊索组织需在刺激和创伤或激素(如 β-HCG)水平增高等因素的影响下方能发生肿瘤性增殖而形成脊索瘤。

虽然脊索瘤在组织学方面没有恶性肿瘤的特点,如核异型、有丝分裂少见,细胞增殖速率不高。但肿瘤的生物学行为却具有显著的恶性肿瘤特征,如侵袭性强,部分肿瘤可以发生转移或扩散,复发率高等,严重影响患者寿命。中位生存期为 6.29 年,5、10 年和 20 年生存率分别为 67.6%、39.9% 和 13.1%。

脊索瘤的组织学类型一般有 3 种:经典低分化型、肉瘤样型和软骨型。在显微镜下,脊索瘤由含液泡状的中等大小藻孔细胞,线状排列于黏液样基质中。典型脊索瘤的有丝分裂活性较低,分化较差的脊索瘤有丝分裂活性高,细胞衰减相对较高,核浆比高。

电镜下典型脊索瘤主要是空泡细胞,典型超微结构为粗面内质网包绕线粒体构成的复合体。

另有将脊索瘤分为普通型、软骨型、低分化型 3 类。前者最常见,占 80%~85%,预后较好;软骨型占 10%~15%,预后较前者更好;低分化型少见,生长快,在正常脊索瘤结构内有肉瘤样结构,此型转移率为 10%~45%。

WHO 把脊索瘤分为 4 个亚型:经典型、软骨型、去分化型、肉瘤样型。经典型最常见;软骨型的特点是细胞基质类似于透明软骨;去分化型除脊索瘤成分外,还含有未分化的纺锤形细胞或类肉瘤样细胞,两种成分界限清楚;肉瘤型中上皮样细胞被纺锤形细胞代替。Brachyury 染色是脊索组织分化过程中的重要转录因子,是公认的脊索瘤特征性鉴别诊断指标。去分化型中肉瘤样成分不表达 Brachyury,而经典成分表达,其他 3 个亚型均表达 Brachyury(图 5-19)。

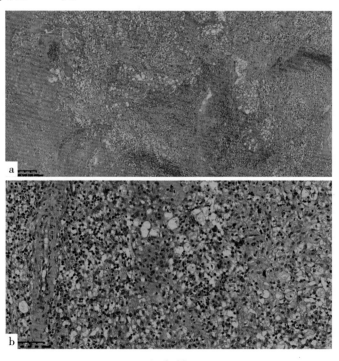

a.4×;b.20×。

图 5-19　脊索瘤 HE 染色病理照片

【临床表现】

脊索瘤由于其生长很缓慢,临床表现隐匿,肿瘤位置及邻近结构侵犯的差异而出现不同的症状。成年人最常见的症状是颅神经受累和头痛,头痛多为不定时慢性弥漫性头痛。颅神经中外展神经最常受累,而头痛则可能与肿瘤对颅底骨质的破坏、硬脑膜及海绵窦浸润和颅内压增高有关。儿童常以呕吐和头痛为先导,然后出现后组颅神经症状。

肿瘤位于斜坡者,主要症状为一侧Ⅵ～Ⅶ颅神经受累,对侧长束征,向上发展压迫第三脑室后部和导水管可引起脑积水,肿瘤发展至鼻咽部会引起鼻塞、咽部异物感和影响吞咽。发生在下斜坡的脊索瘤会损害Ⅶ～Ⅻ颅神经、延髓、枕髁。鞍旁脊索瘤损害同侧Ⅲ～Ⅵ颅神经,以ⅣⅥ为主。鞍内脊索瘤主要症状有视力视野损害和内分泌紊乱。

AI-Mefty 等 1997 年依据脊索瘤的解剖部位和范围将其分为 3 型,有助于选择手术入路和预估手术疗效。Ⅰ型:肿瘤局限于颅底单一解剖间隙,如蝶窦、海绵窦、下斜坡、枕髁等。瘤体小,症状轻微或无症状。此型容易手术切除,预后较好。Ⅱ型:瘤体较大,侵犯两个或两个以上颅底解剖腔隙,但通过一种颅底手术入路即可全切肿瘤,临床上此型最多见。Ⅲ型:肿瘤广泛浸润颅底多个解剖间隙,需联合应用两个以上的颅底手术入路才能全切肿瘤,手术难度大,预后较差。

【辅助检查】

1. X 射线　最常见的特点是沿斜坡向前达蝶骨的骨质破坏,涉及岩尖、前床突、后床突、鞍背、蝶骨大翼、蝶窦等部位,常偏于一侧较重,瘤内常可见到散在的点片状钙化。

2. CT　表现颅底占位性病变,密度均匀,伴骨质破坏,病灶内见斑点状高密度影,一般为钙化或残存骨组织,骨窗上颅底骨破坏显示更清楚,增强可见肿瘤不均匀轻到中度的强化。CTA:无见明显肿瘤供血动脉,但较大肿瘤可使相邻血管移位。

3. MRI　肿瘤为混杂信号,可以清楚显示肿瘤对邻近结构如蝶窦、海绵窦、鼻咽、咽旁隙等的侵犯,T_1WI 及 T_2WI 信号不完全一致,增强呈轻中度强化,但不均匀,可有"蜂房征",部分边缘轻度环形强化。

以下 4 例均经病理证实为脊索瘤(图 5-20 ～ 图 5-28)。

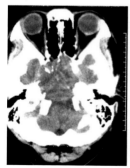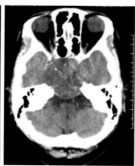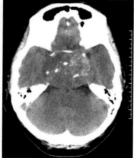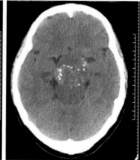

图 5-20　病例一 CT 平扫:病变充满蝶窦并挤压鞍上结构,邻近骨质受破坏,病灶内见斑点状高密度影

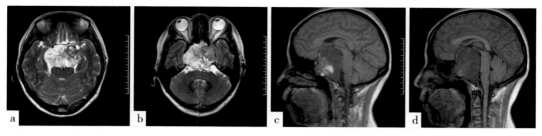

图 5-21 病例一 MRI T$_2$ 平扫(a、b)、T$_1$ 平扫(c、d)：T$_1$ 低信号内含小片状高信号影,T$_2$ 呈高信号、左侧海绵窦区域呈等信号

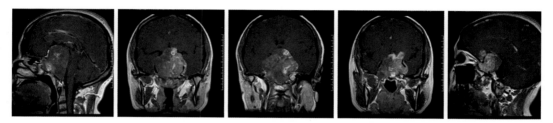

图 5-22 病例一 MRI 增强：呈不均匀强化、右侧颈内动脉受挤压向外被推移、左侧颈内动脉被包绕、左上份突破鞍膈并包绕前交通动脉

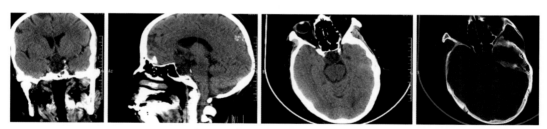

图 5-23 病例二 CT 平扫：鞍内鞍上低密度影,鞍底骨质下沉,鞍背骨质受侵蚀,病变内无点状高密度影

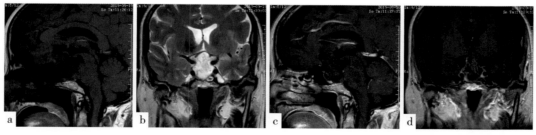

图 5-24 病例二 MRI 平扫 T$_1$(a)、T$_2$(b)、增强(c、d)：鞍内鞍上 T$_1$ 低信号、T$_2$ 高信号,增强无强化,增强可见病变内有隔膜强化,未累及海绵窦,视交叉受压明显

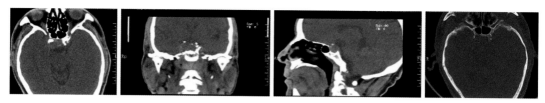

图 5-25　病例三 CT 平扫：鞍内及右侧海绵窦区等密度病变，鞍背及右侧小部分蝶骨受侵蚀，点状高密度影不明显

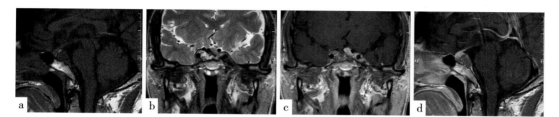

图 5-26　病例三 MRI 平扫 T_1（a）、T_2（b）、增强（c、d）：斜坡上端及垂体下方可见 T_1 稍低信号、T_2 混杂信号影，增强无强化，可见垂体组织被向左上方推挤

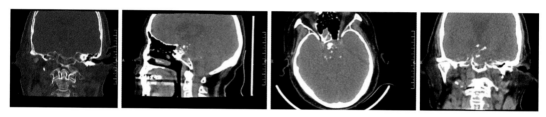

图 5-27　病例四 CT 平扫：蝶窦、鞍内及中脑前方可见等密度病变，其内可见点片状和斑片状高密度影，鞍背骨质消失

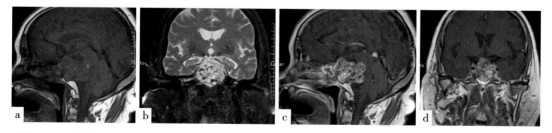

图 5-28　病例四 MRI T_1（a）、T_2（b）、增强（c、d）：T_1 等信号内可见点状低信号、T_2 高信号内可见点状低信号影，增强呈不均匀强化，呈"蜂房样"改变

【诊断及鉴别诊断】

（一）诊断

依据成年人长期不定时弥漫性头痛伴一侧颅神经麻痹，影像检查显示颅底分叶状占位且其基部骨质破坏者，可以初步做出脊索瘤的临床诊断。由于脊索瘤成分混杂，在组

织学上部分脊索瘤与软骨肉瘤表现类似,脊索瘤的软骨样变可表现出类似软骨肉瘤中透明软骨的基质特征。最终诊断通常需要依赖影像学、病理学和免疫组化三者特征结合。

（二）鉴别诊断

1.侵袭性垂体瘤　患者有明显的内分泌紊乱。肿瘤起于鞍内,常为实性,无钙化,向鞍上生长明显时可见"束腰征",肿瘤较大时易侵犯视交叉、蝶窦、海绵窦等周围组织结构,CT 显示蝶鞍扩大,鞍底下陷,骨质吸收破坏,MRI 上示垂体瘤实质部分呈等 T_1、等 T_2 信号,增强扫描后多明显强化。

2.颅咽管瘤　两个多发年龄阶段,分别为 8～10 岁和 50 岁左右,主要症状为儿童发育迟缓,成人视力下降、视野缺损等,均有内分泌功能低下表现。大部分病灶为鞍上的囊性肿块,也可表现囊实性或实性,多表现 T_1WI 低信号、T_2WI 高信号,增强后囊壁有强化,病灶边界清楚,CT 扫描囊壁可见弧形或蛋壳样钙化。一般不引起骨质破坏。

3.软骨肉瘤　颅底软骨类肿瘤引起的骨质破坏及钙化与脊索瘤表现相似,其 CT 及MRI 影像表现与脊索瘤类似,脊索瘤钙化没有特异性,一般软骨肉瘤的平均表观弥散系数（ADC）值高于脊索瘤,软骨肉瘤多位于鞍旁,而脊索瘤多位于斜坡中线上。

4.鼻咽癌　易侵犯颅底,向上易累及斜坡和蝶窦,但绝大多数病例以鼻咽腔肿块为主,易伴有颈部淋巴结转移,影像学上多表现为一过性快速明显强化。

5.颅底脑膜瘤　包括前中后颅底各个部位,一般基底位于颅骨面,呈膨胀性生长,CT可见等或稍高密度影,一般无瘤内钙化灶,可见基底部位增生增厚的颅骨,多表现为 T_1WI等或稍高信号、T_2WI 高信号,增强可见明显均匀强化,脑膜尾征是其特征性征象,一般不侵蚀斜坡骨质。

【治疗】

颅底脊索瘤由于位置深,症状较轻,进展缓慢,所以多数患者就诊时,肿瘤体积较大,或已侵犯颅底多骨,因此手术难度大,不易全切。但脊索瘤对放疗不敏感,化疗没有明显效果。所以,尽管手术难度大,仍然是首选方法。

1.手术治疗　手术治疗尽量完全切除,若术后残留,原位复发可能性极大。术中可以根据肿瘤大小,利用术中导航、术中超声、超声骨刀、显微镜、高速磨钻等重要设备,可以提高全切除率,减少手术并发症。手术医生的经验和对各种入路的掌握程度是手术切除率,减少手术损伤的关键因素。所幸的是脊索瘤绝大多数位于硬脑膜外,对术中保护硬脑膜下组织非常有利。侵入硬脑膜内脊索瘤,手术难度加大,且易发生脑脊液漏。

常用手术入路有:①前中线入路,包括经蝶入路、经口-硬腭入路、扩大硬脑膜外前颅底入路、经上颌或颜面入路、经颈-斜坡入路等,适于切除位于中线的脊索瘤。②偏于一侧的脊索瘤可以选用前外侧或后外侧入路、包括额颞-眶颧入路、经耳蜗入路、经迷路入路、颞下窝入路、枕下远外侧经髁入路。如果病变侵及枕髁或术中切除枕髁超过 1/2,会引起颅颈连接不稳定,需做枕颈融合固定。

肿瘤切除程度直接影响预后。为判定切除程度,脊索瘤全球共识会议提出了脊索瘤切除边缘的三级标准:R0,显微镜下见 ≥1 mm 的瘤周组织内无肿瘤;R1,仅显微镜下见瘤周 1 mm 范围内有肿瘤残留,但肉眼无肿瘤残留;R2,肉眼可见术区内肿瘤残留或肿瘤超出术区范围。整块 R0 级切除 5 年无复发生存率>50%，可做到 R0 级切除非常困难。R1 级切除应该是力争的目标。

2. **放射治疗**　绝大多数脊索瘤做不到 R0 级手术。对 R1 和 R2 级术后残余病变应进行辅助性放疗，以期防止或延迟复发。由于脊索瘤对放疗不很敏感，需加大剂量来提高疗效，55～70 Gy 能取得满意的效果。常规放疗、质子束、调强放疗和立体定向放射外科是目前常用技术。如果经济条件允许，优先考虑使用质子刀治疗，因为它有高度的适形性，疗效好，周围组织损伤小。间质放疗——把^{125}I 等放射性粒子置于瘤内或肿瘤切缘，据称可以把细胞周期中放疗抵抗细胞转化为放疗敏感细胞，从而提高疗效，但尚未普遍应用。

3. **化疗**　仅用于没有其他办法的残余肿瘤组织和转移病灶，但疗效差。据称伊马替尼可以改善疗效。

4. **靶向治疗**　基因研究表明肿瘤细胞表面的酪氨酸激酶受体（RTK）影响脊索瘤疗效。RTK 可以被生长因子 PDGF、EGF、TGF 等激活。激活后的 RTK 可以活化不同的信号通路促进细胞生长和增生。目前用于治疗脊索瘤的靶向药物有 PDGF 受体抑制剂（伊马替尼）、EGF 受体抑制剂（西妥昔单抗、吉非替尼、厄洛替尼）和 mTOR 抑制剂（西罗莫司）。对表皮生长因子阳性的脊索瘤可应用拉帕替尼。Brachyury 抑制剂可以抑制肿瘤生长。

【预后】

脊索瘤的自然病程尚不清楚，但诊断后没有治疗者，存活时间一般为 12～18 个月。有报告根治性全切手术，即使不放疗，5 年生存率可达 100%。所以全切手术是最好的治疗方法。一般情况下术后放疗是必需的。次全切手术+放疗的患者，5 年生存率为 50%～65%。次全切+质子束治疗者 5 年生存率达 79%。近年来质子刀和重离子治疗颅底脊索瘤的报道日渐增多，有报道称这两种放疗手段可使肿瘤 5 年控制率达到 50%～60%。张亚卓教授团队发现 *PBRM*1 基因突变是颅底脊索瘤的驱动事件之一，*PBRM*1 基因是染色质重塑复合物 SWI/SNF 的核心组份之一，*PBRM*1 连同 *SETD*2 的突变以及结构变异是颅底脊索瘤中最常见的基因组事件。SWI/SNF 复合物的改变联合染色体 22q 局部缺失与患者复发快、生存期短密切相关。

总体上，预后与肿瘤大小、坏死占比、病理类型、切除程度、放疗措施及发病年龄有明显关系。儿童患者间变型多见，年龄越小越易复发和转移。

（朱旭强）

第十二节　侵袭性纤维瘤

侵袭性纤维瘤(aggressive fibroma),任何年龄均可发病,30~50岁为高发期,成人多为单发病灶,多发病变常见于婴幼儿,且发展迅速。1832年MacFarlane首先描述了侵袭性纤维瘤病(aggressive fibromatosis,AF),1838年Muller将其命名为硬纤维瘤(desmoid tumor),因好发在肌肉、筋膜鞘,故又叫韧带样纤维瘤(desmoplastic fibroma)。也可以发生在皮下纤维组织。发生于颅骨的侵袭性纤维瘤罕见。多位于颞骨、顶骨,常为单发。

有人认为AF属于临界性病变,介于纤维瘤和纤维肉瘤之间。另有些学者认为AF是良性疾病,但有明显的局部侵袭性和术后易复发的特点,然而没有转移能力。2002年WHO将AF定义为发生于深部肌、腱膜组织的克隆性纤维母细胞增生性肿瘤,富有胶原纤维。2013年WHO将其修订归类为成纤维细胞/肌成纤维细胞性肿瘤中的具有局部侵袭性的中间性肿瘤。

【病因病理】

其病因不明,可能的诱因有创伤、手术、妊娠、内分泌失调,口服避孕药物、基因缺失或突变等;AF无包膜,常呈分叶状,灰白色,韧如橡皮。向外侵袭,受侵袭组织萎缩,也可浸润血管和神经组织。显微镜下组织学表现为良性,肿瘤由分化良好的梭形成纤维细胞、肌纤维母细胞、胶原纤维组成,梭形细胞无异型性,一般无病理性核分裂表现。免疫组化梭形细胞常表达 Vimentin,不表达 ER-α、desmin、CD34、S-100;深部肿瘤细胞高表达 β-catenin,表浅肿瘤细胞低表达或不表达,有学者认为 β-catenin 不是此病的特异性肿瘤标志物(图5-29)。

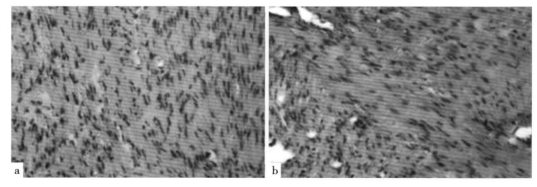

图5-29　侵袭性纤维瘤 HE 照片(10×)

【临床表现】

肿瘤生长缓慢,早期无明显症状,多为偶然发现无痛性肿块,少数局部肿胀、隐痛、不适,头颅不对称、头痛等症状,肿瘤体积增大累及颅内后可出现局灶性神经功能障碍。发生在头皮下纤维组织的 AF 可侵袭颅骨,体检可触及边界不太清楚、活动性差的硬块。

【辅助检查】

MRI 是诊断、评估肿瘤切除程度及复发的最佳检查方式,肿瘤呈分叶状、浸润性生长,在 T_1WI 上信号多均匀,常呈低或稍高信号,较少发生囊变、坏死,在 T_2WI 上呈混杂信号,其内常伴更低信号,如果瘤内 T_1、T_2 均为低信号,为胶原纤维成分的特征,对诊断有一定的启示;增强扫描后可见肿瘤呈不均匀强化、强化时间长,T_2 低信号则不强化。CT 对肿瘤侵犯周边骨质情况则更为清晰:肿瘤在 CT 上可呈边界不清的软组织影,其内密度不均,不同病例密度也不一致;骨质缺损区呈溶骨性破坏,边缘骨皮质变薄或消失;增强扫描可见肿瘤不均匀轻度强化(图 5-30)。

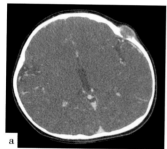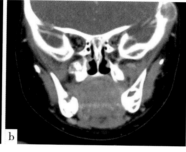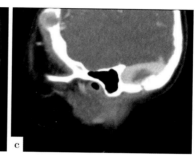

a. 轴位;b. 冠状位;c. 矢状位。

图 5-30　左颞骨侵袭性纤维瘤 CT

【诊断、鉴别诊断】

CT、MRI 诊断的敏感度、特异度较低,临床确诊需靠病理、免疫组化检查。鉴别诊断需与骨纤维异常增生、孤立性纤维细胞肿瘤、纤维肉瘤等相鉴别。侵袭性纤维瘤病无成骨表现,细胞分化成熟、无明显核异质性,其间质间有大量胶原纤维。

【治疗】

手术切除为主要治疗,提倡沿肿瘤边缘外 2～3 cm 做广泛切除,不仅要切除肿瘤组织,其浸润的肌肉、筋膜、颅骨、脑膜等亦要切除,使切缘全部为阴性,以减少肿瘤复发。但有人认为即使如此广泛切除也难以完全避免复发,因此主张如果该术式会造成严重创伤和功能障碍,应行姑息性切除加辅助性治疗,也能取得较好的疗效。对于全切除的肿瘤需定期随访,对于未能全切肿瘤、不可切除肿瘤,放疗、药物治疗为可采取的治疗方式。放疗可以控制局部复发,但剂量不宜超过 56 Gy。在诊断时年龄小于 20 岁的患者中放疗效果较差,婴幼儿不适合放疗。药物治疗包括非甾体抗炎药(布洛芬、美洛昔康、塞来昔布等)、雌激素受体拮抗剂(托瑞米芬、他莫昔芬等)、细胞毒性药物(甲氨蝶呤、长春新碱等)、靶向药物(伊马替尼、苏尼替尼、索拉非尼)等,甚至联合用药;其中细胞毒性药物不良反应较大、不推荐作为常规治疗,应首先考虑非甾体抗炎药及雌激素受体拮抗剂;亦有使用美洛昔康联合索拉非尼治疗成功的病例。

【预后】

目前对于颅骨侵袭性纤维瘤的报道仍较少,缺乏大样本、随机对照研究,患者的治疗个体化。在尽可能保留患者功能前提下扩大切除肿瘤并定期随访,未能全切肿瘤可联合放疗、药物治疗,以期获得长时间生存。

(林文阳)

第十三节　骨母细胞瘤

骨母细胞瘤(osteoblastoma),又称成骨细胞瘤,是一种罕见的富于成骨细胞的骨与类骨组织的肿瘤,约占原发性骨肿瘤的1%,10~30岁好发,占全部患者70%,男女比例为(2~3):1。好发于脊柱椎体附件,其次为四肢长骨和扁骨,发生在颅骨者极为罕见。Jaffe于1932年首先报道了1例掌骨骨母细胞性骨样组织形成的肿瘤,1956年Jaffe和Lichtenstein描述了该病并命名为骨母细胞瘤。1967年Mayer提出侵袭性骨母细胞瘤的概念,自此将骨母细胞瘤分为普通型和侵袭型两类。1993年WHO病理学分类将骨母细胞瘤分为良性和侵袭性/恶性两大类。后因存在争论,且侵袭性骨母细胞瘤在形态学和遗传学上与典型骨母细胞瘤无本质区别。故WHO 2002年版删除了侵袭性/恶性骨母细胞瘤,统称骨母细胞瘤,并定为良性肿瘤。但骨母细胞瘤存在变异性,把骨母细胞型骨肉瘤归入普通型骨肉瘤亚型中。2013年WHO软组织与骨肿瘤病理学分类将骨母细胞瘤的良恶性定义为中间型,即具有侵袭性和偶尔复发的肿瘤。2020年版又将骨母细胞瘤归类为良性成骨细胞肿瘤。从上述分类的反反复复中,可见仍存争议,至今不少学者继续沿用侵袭性骨母细胞瘤这一命名。

【病因病理】

病因尚不清楚,骨母细胞瘤起源于成骨结缔组织,有人认为与特殊病毒感染或血管发育异常有关。发病机制也不清楚,临床上已认识到骨母细胞瘤存在两种病理类型,即传统型-良性-典型的成骨母细胞瘤和侵袭性-高级别-上皮样成骨母细胞瘤,前者通常呈小型(2~4 cm),生长缓慢,边界清楚,多可保守治疗、临床观察;后者多呈侵袭性增长,体积较大,术后容易复发,甚至恶变或肺转移。

除大小差异外,良性与侵袭性骨母细胞瘤在影像学上难以区分。外观大体呈沙砾样。组织学上,良性骨母细胞瘤由基质和骨性成分构成,基质成分由骨母细胞、散在破骨细胞型多核巨细胞,核分裂难见,局部可见囊肿结构。侵袭性骨母细胞瘤表现为邻近的软组织浸润,呈侵袭性生长,且存在丰富的表皮成骨细胞及丰富的嗜酸性细胞质,核分裂多见,类骨基质紊乱,可存在片状骨、类骨形成,在肿瘤边缘处无明显分界。

【临床表现】

颅骨骨母细胞瘤多发生在额颞部,顶骨、颅底、颅内外沟通等部位也可发生。其通常增长缓慢,多数无症状或轻微的胀痛,就诊时多数包块较大,坚硬,不活动,无压痛,偶见头皮静脉曲张。病变向颅内发展时会引起头痛、头晕,癫痫发作甚至恶心、呕吐等颅内压增高,颅底或颅内外沟通骨母细胞瘤可引起相应的颅神经及邻近组织受压症状。个别患者是影像学检查被偶然发现的。

【辅助检查】

（一）实验室检查

目前尚缺乏可靠的遗传或免疫学指标。碱性磷酸酶可作为术前评估的一项参考指标,侵袭性骨母细胞瘤术前碱性磷酸酶明显高于传统型骨母细胞瘤。

（二）颅骨骨母细胞瘤的影像学检查

由于颅骨骨母细胞瘤影像呈多样性,不同报道的描述有一定差别,因而,不能单凭影像所见做出诊断。总体看多数表现为局限性膨胀性骨破坏,骨皮质变薄,严重者骨皮质断裂,肿瘤外周形成环状薄壳样钙化,瘤内可见不规则的钙化及骨化。部分病变囊变。

1. X 射线　有报道将 X 射线所见分为 3 型:①骨化型,病灶呈圆或椭圆形,边缘光滑、清楚,颅板增厚,可见骨吸收,瘤内密度不均,增生硬化明显;②云雾型,病灶内呈混杂密度,似云雾状;③囊肿型,边界清楚的低密度灶,类似骨囊肿。

2. CT　所见基本同上,但强调膨胀性破坏多向脑组织侧发展,瘤体积较大,囊变部分占比较多。

3. MRI　T_1WI 病灶为稍低信号,T_2WI 低信号,增强扫描均匀或不均匀强化。

【诊断及鉴别诊断】

（一）诊断

颅骨骨母细胞瘤的临床特点是发展缓慢,多无明显症状。膨胀性肿块多向颅内扩展,体积较大时可引起压迫症状和颅内压增高,向颅外发展则形成较大、坚硬、不活动、无压痛肿物。依据临床表现结合上述影像所见,综合分析,应能想到该病。病理检查一般应放在术后。

（二）鉴别诊断

1. 骨样骨瘤　早期主要痛苦为间歇性局部疼痛,性质为刺疼或钝痛,夜间明显,服用水杨酸类药物多可缓解,后期疼痛变成持续性,服药不能缓解。影像学阳性表现较晚,往往需经历一段时间的多次检查才有所获,表现为环形透光区,外周环以钙化带的边界清晰的局灶性病变,膨胀性改变不明显,增强扫描强化较骨母细胞瘤低。一般直径小于1.5 cm,大于 2 cm 者需高度怀疑骨母细胞瘤。

2. 骨肉瘤　病情发展迅速,病程短,疼痛明显,病灶分成骨型和溶骨型破坏,边缘模糊,无硬化边。前者骨增生明显并有特征性放射状骨刺,后者在溶骨区也会有新生骨。病理区分困难时,有文献指出可借助 FOS 基因重排情况协助鉴别。

3. 动脉瘤样骨囊肿　颅盖部病变表现为疼痛性不活动包块,边界清,基底宽,表面光滑,无粘连,有触痛,有时可闻及血管杂音。影像检查病变为"蜂窝状",内有骨性间隔,病变位于内、外板之间,膨胀性生长致内、外板变薄,可有硬化带。强化不均。MRI T_1 与 T_2 均为高信号。DSA 检查可显示扩张的供血动脉,动静脉瘘,静脉期可见斑片状高密度区。

4. 巨细胞肿瘤　颅骨巨细胞肿瘤多发生在蝶骨、颞骨和枕骨,局部症状为疼痛性包块,也会向颅内发展。囊状型巨细胞瘤需与骨母细胞瘤鉴别,其也呈囊性骨破坏膨胀性生长,但无薄壳样钙化环绕,颅骨内外板分离,边缘锐利,周围有高密度硬化带。骨破坏区内残存骨小梁将囊肿分割成多囊状。

【治疗】

(一)手术

手术切除是骨母细胞瘤的首选治疗方案,切除程度与整体预后及复发情况直接相关,阴性切缘可作为手术目标之一,为达此目标,一般应切除肿瘤边界以外 2 cm 骨组织及受侵犯软组织。刮除术明显增加术后复发的风险。对于侵袭性成母细胞瘤,应当连同受累的邻近组织(肌肉、硬膜等)一并切除。对于位于颅底的病变,复杂的解剖结构、较多的出血是达到手术全切的主要挑战,一些患者存在神经血管损伤、脑脊液漏、颅底缺损的风险。对于较大病变,术前栓塞可减少术中出血,导航技术、3D 打印技术可以协助更好地保护神经功能、提高手术全切率。

(二)辅助治疗

一些仅有轻微或无症状而不愿接受手术的患者,在充分评估确认无侵袭性表现后,可行经皮消融治疗,但其有效性仍需要进一步的临床验证。

对于未能全切、侵袭性生长及复发者,可给予辅助性治疗,但辅助治疗的效果尚存争议。成人放射治疗一般给予 50 Gy(2 Gy/d,5 d/周,5 周),放疗可能导致放射性骨坏死或诱导病变向恶性转化。联合化疗常用药物有甲氨蝶呤,有使用地诺单抗治疗骨母细胞瘤的个案报道,但其效果仍需进一步追踪观察。

【预后】

骨母细胞瘤患者术后需要长期的影像学随访,一般建议最初两年每 3~6 个月随访 1 次,此后至少每年随访 1 次至第 5 年,侵袭性骨母细胞瘤患者应根据情况增加随访频率。切除情况是影响肿瘤复发的主要因素,肿瘤大小、位置影响手术切除程度。切缘组织病理检查阴性的患者复发率极低,但对于骨性病变,术中仅凭肉眼观评估切缘情况是极其困难的。有骨母细胞瘤恶性转化的个案报道,对于良性骨母细胞瘤术后复发者,应进行详细影像学评估,考虑有恶变倾向者应积极手术。

(梁军鑫)

参考文献

［1］PACIFICI M. Hereditary Multiple exostoses：new insights into pathogenesis，clinical complications，and potential treatments［J］. Curr Osteoporos Rep，2017，15（3）：142－152.

［2］YAKKANTI R，ONYEKWELU I，CARREON L Y，et al. Solitary Osteochondroma of the spine－a case series：review of solitary osteochondroma with myelopathic symptoms［J］. Global Spine J，2018，8（4）：323－339.

［3］GUO J，FANG Q Y，CHENG J H，et al. Clinical and radiologic characteristics，surgical outcomes，and its possible origins of chondroma of the dural convexity［J］. Biomed Res Int，2020，2020：5961358.

［4］HARI A，KAVAR B. Rare case of malignant transformation of a solitary spinal osteochondroma into recurrent metastatic chondrosarcoma［J］. J Clin Neurosci，2019，67：280－288.

［5］WANG K，MA X J，HAO S Y，et al. Skull base juvenile psammomatoid ossifying fibroma：clinical characteristics，treatment，and prognosis［J］. World Neurosurg，2019，125：e843－e848.

［6］KIM D Y，LEE O H，CHOI G C. A Case of juvenile psammomatoid ossifying fibroma on skull base［J］. The Journal of Craniofacial Surgery，2018，29（5）：e497－e499.

［7］SOFOKLEOUS V，CHRYSOULI K，KYRODIMOS E，et al. Massive juvenile ossifying fibroma arising from the middle turbinate［J］. BMJ Case Rep，2020，13（4）：undefined.

［8］NICOLI T，SAAT R，KONTIO R，et al. Multidisciplinary approach to management of temporal bone giant cell tumor［J］. Journal of Neurological Surgery Reports，2016，77（3）：e144－e149.

［9］FREEMAN J，OUSHY S，SCHOWINSKY J，et al. Invasive giant cell tumor of the lateral skull base：a systematic review，meta－analysis and case illustration［J］. World Neurosurgery，2016，96：47－57.

［10］杜赛，关俊宏，李悦，等. 前颅底动脉瘤样骨囊肿1例并文献复习［J］. 临床神经外科杂志，2020，17（1）：97－99，104.

［11］刘杰，贾世军. 骨嗜酸性肉芽肿的影像学分析［J］. 中国 CT 和 MRI 杂志，2020，18（8）：153－155.

［12］周良辅. 现代神经外科学［M］. 3 版. 上海：复旦大学出版社，2021.

［13］OPSOMER D，ALLAEYS T，ALDERWEIRELDT A S，et al. Intracranial complications of midline nasal dermoid cysts［J］. Acta ChirBelg，2019，119（2）：125－128.

［14］VAN KOUWENBERG E，KANTH A M，MOUNTZIARISP，et al. Cranial erosion associated with non－midline dermoid cysts in the pediatric population［J］. J CraniofacSurg，2019，30（6）：1760－1763.

［15］齐洪武，刘岩松，曾维俊，等. 颅骨板障内皮样囊肿1例并文献复习［J］. 中国微侵袭神经外科杂志，2021，26（2）：84－85.

［16］SARANG G,PRASHANT P,ASHISH C,et al. A rare case of an aneurysmal bone cyst of the temporal bone［J］. Asian J Neurosurg,2020,15(3):699-702.

［17］GOYAL A,RASTOGI S,SINGH P P,et al. Aneurysmal bone cyst at the base of the skull［J］. Ear Nose Throat J,2012,91(5):E7-E9.

［18］陈趱,邓跃飞,郑眉光,等.巨大颅骨血管瘤合并动脉瘤样骨囊肿一例［J］.中华医学杂志,2019,99(47):3750-3751.

［19］LOMORO P,SIMONETTI I,VINCI G,et al. Secondary aneurysmal bone cyst in Langerhans cell histiocytosis:case report,literature review［J］. Eur J Radiol Open,2019,6:97-100.

［20］BROHI S R,DILBER M,MALLAH F A. Secondary aneurysmal bone cyst of base of skull associated with chondroblastoma［J］. J Coll Physicians Surg Pak,2019,29(9):906.

［21］SAEZ N,SHARMA G K,BARNES C H,et al. Solid variant of aneurysmal bone cyst of the temporal bone［J］. Ann Otol Rhinol Laryngol,2018,127(4):285-290.

［22］WEI X,CHANG T,SHEN H. Radiologic features of primary intracranial myxomas from the skull base:14 case reports and literature review［J］. World Neurosurgery,2019,126:e77-e83.

［23］IANNALFI A,D'IPPOLITO E,RIVA G,et al. Proton and carbon ion radiotherapy in skull base chordomas:a prospective study based on a dual particle and a patient-customized treatment strategy［J］. Neuro-Oncology,2020,22(9):1348-1358.

［24］周思成,魏然,裴炜,等.侵袭性纤维瘤病多学科综合诊疗研究进展［J］.肿瘤防治研究,2020,47(11):866-870.

［25］杨薇,张福胤,隋馥勇.下颌骨骨韧带样纤维瘤一例［J］.中华口腔医学杂志,2019,54(10):696-698.

［26］陈怡,李煜环.1例累及双侧颅骨的巨大韧带样型纤维瘤病临床病理分析［J］.武警后勤学院学报(医学版),2019,28(1):70-72.

［27］李煜环,袁俊,翟卫东,等.巨大颅骨双发韧带样纤维瘤一例并文献复习［J］.中华神经外科杂志,2018,34(3):307-309.

［28］SARI M. Extra-abdominal aggressive fibromatosis treated with meloxicam and sorafenib:An encouraging option［J］. J Cancer Res Ther,2020,16(4):900-902.

［29］BATES J E,MORRIS C G,IOVINO N M,et al. Radiation therapy for aggressive fibromatosis:the association between local control and age［J］. Int J Radiat Oncol Biol Phys,2018,100(4):997-1003.

［30］YANG S,WANG X,JIANG H,et al. Effective treatment of aggressive fibromatosis with celecoxib guided by genetic testing［J］. Cancer Biol Ther,2017,18(10):757-760.

第六章　颅骨恶性肿瘤

第一节 骨肉瘤

原发颅骨骨肉瘤又名成骨肉瘤,是颅骨较常见的一种原发恶性肿瘤。发病率为颅骨恶性肿瘤之冠。好发于青少年,男性多于女性。多发生于颅盖部,少数可在颅底。肿瘤生长速度快、血运丰富、恶性程度高,早期即发生肺转移,预后差。

【病因病理】

原发颅骨骨肉瘤病因不清,文献称系病毒刺激诱发细胞突变,如 *P53*、*RB* 基因突变,也有报道遗传因素、放疗诱发颅骨骨肉瘤。

骨肉瘤是由间质细胞系发展而来,典型骨肉瘤源于骨内,源于骨外膜和附近结缔组织的骨肉瘤与骨皮质平行,恶性程度低,比较少见,但预后稍好。

组织学所见肿瘤主要由肿瘤性成骨细胞和瘤性骨样组织组成。镜下可见明显的核分裂、钙化、出血和坏死。病理学分为两型——溶骨型和成骨型。前者多见瘤性成骨细胞和骨样组织较少,分化较差,质软,易出血,有骨缺损区;后者成骨明显,分化较好,瘤骨坚硬。简言之,前者以骨破坏为主,后者骨增生显著(图6-1)。

【临床表现】

在颅盖部发现肿块,多有局部疼痛,先是间断性,而后变为持续性疼痛且夜间加重,并有触痛。由于肿瘤增长快,致覆盖头皮变薄发亮并与肿瘤粘连,局部皮温升高。由于肿瘤血供愈加丰富,可触及血管搏动甚至听到血管杂音,因肿瘤周围及覆盖头皮静脉扩张使头皮变为青紫色。早期肿瘤向外生长,迅速增大,向颅内扩展较少。后期,有病变扩展到颅内,但突破硬脑膜者少。全身表现消耗性症状,如贫血、食欲差、乏力、消瘦等。

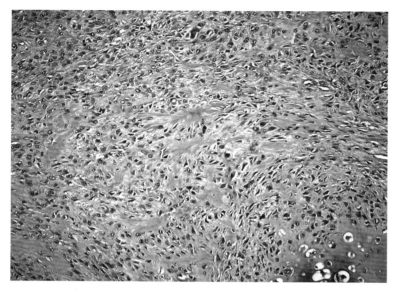

图6-1　骨肉瘤 HE 照片(10×)

【辅助检查】

实验室检查早期可正常,但瘤体过大、分化差及有转移者红细胞沉降率可增快、贫血、伴有碱性磷酸酶增高,但无特异性。红细胞沉降率和碱性磷酸酶可作为手术预后的指标之一,若术后红细胞沉降率及碱性磷酸酶下降后再升高,常提示肿瘤复发或转移。

1. X 射线　X 射线平片表现,成骨型肉瘤为大小不等和形状不一的骨质破坏区,边缘不清;瘤内有成骨现象,有软组织影,局部骨皮质显著不规则增厚,并伴有粗大的骨针呈"光芒状"侵入肿瘤周围的软组织中,有不规则的散在钙化灶。溶骨型者,周围颅骨有反应性骨针。

2. CT　CT 扫描显示不规则的颅骨破坏区,其内见密度不均匀软组织影,并呈膨胀性生长,边界不清(图6-2)。

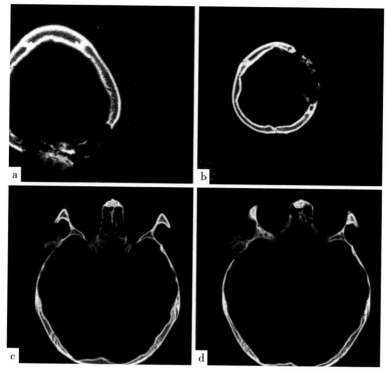

a、b. 显示左顶骨颅骨肉瘤骨质破坏情况；c、d. 显示右颞骨骨肉瘤成骨、溶骨改变。

图6-2　颅骨骨肉瘤的CT表现

3. MRI　表现为病灶呈膨胀性，边界不清，但很少侵及硬膜下。T_1加权像为混杂信号，信号越低恶性程度越高；T_2加权像为高信号影，甚至超过脑脊液的信号。增强后常常是不均匀强化（图6-3）。

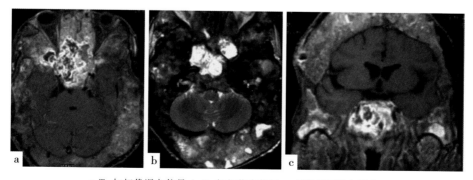

a. T_1加权像混杂信号；b. T_2加权像高信号；c. 增强后不均匀强化。

图6-3　颅底骨肉瘤MRI平扫及增强表现

【诊断及鉴别诊断】

主要依靠临床表现,结合影像学检查可见大小不等和形状不一的骨质破坏区及增生,应考虑骨肉瘤可能。颅骨骨肉瘤需与侵犯颅骨的脑膜瘤、软骨肉瘤、转移瘤、尤文肉瘤鉴别。

1. 侵犯颅骨的脑膜瘤　男性多见,好发于青壮年,侵犯颅骨的脑膜瘤 MRI 表现具有以下特点:邻近颅骨内板增厚;颅骨内板受侵蚀,瘤体组织突向板障或在板障内呈结节样、蘑菇样、匍匐状生长(板障征,MRI 可敏感地显示板障信号的改变),瘤体组织再向外穿破颅骨外板,并侵犯头皮下形成肿块,增强后明显强化,邻近硬脑膜强化,并见脑膜尾征。

2. 软骨肉瘤　多见于中年人,颅骨软骨肉瘤好发于颅底岩、枕部软骨联合处,常累及斜坡,偶可见于颅顶。由于肿瘤细胞形成软骨基质,含水丰富,因此 T_1WI 为低或等信号,T_2WI 以高信号多见。病灶内弧形、弓状或片状更低信号区为钙化部分,CT 扫描常可在病灶内发现散在点、环、结节、斑片状钙化影。MRI 增强上的间隔及边缘强化,软骨部分不强化是其典型表现,有包膜者可见包膜强化。

3. 转移瘤　转移部位颅盖骨多于颅底骨,肺癌、乳腺癌和前列腺癌、甲状腺癌、淋巴瘤、恶性黑色素瘤等为成人常见的骨转移瘤,发病年龄较原发性骨肉瘤大。儿童多为白血病、神经母细胞瘤,少数单发局限性溶骨性转移瘤可能会误诊为溶骨型骨肉瘤,但前者CT 上多显示残存薄层膨胀骨壳和部分硬化边缘。

4. 尤文肉瘤　发病年龄低于骨肉瘤,平均 15 岁,70% 在 10～30 岁,对放射治疗极其敏感。

【治疗及预后】

颅骨肉瘤治疗棘手,目前主要采取手术切除肿瘤合并放疗、化疗、中药及免疫治疗等综合措施,但疗效不佳。对手术残留的肿瘤行放疗和化疗,包括大剂量的甲氨蝶呤或合并使用其他的化疗药物,但远期生存率低。放疗引起的颅骨骨肉瘤比颅骨原发性骨肉瘤预后更差,平均存活时间为 12～18 个月,伴有颅内浸润时存活时间通常<1 年。

(李东朋)

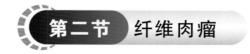

第二节　纤维肉瘤

原发性颅骨纤维肉瘤(fibrosarcoma of skull)起源于颅骨板障和骨膜的非成骨性纤维结缔组织母细胞,源于板障者属于中央型,较多见,起源骨膜者为周围型,少见。继发性颅骨纤维肉瘤常继发于 Paget's 病、骨纤维结构不良、巨细胞瘤、动脉瘤样骨囊肿、慢性骨髓炎、烧伤瘢痕和颅脑放疗之后。

该病属于罕见病,至今为止,在临床上仅报道少数病例。病变可发生在颅盖、眼眶、颅底等部位,以颅盖部常见。多发病于成年人,儿童患者极少,性别无显著差别。

【病因病理】

颅骨纤维肉瘤病因不详,是一种破坏性、浸润性病变,骨破坏边缘不清且不整齐。分化好的富含胶原纤维,外观为白色或灰白色橡皮样肿物,低分化病灶呈鱼肉样,有黏液,质地较软。肿瘤可能具有将其与病理骨骼分开的假包膜。较大病变内可能发生出血和坏死,肿瘤内无新生骨。在显微镜下观察,见主要成分为梭形肿瘤细胞,其大小、形状较一致,富含细胞质,间质中有较多的胶原纤维。根据分化程度,肿瘤可分为分化良好、中度分化和分化不良的肿瘤,其中中度分化的肿瘤占多数,或分为Ⅰ~Ⅳ级,级别越高分化越差。恶性程度低的核分裂及间变不明显,恶性程度高的则明显。

【临床表现】

该病进展较快,生长迅速,颅盖部常表现为单个局限的头皮下肿块,疼痛及肿胀症状亦较早出现,侵入颅内者,会发生颅内高压症状和癫痫、偏瘫、失语等相关神经系统症状。位于颅底的纤维肉瘤早期常表现为颅神经症状,后期可因为病变增大引起头痛、呕吐等高颅压症状和其他神经功能受损表现。侵犯筛窦、蝶窦可引起鼻出血,进入颅内损伤硬脑膜者可发生脑脊液漏。位于眼眶周围的病变,侵入眼眶内,可引起突眼、眼球运动障碍、视力下降等。晚期常发生肺转移。

婴幼儿颅骨纤维肉瘤是指发生于5岁以内的儿童的纤维肉瘤,临床特点与成人纤维肉瘤相似,最常见于四肢和躯干,少部分可发生于颅骨。婴儿型纤维肉瘤临床预后较成人良好,超过80%的患儿可治愈,其主要治疗方式为手术治疗,术后可根据病理性质进行化疗及放射治疗。

【影像学表现】

影像学检查在颅骨纤维肉瘤的治疗前评估中有着重要的作用。X射线检查中央型颅骨纤维肉瘤为囊状透亮的骨质破坏区,边缘不规则,现在临床上已很少应用。彩超可以判断出肿瘤的囊实性,评估病变血流状况等信息。CT可清晰地显示颅骨的破坏程度,一般表现为颅骨非特异性的溶骨性破坏,有时可见残留骨片,常呈进行性发展。破坏骨质内的病灶表现为膨胀性生长,密度均匀的软组织包块,瘤内无新生骨。增强不明显。MRI可以显示肿瘤的部位、边界是否清晰、体积大小、形态、病变信号特点和与周围结构的毗邻关系等,病变通常表现不一,T_1时信号往往比脂肪组织高,比肌肉组织低,边缘不规则,边界不清,部分可能侵犯邻近结构,并且可因组织坏死、囊变和出血表现出不均匀信号,T_2常表现为混杂信号。增强扫描时,大部分病变增强不明显。

【诊断】

若患者发现头皮下生长迅速的肿物,伴有疼痛和肿胀症状,CT扫描显示存在溶骨性破坏时需考虑此病可能。尤其当患者有骨纤维结构不良、骨髓炎及头部放疗病史等。位于颅底的病变早期可有颅神经损害的症状,后期肿瘤变大产生颅内压升高及其他神经功能障碍,侵蚀颅底且破坏颅底硬膜,可出现脑脊液漏症状,若 CT 显示存在颅底骨质破坏,MRI 显示为膨胀性肿物时,应考虑存在该病的可能。

【鉴别诊断】

1. 颅骨骨肉瘤　颅骨骨肉瘤主要表现为迅速增大的肿瘤,大部分患者有明显的疼痛及压痛症状,局部头皮发亮,温度升高。血供丰富,有时可听到血管杂音,看到皮下迂曲扩张的静脉。一般为膨胀性、外生性生长,分为成骨型和溶骨型,前者颅板明显增厚和粗大的骨针,后者在溶骨边缘也有骨针样反应。化验检查血清碱性磷酸酶升高。部分患者会发生肺部转移。

2. 软骨肉瘤　常见于 40 岁左右的男性,颅底骨是软骨化骨,在软骨发育不全时会发此病,所以病变好发于颅底,尤其是蝶鞍及斜坡等部位。CT 扫描瘤内有钙化,增强显著。大部分级别较低,生长缓慢,很少发生远处转移。

3. 转移瘤　转移瘤在颅骨肿瘤中较常见,90% 以上同时有其他部位骨转移。病变常呈溶骨性破坏,边界不规则,但周边无增生和硬化带,偶有新生骨形成。患者常有乳腺癌、肺癌等病史,以资鉴别。

4. 脂肪肉瘤　临床上常见的恶性肿瘤,起源于原始间充质细胞,逐渐向脂肪细胞分化。男女发病率无明显差异,好发部位主要位于头颈部、腹膜后及四肢。脂肪肉瘤在 CT 平扫上表现为相对均匀的“囊性”肿块,增强扫描可以表现为网格状、岛状等形态的强化信号,CT 和 MRI 扫描显示病灶具备均匀的脂肪密度灶,对于诊断有非常重要的意义。

5. 滑膜肉瘤　起源于间叶组织,好发于青壮年,多发病于 20~40 岁,一般男性多于女性,大部分发生于四肢,头颈部罕见,临床上较常见。

6. 嗜酸性肉芽肿　属于朗格汉斯组织细胞增多症,多发生于儿童,好发部位为颅骨与肺部。发生于颅骨的嗜酸性肉芽肿也表现为侵蚀颅骨的软组织肿物,多症状轻微,生长缓慢,大多不伴有疼痛,可出现颅骨的多发损害,颅骨的病损表现为内外颅骨板层不规则的虫蚀样改变。

【治疗】

治疗主要以手术切除为主。肿瘤位于颅盖部者手术时应尽可能做根治性全切,被病变破坏的颅骨也需扩大切除,以防止肿瘤复发。因系恶性肿瘤,一般不主张行颅骨修补。位于颅底的肿瘤全切困难,当肿瘤与颅内重要血管和神经关系密切时,要注意对重要正常结构的保护,防止术后出现严重并发症。侵犯蝶窦或筛窦的肿瘤切除后,需要注意对颅底硬脑膜检查,损伤处做可靠的修补,防止术后脑脊液漏的发生。

术后需进行化疗,可以应用长春新碱、环磷酰胺、阿霉素、更生霉素、顺铂等药物进行联合化疗,也可以进行放疗,但大多数学者认为此病对放疗不敏感。

【预后】

患者预后与病理分级及是否发生转移有明显相关,如术后病理显示肿瘤边缘的骨质中没有肿瘤细胞且没有发生转移,提示患者可获得较长的生存期。如果病变转移至其他部位,则预后不良。

(郭孟果)

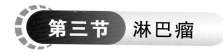

第三节　淋巴瘤

原发性颅骨淋巴瘤是指仅发生于颅骨的原发性非霍奇金淋巴瘤(primary non-Hodgki's lymphoma of skull),没有其他系统病灶,极为罕见。自1983年 Agbi 报道第一例,迄今国内外只有零星个案报道。任何年龄均可罹患,发生在颅盖的患者多为40~50岁,病灶在颅底者年龄常为5~15岁。男性居多,男女比例(1.5~2.0):1。原发性颅骨淋巴瘤是一种中、高度恶性肿瘤,与颅神经、脑实质原发淋巴瘤统称为中枢神经系统淋巴瘤,其理由是三者同属大B细胞淋巴瘤;皆侵犯硬脑膜;对甲氨蝶呤敏感。原发中枢神经系统淋巴瘤占淋巴结外淋巴瘤的4%~6%,占淋巴瘤的1%。该病的起源和定义,特别是颅底淋巴瘤尚存争议。此病临床表现和影像学无明显特异性,诊断相对困难,目前明确诊断的唯一方法是手术活检。明确病理后,化疗是最主要和有效的治疗手段,同时联合放疗会让患者获益更多。

【病因病理】

原发性颅骨淋巴瘤的病因学尚无统一。其发病机制,有学者认为是起源于具有向各型淋巴网状细胞分化的血管周围未分化多能间叶细胞,另有些学者认为是非肿瘤性淋巴细胞在中枢神经系统反应性集聚,并被病毒诱导所致。另有基因层面的研究显示,该病患者一个重要起病环节是 HRK 的转录抑制和缺失,其40%~60%的 $P14$ 和 $P16$ 基因表达不活跃。

病理方面,原发性颅脑淋巴瘤多为弥漫性大B细胞来源,T细胞少见,霍奇金淋巴瘤更少见。淋巴瘤细胞可在板障内生长,通过颅骨导静脉、神经孔达皮下或硬脑膜外,甚至可穿过硬脑膜至蛛网膜,正是由于这种穿透性生长方式,在颅骨上造成了一些"筛孔样"溶骨破坏且无瘤内钙化,该特点有助于鉴别诊断。颅骨淋巴瘤也可表现为大的软组织肿块伴有轻微的颅骨破坏。

【临床表现】

穹窿部原发性颅骨淋巴瘤多发生于中老年人,病程短,一般只有1~4个月。颅底淋巴瘤发病时间更短,一般为0.60~2.26个月,中位发病时间为0.66个月。可在头皮下触及疼痛性包块,或者肿瘤对颅骨直接产生破坏,也可向颅内生长引起颅内压增高,产生头痛、呕吐、癫痫或局灶性神经功能障碍症状。颅底的肿瘤沿硬脑膜表面侵犯蝶骨平板、海绵窦、小脑天幕和岩骨等产生相应的颅神经功能障碍,范围大的病变可以引起同侧颅神经损害（garcin syndrome），实际上早期最常见是ⅣⅥ颅神经受损。其他如视物模糊、鼻腔分泌物等症状。还有些患者以发热起病。淋巴瘤是导致不明原因发热最常见的原因，如果不能明确发热原因，应考虑淋巴瘤的可能。

【辅助检查】

原发于颅骨的淋巴瘤，特征性表现为对骨质产生温和的轻度破坏，颅骨内外侧可见明显的软组织肿块。病变在MRI上多表现为等或低T_1信号，等或稍高T_2信号，增强后明显强化，也可伴有周边受侵神经根和硬脑膜强化，与颅底侵袭性脑膜瘤表现相似。发生在颅盖骨的淋巴瘤，其MRI表现为颅骨内外肿块包绕颅骨，呈"夹心饼样"生长，颅内肿块呈梭形向下压迫脑组织，颅外肿块呈"新月形"，可在皮肤触摸到突出的肿物。病变在颅底的淋巴瘤，如蝶岩斜区、颅中底-颞下窝-翼腭窝区，可累及海绵窦、颈内动脉，其MRI通常表现为肿瘤包裹颈内动脉，而颈内动脉很少有移位、变形或狭窄，这与颅底肿瘤侵犯颈内动脉的表现有所不同，可作为重要的鉴别要点。

病变在CT上通常表现为突破颅骨内外板穿透性生长的无钙化软组织包块。等或稍高密度，增强后轻中度强化，边界清楚，邻近脑组织水肿，并可见侵蚀性、筛孔样骨质破坏（图6-4）。

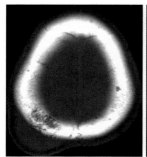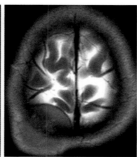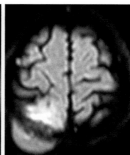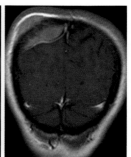

图6-4 颅骨淋巴瘤的CT和MRI

【诊断和鉴别诊断】

（一）诊断

颅骨多种病变均可由颅骨板障起始并侵蚀颅骨内板或外板且临床表现及影像学无显著特异性，但仔细分析淋巴瘤还是有一些线索能帮助做出初步临床诊断，如病史特短、穿透性生长方式、颅骨"筛孔样"破坏、"夹心饼样"的轮廓外形、包绕颈内动脉而不致其移位和变形等。在实践中还需要更多地依靠病史、临床症状、影像学、实验室检查及病理分型的综合结果来分析。

（二）鉴别诊断

1.脑膜瘤 无论是板障内或颅内脑膜瘤均有其明显特点：①生长缓慢，包块无自觉痛和触痛；②骨损害以增生为主，瘤内常有钙化；③颅骨血管沟增宽；④血管造影可见肿瘤染色及迂曲增粗的供血动脉,如靠近颈内动脉,可压迫血管使其移位、变形、狭窄。

2. 颅骨多发骨髓瘤　颅骨骨髓瘤是颅骨板障骨髓浆细胞异常增生并侵蚀颅骨的恶性肿瘤。好发于中老年。约2/3为多发性,此时多为全身多发性骨髓瘤侵犯颅骨的表现形式。孤立的颅骨骨髓瘤又称为浆细胞瘤,患者可在几年后出现多发性骨髓瘤的全身表现。其临床表现多为头部痛性肿块,单发或多发,生长较快。其全身症状包括间歇性发热、高钙血症、高球蛋白血症、恶性贫血、肾衰竭、尿中可查出本周蛋白和骨髓增生活跃等。颅骨 CT 或 X 射线片表现为颅骨多发类圆形穿凿样破坏,边缘清晰,边缘无硬化,少数边界模糊,病灶大者,可有部分硬化缘。周围无反应性骨增生改变。软组织肿块内可有芒状骨针。

3. 颅骨转移瘤　有颅骨以外的原发性恶性肿瘤病史,多数为癌转移。颅骨平片显示边界不清低密度骨破坏区,外周无骨硬化,瘤内有斑点状残留骨或肿瘤骨。成骨细胞型转移瘤为高密度骨增生并可有放射状骨针。CT 和 MR 序列表现为溶骨性改变,注射对比剂可见强化。有时伴有邻近骨质的增生和硬化,病理活检对颅骨转移瘤有确诊意义。

【治疗】

原发性颅骨淋巴瘤治疗策略强调多学科综合治疗,包括手术、化疗和放疗的联合应用。

1. 手术　由于原发性颅骨淋巴瘤多侵犯颅底结构,全切风险高,而其对放化疗敏感性高,如术中冰冻切片能够初步明确诊断,可只求肿瘤部分切除达到减压目的即可。发生位置在颅盖骨的病变,小病灶可直接切除,如范围巨大或发生于颅底的淋巴瘤,可行穿刺活检术明确诊断之后行放、化疗。个别由于肿瘤异质性和不恰当激素治疗导致的肿瘤变化,穿刺活检可能无法获得足够的典型标本以明确病理诊断,仍需术后病理诊断确诊。

2. 放化疗　明确病理后,直接或术后 3 周开始常规化疗。初始化疗方案为 6 周期 CHOP(环磷酰胺+多柔比星+长春新碱+强的松)或 R-CHOP(美罗华+环磷酰胺+多柔比星+长春新碱+强的松),化疗结束后行常规局部放疗(40 Gy/20 f/30 d)加全身放疗。并定期随访。此外,近期有用沙利度胺、来那度胺、单克隆抗体、人源化 CD20 抗体、免疫调节剂等治疗。

【预后】

颅骨原发淋巴瘤系恶性肿瘤,但其对放、化疗敏感,明确诊断后,施以手术、放疗(局部+全身)、化疗综合措施,5 年生存率达 60% 以上。但如病变侵入颅内、多发以及转移者,预后不良。

(田　毅)

第四节 多发性骨髓瘤

多发性骨髓瘤(multiple myeloma,MM)以恶性克隆性浆细胞在骨髓中异常增殖为特点,是血液系统第二大肿瘤,约占恶性血液系统肿瘤的10%,可累及颅骨和脊柱。肿瘤起源于骨髓中B淋巴细胞来源浆细胞的恶性克隆,常导致过量单克隆免疫球蛋白产生。美国每年新诊断发病率是$(3 \sim 4)/10$万,诊断中位年龄为65岁,约3%的患者小于40岁。我国多发性骨髓瘤发病率约为每年2/10万,大多患者发病年龄为$50 \sim 60$岁,男女之比约为1.6:1。

【病因病理】

（一）病因

至今多发性骨髓瘤的病因尚未阐明,可能与下列因素有关。

1. 辐射接触　原子弹爆炸辐射的幸存者以及职业性接受辐射的工作人员多发性骨髓瘤发病率显著增高,提示电离辐射接触可诱发本病。

2. 病毒感染　多发性骨髓瘤发病可能与EB病毒(EBV)、人类疱疹病毒(HHV)、人免疫缺陷病毒-1(HIV-1)以及丙型肝炎病毒(HcV)有关,但至今尚无肯定结论。

3. 化学物质　杀虫剂、除草剂、石棉、金属(如铅、砷、镉、铜)粉末和其他化学物质(如苯)等,可能会导致多发性骨髓瘤的发生。

4. 遗传倾向　多发性骨髓瘤一级亲属的发病风险明显增加,提示具有家族遗传倾向。

（二）病理特征

多发性骨髓瘤的主要病理特征为骨髓内大量浆细胞异常增生,可占骨髓内细胞总数的$15\% \sim 90\%$。肿瘤细胞多聚集成堆,分化较好的肿瘤细胞与成熟的浆细胞相似,而有些肿瘤细胞分化不成熟,故肿瘤细胞具有不同程度的异型性。肿瘤为实质性,质脆软,暗红色。显微镜下主要为未成熟浆细胞,胞浆嗜酸性染色。分化较好的细胞形态与正常浆细胞类似,呈卵圆形,中等偏小,胞质丰富;分化较差的浆细胞瘤细胞与免疫母细胞类似,细胞核大而胞浆较少,多见核分裂象。电镜下可见瘤细胞胞浆内有高度发达的粗面内质网(图6-5)。

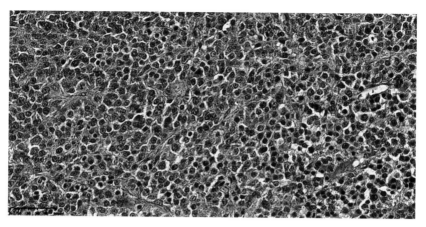

图 6-5 多发性骨髓瘤 HE 照片(40×)

【临床表现】

多发性骨髓瘤临床表现多样,从偶然发现的完全无症状(如因化验检查发现贫血或高蛋白血症而偶然发现该病)到危及生命的症状不等。总体概括典型症状包括骨骼损害、贫血、高钙血症和肾功能损害,其他症状可表现为淀粉样变、感染、高黏滞综合征、出血倾向。

1. 骨骼损害和骨痛 骨髓瘤细胞可以在骨髓腔内增殖,可形成局部肿块,甚至出现骨硬化。另外瘤细胞还可以产生大量的细胞因子(如 IL-1、IL-6 等)激活破骨细胞,导致全身溶骨性损害、骨质疏松甚至病理性骨折。多数患者在颅骨受侵犯同时还可累及其他部位(如椎体、胸骨、肋骨和骨盆等)。当颅骨病变侵犯至硬脑膜外时,可以出现高颅压和相应部位神经症状体征,椎体病变可表现为脊髓与神经根压迫症状。骨痛是多发性骨髓瘤的重要症状,超过 60% 的患者合并骨痛。疼痛通常发生在背部或肋骨,较少发生在四肢,通常由运动引起,肋骨突然疼痛并伴有局部压痛表明肋骨骨折,在跌倒或甚至举起一个小物体后,压缩性骨折可能导致突然严重的背部疼痛。

2. 贫血和出血 贫血是多发性骨髓瘤发生和发展中常见的症状,多为正细胞正色素性贫血,早期贫血较轻,晚期可呈重度贫血。其原因主要有:①骨髓被骨髓瘤细胞替代;②肾功能不全。相对于贫血,早期发生出血症状不多,但随着病情进展,出血倾向可逐渐增加。早期可表现为皮肤黏膜瘀点、瘀斑,牙龈出血,鼻出血等,晚期可伴有颅内出血和消化道出血。其原因主要有:①骨髓被骨髓瘤细胞替代,血小板生成减少;②M 蛋白抑制血小板及凝血因子;③多发性骨髓瘤导致淀粉样变性损伤血管壁,加重出血。

3. 感染 感染在多发性骨髓瘤患者中很常见。感染的原因是多因素的,包括抗体反应受损、正常多克隆免疫球蛋白水平降低、中性粒细胞减少和皮质类固醇治疗。感染常表现为肺炎、败血症或脑膜炎。肺炎链球菌和革兰氏阴性菌是最常见的病菌。

4. 高黏滞综合征 其发生与血清 M 蛋白增多有关。血液黏滞性过高,可引起血流缓慢、组织淤血和缺氧。表现为头昏、头痛、视力模糊,一些老年患者可并发冠状动脉供血不足、心力衰竭等症状。

5. 肾功能损害　多发性骨髓瘤患者可表现为急性或是慢性肾衰竭。几乎一半的患者在诊断时血清肌酐升高。肾衰竭的主要原因是管型肾病或高钙血症，管型肾病的特点是出现大的、蜡状、层压型，主要由沉淀的单克隆轻链（Bence-Jones 蛋白）组成，主要见于远端小管和集合小管。管型肾病的严重程度一般与游离尿轻链的数量和肾功能不全的严重程度有关。肾功能不全的其他原因包括轻链淀粉样变、轻链沉积病或药物诱导的肾脏损害。

6. 高钙血症　高钙血症（$\geqslant 11$ mg/dL）可能在多发性骨髓瘤疾病过程中的任何时候出现。症状包括虚弱、疲劳、多饮、多尿、便秘、厌食、恶心、呕吐、神志不清或昏迷。高钙血症可能导致慢性肾衰竭甚至死亡。

【辅助检查】

（一）实验室检查

1. 血常规　多发性骨髓瘤患者中约 70% 在诊断时出现正常红色素性贫血。白细胞和中性粒细胞一般正常，约 5% 的患者在诊断时发现血小板减少。骨髓瘤患者很少出现明显的溶血性贫血。

2. 外周血涂片　外周血涂片最常见的发现是红细胞叠连。还可能出现未成熟白细胞和有核红细胞。

3. 血清和尿液中 M 蛋白　多发性骨髓瘤的特点是在血液和（或）尿液中检测到由异常浆细胞产生的单克隆蛋白，即 M 蛋白。血清蛋白电泳图谱显示 80% 的患者出现单峰或局部条带。10% 的患者存在低丙种球蛋白血症。IgG 约占 50%，IgA 约占 20%，轻链仅占 15%~20%。IgD 占 2%，IgM 占 0.5%，双克隆蛋白占 2%。通过免疫固定可在 90% 以上的患者血清中鉴定出单克隆蛋白。κ 链的出现频率是 λ 链的两倍。

4. 尿常规　尿试纸检查可以检测到白蛋白，但通常不能识别轻链。可以用磺基水杨酸检测尿中轻链蛋白，收集 24 h 尿液，浓缩尿液，进行电泳和免疫固定。尿液中轻链的存在会产生一个尖峰或局部条带，可以量化 24 h 轻链。15%~20% 的多发性骨髓瘤患者在血清或尿液中只有轻链，这些被归类为轻链骨髓瘤。

5. 骨髓穿刺　单克隆浆细胞通常占骨髓细胞的 10% 以上，如果浆细胞少于 10%，可选择其他部位重新骨髓穿刺和活检。

（二）影像学检查

约有 80% 的多发性骨髓瘤患者会出现骨骼影像学异常。

1. X 射线　X 射线平片是诊断骨病的基本检查，也是观察溶骨性骨质破坏的最佳方法。多发性骨髓瘤在颅骨 X 射线平片可见多发、大小不等、类圆形虫蚀样或穿凿样骨质破坏，边界清，无硬化缘及反应性骨增生（图 6-6）。

2. CT　头颅 CT 早期主要表现为多发板障内低密度病灶，随着病变发展出现内外板穿凿样破坏并伴有软组织肿块。增强后可有不均匀强化。

3. MRI　MRI 可以检测多发性骨髓瘤患者的弥漫性和局灶性骨髓病变，多种 MRI 序列被用于鉴别骨髓局灶性或弥漫性病变。T_1WI 大多呈等信号或稍高信号，T_2WI 病灶相对于骨髓背景呈等信号或稍高信号。MRI 增强扫描后肿瘤通常有明显强化（图 6-7）。

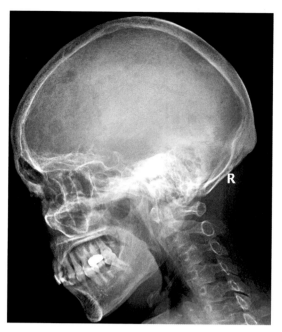

图6-6　颅骨X射线平片可见虫蚀样、穿凿样骨
质破坏，术后病理提示颅骨多发骨髓瘤

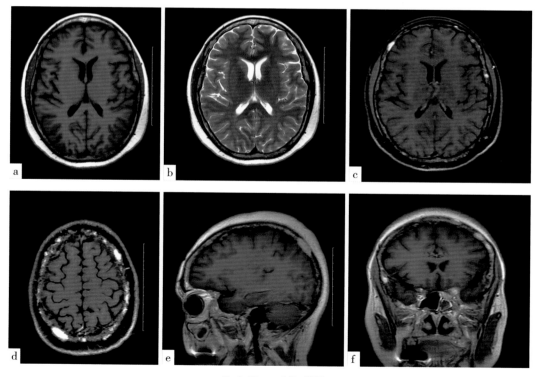

a. T$_1$；b. T$_2$；c~f：T$_1$增强

图6-7　头颅MRI可见颅骨多发异常信号，术后病理提示颅骨多发骨髓瘤

4. PET-CT   PET-CT 可以进行全身范围的扫描,对病变部位进行定位,明确多发性骨髓瘤的骨骼破坏所涉及的骨骼,包括病灶大小和数目。

【诊断及鉴别诊断】

（一）诊断

多发性骨髓瘤最常见的症状是疲劳、骨痛和反复感染。大约70%的患者有贫血,25%的患者出现高钙血症,50%患者血清肌酐水平升高。常规X射线摄影提示约80%的患者骨骼异常。血清蛋白电泳检测 M 蛋白的阳性率为82%,免疫固定检测阳性率为93%。多发性骨髓瘤的诊断通常并不困难,大多数患者有典型的症状或实验室异常。主要诊断标准如下:①骨髓检查中浆细胞>15%（或组织活检证实为浆细胞瘤）。②血清和（或）尿液中有 M 蛋白（真正的非分泌性骨髓瘤除外）,并有器官末端损伤的证据（高钙血症、肾衰竭和贫血）。③无其他原因的溶骨病变或广泛性骨质疏松。

（二）鉴别诊断

1. 颅骨转移瘤   颅骨转移瘤与多发性颅骨骨髓瘤相比,虽然转移性癌也可以产生溶解性病变,但前者有以下特点:①绝大多数有肺癌、胃癌、结肠癌、卵巢癌、乳腺癌等恶性肿瘤等原发性恶性肿瘤病史;②尿本周蛋白阴性;③颅骨转移瘤在常规的 CT 和 MRI 序列常表现为溶骨性改变,边界欠清晰,有时伴有邻近骨质的增生和硬化,骨髓瘤一般为边界清楚的类圆形穿凿样骨破坏,早期病变只有板障变化;④病理活检可鉴别。

2. 未定性的单克隆免疫球蛋白病(monoclonal gammopathy of undetermined significance, MGUS)   又称为良性单克隆球蛋白病。诊断标准是:①血清 M 蛋白<3 g/dL;②克隆骨髓浆细胞<10%;③没有器官损伤（如高钙血症、肾功能不全、贫血）。MGUS 患者可以进展为症状性多发性骨髓瘤,MGUS 和多发性骨髓瘤的主要区别是多发性骨髓瘤存在器官损伤。

3. 淀粉样变   淀粉样变的特征是单克隆浆细胞增殖障碍,产生轻链,以淀粉样蛋白的形式沉积在各种器官中,导致肾病综合征、充血性心力衰竭、肝大、感觉运动神经病变和肾功能不全。大多数淀粉样变患者骨髓中浆细胞少于20%,无溶骨性病变,并有少量的本周蛋白尿。近1/3的患者会出现肾病综合征。活检发现轻链型淀粉样蛋白可明确诊断。

4. 颅骨骨肉瘤   颅骨骨肉瘤与多发性骨髓瘤比较前者有以下特点:①好发于儿童及青少年;②多为单发病灶;③早期可有疼痛症状;④病情进展迅速,可伴全身消耗性症状;⑤血清碱性磷酸酶升高;⑥在 X 射线或 CT 上不论是溶骨型或成骨型骨肉瘤都会有骨破坏兼增生,特别是成骨型还具有特征性芒状骨针刺入软组织肿块中。

【治疗】

（一）手术

1. 手术适应证   ①手术仅限于颅骨较大的单发病灶和（或）合并神经压迫症状;②顽固性难以忍受的疼痛,部位明确且与病变位置一致;③获得病理结果,术后放、化疗提供依据。

2.手术禁忌证　①心、肺、肾等功能差,不能得到良好的控制;②严重的凝血功能障碍;③严重感染无法控制。

3.术前准备　术前需评估患者全身状况(如高血糖、高钙血症、凝血异常、贫血、低蛋白血症等)并给予纠正。尤其需重视贫血和凝血功能障碍,血红蛋白应纠正在 10 g/L 以上,血小板在 $80×10^9$/L 以上。

4.手术原则和要点　目前尚缺乏研究证实手术可以延长患者的总生存期,因此可以在保证患者生命安全前提下切除病变缓解症状。切除范围如有可能,可以包括肿瘤软组织及其周围 2～3 cm 正常颅骨。术中应注意颅神经的保护,不要勉强全切除肿瘤。

（二）放疗

主要用于骨质迫害伴疼痛的病例。美国国立综合癌症网络(NCCN)2019 年建议多发性骨髓瘤的放疗如下:①放疗剂量(40～50 Gy,1.8～2.0 Gy/次);②姑息放疗时可采用小剂量(如 8 Gy 1 次或 10～30 Gy,2.0～3.0 Gy/次)。

（三）化疗

多发性骨髓瘤的化疗方法较多。根据美国国立综合癌症网(NCCN)2019 年多发性骨髓瘤的诊治指南:对于适宜移植者的患者可选用硼替佐米–来那度胺;非移植患者伴急性肾功能不全时可选硼替佐米–环磷酰胺–地塞米松,肾功能得改善后可选用硼替佐米–来那度胺–地塞米松方案。

（四）其他治疗方案

在化疗基础上还有造血干细胞移植、免疫调节剂、单克隆抗体类药物以及靶向药物等治疗方案。

【预后】

多发性骨髓瘤临床起病较为隐匿,临床预后不良。另外,由于多发性骨髓瘤具有很强的异质性,不同类型的多发性骨髓瘤病程进展以及对治疗的敏感性也不同。相信随着对疾病的不断深入研究、精准分类以及针对性综合治疗,最终可获得更好的疗效,甚至治愈。

（杜　伟）

第五节　软骨肉瘤

发生在颅骨的软骨肉瘤相当少见,占颅内肿瘤的0.15%,占颅底肿瘤的6%。颅骨软骨肉瘤以蝶筛骨、蝶颞骨和颞枕骨等颅骨软骨结合处好发。其中以岩枕缝处软骨肉瘤最多见,可向前进入鞍旁窦及中颅窝底,向后进入后颅窝。现有资料显示颅骨软骨肉瘤可发生于任何年龄,但高峰发病年龄在 40～50 岁,男女发病率为 2：1。

【病因和发病机制】

软骨肉瘤的基本成分是由肿瘤性软骨细胞及软骨基质组成,但病因和发病机制尚不清楚,认识也不一致。目前有人认为软骨肉瘤是起源于软骨细胞的恶性肿瘤,绝大多数由胚胎期的软骨残留细胞或硬膜成纤维细胞化生,少部分由颅骨纤维结构不良、畸形性骨炎或软骨瘤恶变而来,有学者称软骨瘤恶变为软骨肉瘤占大多数,也可以直接由间质细胞发展而成。颅底部放疗可诱发软骨肉瘤。实验性病理认为与病毒感染有关,边缘型者与遗传有关。研究显示 Ollier's 病、Paget's 病、Maffucci's 综合征及骨软骨瘤病与软骨肉瘤的发生关系密切。根据是否继发于原有的软骨样病变而分为继发性软骨肉瘤和原发性软骨肉瘤;按软骨肉瘤起源部位不同,可分为起源于骨髓腔的中央型和起源于骨表面的外周型,原发性软骨肉瘤多见于中央型,继发性软骨肉瘤两型均可见。软骨肉瘤多见于长骨、骨盆及肩胛骨,发生于头颈部者少见,占总发生率的 5%~12%。

【病理】

软骨肉瘤分为 4 个亚型:①普通型(传统型),包括透明型、黏液型及二者的混合型,该型肿瘤生长缓慢,复发和转移发生较晚;②间叶型,瘤体由原始间叶细胞构成,属高度恶性肿瘤;③透明细胞型,因瘤细胞含有大量糖原呈透明样而得名,属低级别恶性肿瘤,主要见于长管状骨干骺端;④去分化型,常由低级别软骨肉瘤转化而来,恶性程度最高,瘤体常出现骨肉瘤、纤维肉瘤特征。

依据细胞核异型将软骨肉瘤分为高、中、低 3 级分化程度,对应的病理分级为 Ⅰ、Ⅱ、Ⅲ级,其中 Ⅰ、Ⅱ级多见。软骨肉瘤来源于中胚层,其 S100 及 vim 为阳性,CK、EMA 为阴性,这与外胚层起源的脊索瘤不同,借此,可以帮助两者鉴别。黏液型软骨肉瘤可见 PSA(+)黏液软骨样基质,叶间型软骨瘤可见(+)血管(图 6-8)。

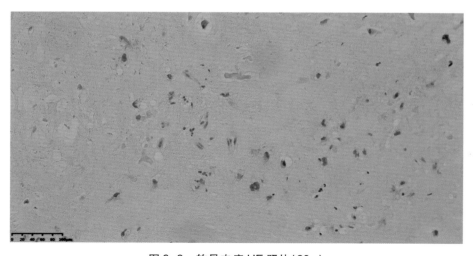

图 6-8　软骨肉瘤 HE 照片(20×)

【临床表现】

颅骨软骨肉瘤的临床表现,取决于肿瘤所在的部位、大小及生长速度,表现出相应的症状和体征。常见临床症状如下。①颅神经受压或受损:颅底软骨肉瘤常以颅神经受损为首发症状。如侵犯岩骨尖者可表现为典型的岩骨尖综合征,患者出现复视及面部感觉障碍。肿瘤损伤动眼神经、听神经、面神经时患者则会表现出不同程度的眼球活动障碍、听力下降或丧失或周围性面瘫症状。②脑组织受压:原发性软骨肉瘤生长缓慢,初期仅有间歇性钝痛,并因多数发生在颅底,所以不易早期发现,出现症状时多已体积较大,向颅内生长可压迫或浸润邻近脑组织,患者表现为相应地偏身活动障碍、感觉减退、锥体束征、共济失调、癫痫发作症状。③颅内压增高:肿瘤本身的占位效应及并发的脑积水均可导致颅内压升高,患者出现头痛、恶心、呕吐及视神经乳头水肿等表现。

【影像学表现】

颅骨 X 射线平片可清楚地显示病变处骨质破坏及瘤内钙化。CT 平扫表现多为等或略低密度或混杂密度的分叶状软组织肿块,边界较清楚,可伴有不同程度斑块样钙化与骨质破坏。注射对比剂后无钙化区可呈轻度不均匀强化。CT 上的低密度区常代表肿瘤坏死的成分,然而出现这些低密度区肿瘤更倾向于恶性。肿瘤内缘出现的壳状钙化被认为系硬脑膜反应性钙化。钙化成分越多,尤其是出现环形或弧形钙化时,表明肿瘤分化越成熟,反之则分化较差。高分化的普通型软骨肉瘤,CT 可见明显钙化,少有骨膜反应;分化较差的普通型软骨肉瘤,其钙化灶呈斑点状,即"午夜星空"征,少数甚至无钙化。间叶型软骨肉瘤属高度恶性肿瘤,CT 常无明显钙化或散在分布的圆点状钙化,骨质破坏则较为明显。MRI 则对组织分辨率高,可明确显示肿瘤的位置、范围及对周围组织的侵袭,对瘤内软骨基质也有清晰反映。因软骨肉瘤细胞所含水分丰富,T_1WI 为低或等信号,T_2WI 则以高信号多见,病灶内信号不均匀,可见弧形、弓状或片状更低信号区,系瘤体内钙化灶,但不像 CT 那样清楚直观。增强扫描多数病变周边强化相对明显,有包膜者可见包膜强化,内部可见不均匀环状、弓状或隔膜状强化。骨源性肿瘤可见明显"脑膜尾征",且蛛网膜下腔增宽,可提示为脑外病灶,肿瘤强化程度可提示其病理分型,高分化软骨肉瘤多表现为轻度强化,恶性程度高的间叶性软骨肉瘤强化效果明显。因软骨肉瘤基质被多发含血管的纤维束带分隔,软骨细胞及黏液成分多集中于周边区域,肿瘤中心以钙化及坏死囊变区为主。在 MRI 增强扫描上会表现为周边及内部分隔强化,呈"花环"状及"蜂窝"状改变特征(图 6-9、图 6-10)。

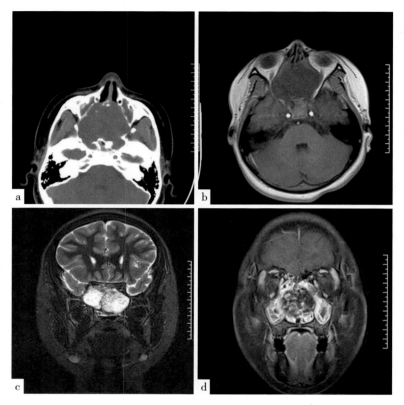

a. CT；b. MRI T_1；c. MRI T_2；d. MRI T_1 增强。

图 6-9　前颅底占位患者 CT、MRI 影像资料，术后病理证实高分化软骨肉瘤

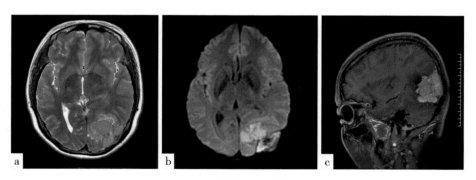

a. T_1；b. DWI；C. T_1 增强。

图 6-10　左枕部占位患者 MRI 影像资料，术后病理证实间叶型软骨肉瘤

【诊断与鉴别诊断】

颅骨软骨肉瘤尽管在 CT 与 MRI 表现上具有一定特征性，如好发于颅底中线附近，CT 可见病灶内多发钙化、周围伴骨质破坏，MRI 示病变位于硬膜外，增强扫描病变呈

花环状强化。但颅骨软骨肉瘤临床上较少见,与发生于颅骨的其他肿瘤(如软骨瘤、脊索瘤、脑膜瘤、神经鞘瘤、颈静脉球瘤、中耳癌等)在临床症状及影像学表现极其相似,术前准确鉴别较为困难。

1. 脊索瘤 脊索瘤起源于中线区残存的脊索组织,以累及枕骨斜坡为主,脊索瘤动态增强扫描以缓慢持续强化为特征性改变;而颅底软骨肉瘤通常起源于侧方,故多表现为偏中线一侧。软骨肉瘤钙化较脊索瘤更常见,其 MRI 增强扫描多呈花环状、蜂窝状强化改变。但仍有脊索瘤与颅底软骨肉瘤不能通过影像学进行鉴别,尤其是鞍旁脊索瘤和软骨肉瘤术前很难鉴别,确诊最终需要病理及免疫组化完成。

2. 脑膜瘤 T_1WI 呈稍低或等信号,T_2WI 呈稍高或等信号,增强呈均匀强化,可见脑膜尾征,钙化率较骨软骨肉瘤低,脑膜瘤引起邻近骨质改变多为骨质增生。

3. 颅咽管瘤 鞍区软骨肉瘤需与颅咽管瘤相鉴别,该肿瘤常出现内分泌症状。MRI增强扫描实性部分成结节样强化及包膜环状强化,囊性部分不强化。

4. 神经鞘瘤 CT 平扫为等或略低密度,其内钙化少见,无明显的骨质破坏,常常有坏死囊变;MRI 扫描 T_1WI 为等低信号,T_2WI 为等高信号,增强后显示非均匀性强化。

5. 软骨瘤 为起源于软骨细胞的良性肿瘤,呈膨胀性骨质破坏,钙化更常见,钙化灶边界清楚、锐利,MRI 增强扫描常见明显的延迟强化。

近年来分子标志物在软骨肉瘤诊断、治疗及预后中的应用成为热点,相关的研究发现瘦素及脂联素在高级别软骨肉瘤中表达明显升高,可能与其促进肿瘤淋巴管及血管生成有关。骨膜素蛋白及 α-甲基酰基辅酶 A 消旋酶有助于软骨肉瘤及软骨瘤的鉴别,前者仅见于低级别软骨肉瘤,后者则主要表达于软骨瘤中。

【治疗及预后】

除原发颅骨软骨肉瘤生长缓慢外,其他类型生长较快,切除后易复发。部分间叶型及低分化的软骨肉瘤可发生远处转移,以肺部受累常见。目前软骨肉瘤的治疗原则是充分手术切除后采取综合措施,以控制术后的复发及转移。

显微外科手术切除仍是颅骨软骨肉瘤治疗的首选措施,原则上应力争包括周围骨组织的全切除。术者应根据肿瘤部位、毗邻结构、患者术前的神经功能状态等选择合适的手术入路。海绵窦区、岩尖及上斜坡的肿瘤以额眶颧、翼点及颞下入路为主,内听道附近、中下斜坡的肿瘤,可选择乙状窦后入路、经岩骨入路及远外侧入路等,必要时可选择联合入路或分期手术。软骨肉瘤因多位于颅底,毗邻脑干、颈动脉、颅底神经等重要结构,临床较难做到全切除,对于残留或复发的软骨肉瘤应考虑再次手术或术后辅助治疗。

对于全切的普通型软骨肉瘤,绝大多数学者不主张预防性放疗,而对于术后较多残留或复发的软骨肉瘤多提倡进行辅助放疗。目前以带电粒子束(包括质子束、氦离子束、碳离子束等)放疗较好,其中质子束治疗最为成熟,5 年总生存率可达 94% 以上,然而该治疗设备非常昂贵,尚未大规模投入临床应用。研究认为颅底软骨肉瘤的放疗总量应高于 65 Gy,而肿瘤毗邻脑干等重要结构,常规全脑放射治疗无法达到此剂量要求,单次的直线加速器或伽马刀立体定向放射外科治疗也难以达到这一剂量,因此只适合远离重要功能区且体积很小的肿瘤,体积较大的肿瘤则应采用分次放疗或缩小瘤体后放疗。

目前尚未发现化疗对软骨肉瘤有确切疗效,多数学者不建议使用。对于高度恶性的间叶型软骨肉瘤目前辅助化疗方案同骨肉瘤相似,即应用顺帕、异环磷酰胺及蒽环类药物。也有报道称替莫唑胺等抗肿瘤药可能有一定疗效,目前尚无大宗临床证据支持。针对络氨酸激酶、IDH 及 PDGFR 的抑制剂及抗血管生成的分子靶向药物的研究目前正在进行中,推测可能会对软骨肉瘤有一定辅助治疗作用。

软骨肉瘤的病理类型及级别仍是决定预后的关键因素,普通型软骨肉瘤预后较好,间叶型软骨肉瘤的预后则很差,平均生存时间仅为 41 个月。Ⅰ、Ⅱ级软骨肉瘤生长及复发缓慢,10 年存活率可高达 93%,Ⅲ级软骨肉瘤则通常会转移和侵袭性局部复发。

(张龙洲)

第六节 尤文肉瘤

尤文肉瘤(Ewing sarcoma,ES,EWS;又称尤因肉瘤)是一种较为少见的原发性恶性骨肿瘤,占所有原发性骨肿瘤的 5% ~ 7%,90% 发生于 20 岁之前,发病的高峰年龄为 5 ~ 13 岁,多见于男性,男女比例为 1.6:1。好发生于长骨、骨盆和肋骨,早期可发生颅骨转移。原发于颅骨者罕见,仅占所有 ES 的 1%。发病年龄与其他部位 ES 类似。文献报道颅骨 ES 发生部位依次为额顶骨、颞骨、枕骨、蝶骨、中颅窝底、筛骨。通常在硬膜外生长、侵及硬膜前已生长至较大肿块。原发性颅骨 ES 多为单发病变,很少发生转移。

【病因病理】

(一)病因

ES 确切病因尚不清楚,传统说法是起源于骨髓内间胚层支架组织细胞突变,近期另一说法是来源于神经外胚层的骨或软组织小圆细胞肿瘤。从遗传学上讲,90% ~ 95% 的 ES 中存在特异性染色体易位 t(11;12)(q24;q12),5% ~ 10% 的病例存在 t(21;22)(q22;q12)。研究证实这些染色体的相互易位导致了 22 号染色体上的 *ES* 基因与 11 号染色体上 *FLI-1*、*ERG* 基因或其他基因重排,形成一些具有较强转录活性的融合基因 *ES-FLI-1* 或 *ES-ERG* 等,这些融合基因的产物大多起着促进转录或影响下游靶基因的作用,与肿瘤的发生密切相关。

(二)病理

1. 大体所见　大体呈灰白色、鱼肉状,常穿透骨皮质及骨膜,形成软组织肿块,周围可见假包膜。内可见出血及坏死区域,薄层反应骨顶起骨膜,下方骨组织被侵蚀及破坏。可累及骨膜及肌肉筋膜,一般不侵犯硬脑膜。

2. 镜下所见　镜下肿瘤细胞呈片状及不规则岛状,肿瘤细胞为小圆蓝色细胞、胞质稀疏、细胞核突出、富含糖原(图6-11)。

3. 分子病理　多数免疫组化结果显示,细胞膜呈 CD99 强阳性,肿瘤细胞可表达波形蛋白和神经元特异性烯醇化酶。95% 的病例涉及 22 号染色体的 t(11;22)(q24;q12)易位。CD99 和 FLI-1 可用于 EWS 的诊断,但不是特异性的,最终是综合组织学、免疫组化和分子检测进行诊断。

肿瘤细胞为成熟淋巴细胞的 1~2 倍,胞浆稀少。细胞可见卵圆形细胞核,染色质细腻、分散,核仁小,亦可见透明或嗜酸性胞浆。偶见肿瘤细胞增大、胞核轮廓不规则及核仁显著。

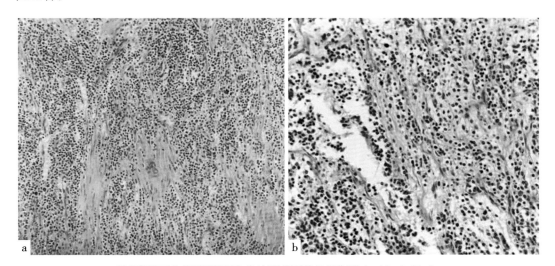

肿瘤细胞呈片状及不规则岛状(被致密纤维组织分隔)(a.10×;b.20×)。

图 6-11　尤文肉瘤 HE 照片

【临床表现】

1. 病史　ES 的临床特点为病程短,病情进展快,病程常为几个月的时间。

2. 症状　早期常见临床症状是局部疼痛,初期为间歇性,夜间加剧,随着病程进展疼痛逐渐加重,可出现持续性疼痛。主要临床表现为局部包块,如果侵入颅内会导致颅压增高和肿瘤压迫所致神经功能障碍三大症状。

3. 体征　早期可发现包块,肿瘤突破颅骨皮质后可出现软组织肿块,并在短期内迅速增大,体温升高,当发生瘤内出血、坏死时,局部可出现红肿、波动感、浅静脉怒张等类似感染的临床表现。如肿瘤位于颅盖部,神经功能障碍主要表现为肢体运动、感觉功能障碍;如肿瘤位于颅底,则主要表现为颅神经功能障碍。如肿瘤累及颞骨岩部时可表现为面瘫;累及眼眶时可引起眼球凸出和视力下降。

【辅助检查】

1. 实验室检查　一些患者可出现贫血、白细胞计数增高、淋巴细胞计数增高、血清 LDH 升高及红细胞沉降率增快等。

2. 影像学检查　原发性颅骨 ES 的影像学缺乏特异性。头颅平片示局部虫蚀状溶骨性骨破坏，周边有/无骨质硬化，有/无反应性骨增生、针状或絮状瘤骨形成。头颅 CT 扫描常显示脑外高密度或混杂密度的实质性团块，向颅内、外浸润，增强效应明显，常伴有颅骨增生和破坏，并可见针刺样骨膜反应（图6-12）。MRI 检查 T_1 加权像常为低信号，T_2 加权像为低信号或混杂信号，可伴有瘤内出血、坏死或多囊。增强扫描呈均匀/不均匀明显强化（图6-13）。核素骨扫描中肿瘤表现为"热"区。正电子发射断层显像（positron emission tomography，PET）在查找和定位转移灶具有较高灵敏度和特异性。

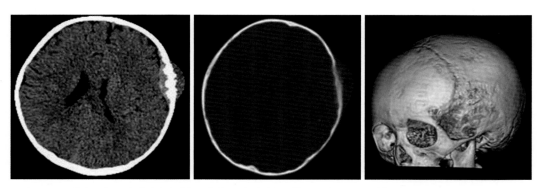

图6-12　CT 平扫见局部骨质破坏，边缘见多发刺状骨性凸起，周围伴梭形软组织肿块影，邻近脑组织受压

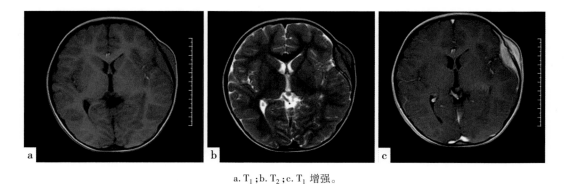

a. T_1；b. T_2；c. T_1 增强。

图6-13　MRI 平扫颅骨及内外板周围、相邻脑膜及皮下软组织可见梭形稍长 T_1 稍长 T_2 信号，相邻脑组织受压。增强可见较明显异常强化信号影

【诊断及鉴别诊断】

1. 诊断　由于 ES 的影像学缺乏特异性，其诊断主要依靠临床表现和病理检查，特异性染色体异位及其融合基因检测为明确诊断的"金标准"。

2. 鉴别诊断

（1）颅骨骨髓炎：血行感染的急性化脓性颅骨骨髓炎比较少见，多数有开放性颅骨骨折或开颅手术历史，病程缓慢，如形成脓肿是软的半圆形凸起，有波动感，穿刺可抽出脓

液,X 射线和 CT 可见小透光区和(或)死骨形成,MRI 发现小脓肿优于 CT。

(2)成骨肉瘤:为最常见的原发性恶性骨肿瘤,多见于男性青年,表现为迅速生长的肿块,常伴有疼痛。影像学检查可见边缘不清的溶骨区,其内往往有残留骨,骨皮质不规则并且常增厚,有放射状的骨针进入骨皮质周围的软组织为该病的特征性所见。对鉴别困难的病例需借助病理诊断。

(3)嗜酸性肉芽肿:通常好发于青少年,70% 的患者年龄<20 岁。常见症状为轻度自发性疼痛、压痛及缓慢增大的头皮下不活动肿块,好发于额、顶骨。典型 CT 影像学表现为:颅骨穿凿样边缘无硬化骨破坏区,内有软组织肿块。与 ES 相比,嗜酸性肉芽肿骨质破坏境界清楚,软组织肿块较小。

【治疗】

目前对于颅骨 ES 的治疗尚无统一规范,对于颅骨 ES 的治疗主要采取放疗、化疗、手术等的综合治疗。

(一)放疗

ES 对放疗敏感,尤文肉瘤患者的放疗已得到广泛应用,局部放疗用于无法手术切除或可能有残留病变的患者。常用的放疗方式为调强放射治疗,放疗时应注意照射剂量和范围,Donaldson 认为,局部放疗的一般剂量为 55.8 ~ 60.0 Gy,术后残留病变的照射剂量为 45 Gy。过量照射不但不会提高生存率,而且还会增加并发症,尤其是放疗部位发生第二肿瘤的危险性增加。

(二)手术

1.适应证 ①出现局部疼痛、包块等临床症状和(或)伴有神经功能障碍;②颅内压增高;③影像学检查提示恶性可能,经评估可广泛切除或根治性切除;④活检提供病理诊断。

2.禁忌证 ①一般状况差,不能耐受手术;②合并凝血功能障碍不能纠正者;③手术部位感染不能控制;④病变位于颅底、病变范围广泛、手术切除困难、手术后可能产生严重并发症等,需慎重手术。

3.手术要点 手术目的在于切除肿瘤及受累骨、肌肉组织。手术切缘应距肿瘤边缘至少 2 cm。借以达到根治和明确诊断。如果硬脑膜未被肿瘤破坏,则不需要打开硬脑膜。如果肿瘤侵及硬脑膜,彻底切除浸润的硬脑膜,并使用骨膜、颞肌筋膜或阔筋膜修复。有学者建议在切除肿瘤的同时行颅骨成形术,避免放疗后与重建手术有关的畸形和晚期并发症。

(三)化疗

化疗在局部和全身有显著疗效,已成为不可缺少的一线治疗手段。近 30 年化疗的出现,患者的长期生存率可达到 50% ~ 60%。化疗多采用多药强化的化疗方案,常用的化疗方案为烷化剂和阿霉素为基础的方案。目前针对 ES 的化疗方案有 VAC(长春新碱/放线菌素/环磷酰胺)、VIDE(长春新碱/异环磷酰胺/阿霉素/依托泊苷)、VDC(长春新碱/阿霉素/环磷酰胺)、VDC-IE 方案(在 VDC 基础上增加异环磷酰胺和依托泊苷)等。

国外 VDC-IE 为常用推荐方案，VDC 与 IE 交替进行，每 2 周 1 次。长春新碱［每个周期的第 1 天 1.5 mg/m²（最大 2 mg）］；阿霉素（每个周期的第 1 天和第 2 天为 37.5 mg/m²；累积剂量为 375 mg/m²）；环磷酰胺（每个周期的第 1 天为 1 200 mg/m²）；依托泊苷（每个周期第 1～5 天 100 mg/m²）；异环磷酰胺（每个周期第 1～5 天为 1 800 mg/m²）。大多数使用新辅助化疗治疗约 12 周，然后进行放疗、手术或放疗+手术，然后进一步化疗以达到累计至少 14 周期。新辅助化疗可缩小肿瘤体积，增加完整切除及镜下阴性边缘的概率。大剂量化疗较常规剂量化疗对肿瘤细胞有更强的杀灭作用，如果剂量超过骨髓的耐受程度，会造成骨髓抑制影响造血功能。一些报道在治疗早期收集患者自体造血干细胞，化疗后重新回输，使骨髓恢复造血功能。

（四）靶向治疗

靶向治疗是目前治疗的热点。目前的研究主要集中在靶向 *EWS-FLI*-1 融合基因、胰岛素样因子受体、靶向抑制受体酪氨酸激酶、抗血管生成等方面。旨在抑制肿瘤细胞生长，甚至使其完全消退而又不影响正常细胞、组织或器官的功能，提高疗效的同时又能减少毒性反应。将靶向治疗与其他治疗手段结合，有助于治疗效果的提高和生活质量的改善。

（五）其他治疗

质子放射治疗可以按照肿瘤形状进行适形性放射治疗，使肿瘤靶区达到高剂量，将非靶器官的照射剂量降到最低，最大化降低急性期和晚期毒性，包括继发性恶性肿瘤的风险。

【预后】

大量研究表明较大病灶、女性、远处转移、骨盆受累、血清 LDH 升高、大于 17 岁、白细胞计数大于 7 000/dL 和淋巴细胞计数大于 2 000/dL 等因素与预后不良有关。头颈部 ES 的预后较好，其 1 年、5 年和 10 年总体生存率分别为 91.1%、72.9% 和 68.2%。颅骨 ES 预后明显比其他解剖部位的预后更好，转移较少，且生存时间延长。

（赵有让）

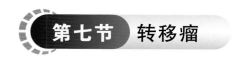

颅骨转移瘤是指颅骨以外身体其他部位的原发性恶性肿瘤转移至颅骨的一种疾病，是恶性肿瘤骨转移最常见的部位。因大宗病例报告较少，尚缺乏较客观的发病率。根据颅骨转移瘤的发生部位大致可分为颅盖骨转移瘤和颅底骨转移瘤，前者占多数。由于来自不同部位、不同病种的转移瘤的临床情况差别很大，因而颅骨转移瘤的溯源诊断及是否多发或合并有其他部位的转移对于下一步的处理和判断预后至关重要。

【病因病理】

肉瘤转移较少见，绝大部分系癌转移。转移途径主要有 3 种：血行转移、淋巴转移和颅骨中线静脉系统的逆行转移。距颅底较近的咽、颈部恶性肿瘤如鼻咽癌可直接侵犯颅底骨。

颅骨转移瘤的病理类型与原发性恶性肿瘤的类型一致。表6-1列举了2000年以后病例数超过10例的颅骨转移瘤的文献及文献中提供的部分流行病学特点。从表中可见,转移至颅骨的较常见的原发性恶性肿瘤的类型为乳腺癌、肺癌、前列腺癌、肾癌、肉瘤等。笔者同时检索了2000年以后病例数少于10例的颅骨转移瘤的文献,文献较多且几乎均为个案报道,因此,具体文献未在本文具体列出。笔者汇总后发现,这些个案报道中涉及的原发性恶性肿瘤的类型多为肝癌、甲状腺癌、肾癌、肺癌等。临床上常见的颅骨转移瘤多来自乳腺癌和肺癌。

表6-1 颅骨转移瘤的流行病学特点

发生部位	作者及年份	例数	中位年龄（单位:岁）	恶性肿瘤细胞来源[例数（占比）]*
颅盖骨和颅底骨	Stark 等,2003	12	70	乳腺癌4（33%）,黑色素瘤2（17%）
	Mitsuya 等,2011	175	57	乳腺癌96（54.9%）,肺癌25（14.3%）,前列腺癌11（6.3%）,淋巴瘤9（5.1%）
颅盖骨	Michael 等,2001	27	52～53	肾癌13（48%）,肉瘤6（22%）,前列腺癌4（15%）,黑色素瘤3（11.1%）
	Ozgiray 等,2016	15	60	腺癌5（33.3%）,甲状腺癌3（20%）,脊索肉瘤2（13.3%）
颅底骨	Florence 等,2005	279	—	前列腺癌107（38.5%）,乳腺癌57（20.5%）,淋巴瘤22（8%）,肺癌17（6%）
	Mori 等,2010	11	55	乳腺癌5（45.5%）
	Chamoun 等,2012	27	52	肾癌6（22%）,乳腺癌3（11%）,肺癌、甲状腺癌和平滑肌肉瘤各2（7%）
	Pan 等,2013	27	47	乳腺癌7（25.9%）,鼻咽癌5（18.5%）,肺癌4（14.8%）,小脑髓母细胞瘤3（11.1%）
	Chaichana 等,2013	29	58	肺癌13（45%）,乳腺癌7（24%）,原发性骨癌4（14%）,胃肠道癌症2（7%）

*注:病例数为1的病理类型或病例数在文献中占比排名4名以后的病理类型未列出。

颅骨转移瘤患者常见于中老年人,少数发生于青少年或婴幼儿。性别差异取决于原发肿瘤的性别差异。绝大多数患者有原发恶行肿瘤病史,发病数月或数年后发生颅骨转移。少数患者系先发现颅骨转移瘤,做系统检查时找到了原发病灶,个别未能发现原发癌。

【临床表现】

颅盖骨转移瘤最常见的临床表现为头皮下肿物;肿物发生部位多位于额骨和顶

骨,位于颞骨和枕骨者较少,单发或多发;肿物可以为痛性或非痛性包块,多发者大小不一,质硬,不随头皮移动。大部分患者包块表面皮肤完整,少数晚期患者包块表面皮肤被转移瘤侵蚀破坏并发生破溃。恶性黑色素瘤转移者头皮发青,头皮血管怒张者原发灶可能是甲状腺癌。颅盖骨转移瘤的其他症状和体征与邻近脑组织的受压/侵蚀或静脉窦的回流受阻有关,如压迫中央区可引起对侧肢体偏瘫或引起对侧肢体感觉障碍,压迫运动性或感觉性语言区引起失语,压迫一侧视觉中枢引起对侧同向性偏盲,硬脑膜受累引起疼痛,压迫上矢状窦引起颅内压升高症状和体征等。少数情况下,颅盖骨转移瘤可表现为脑硬膜外血肿或硬膜下血肿。

颅底骨转移瘤的首发症状常常为颅神经功能障碍,并以各种颅底综合征为主要表现,如眶尖或眶上裂综合征、鞍旁综合征、颅中窝综合征、颈静脉孔区综合征、枕髁综合征等。只有在影像检查时才能发现颅底破坏及肿块,详见表6-2。颅底骨转移瘤可因内耳受累而表现为听力减退或丧失、耳痛,有时也可表现为硬脑膜外血肿。

表6-2　颅底综合征及其临床表现

颅底综合征及占比	临床表现	可能受累的颅神经	原发恶性肿瘤
眼眶综合征,12.5%	症状可有进行性加重的额部麻木或疼痛、眶上区钝痛、视力减退,体征可有复视、眼球活动障碍、眼睑下垂、视力下降、额区感觉减退等	第 Ⅱ、Ⅲ、Ⅳ、Ⅴ、Ⅵ颅神经	前列腺癌56%,淋巴瘤23%,乳腺癌15%
鞍旁综合征（又称海绵窦综合征）,29%	症状可有单侧眶上额头痛、复视、面部麻木、口角歪斜等,晚期可能会出现视力下降,但早期视力下降合并海绵窦综合征可能是系统性淋巴瘤的最初表现。体征可有眼球活动障碍但不伴突眼、周围性面瘫、眼睑下垂、面部麻木,有时可见眶周肿胀	第 Ⅲ、Ⅳ、Ⅴ、Ⅵ、Ⅶ颅神经	淋巴瘤最常见
颅中窝综合征（又称半月节综合征）,6%	症状可有面部麻痹、麻木和疼痛,但通常不影响额部;有时,疼痛与特发性三叉神经痛的雷电样疼痛相似,区别在于该综合征常有感觉减退和运动根受累表现;头痛并不常见。体征多为三叉神经的第二和第三分支分布区的感觉减退,第一分支分布区较少受累;有时可见三叉神经运动根可受累;有时可见眼球外展受限	第Ⅴ颅神经第二支和第三支以及第Ⅵ颅神经	—
颈静脉孔区综合征,3.5%	症状和体征可有声音嘶哑、吞咽困难、患侧"耳后"或咽喉部疼痛,有时可伴发舌咽神经痛,有时可伴有舌下神经麻痹表现,有时可有单侧转颈和耸肩乏力;若肿瘤引起乙状窦或横窦静脉回流不畅,可引起颅高压相关表现	第 Ⅸ、Ⅹ、Ⅺ、Ⅻ 颅神经	—
枕髁综合征,16%	症状和体征可有患侧枕部疼痛、颈部僵硬、吞咽困难、构音障碍,常伴发舌下神经麻痹表现	第Ⅻ颅神经	前列腺癌可占50%

【辅助检查】

颅骨转移瘤在常规的 CT 和 MR 序列常表现为溶骨性改变,有时伴有邻近骨质的增生和硬化。CT 对于骨质破坏或增生的程度显示较好,但是无法准确区分病变边界以及邻近软组织和硬膜等结构是否被侵犯,而 MR 可以准确区分病变边界、识别向颅内和颅外生长的范围并判断邻近软组织和硬膜等结构是否累及。病灶在 T_1 加权增强像上多为明显均匀或不均匀增强。对于颅底骨转移瘤,CT 的三维重建有利于判断病变与颅底骨孔及裂隙的位置关系,而 CTA 或 MRA 可判断病变与颅底血管的关系以及血管是否闭塞等。对于颅盖骨转移瘤,尤其是静脉窦旁的转移瘤,MRV 或 CTV 有助于判断病变与静脉窦的关系、静脉窦是否闭塞以及闭塞程度。有文献提出,MR 的弥散加权成像(DWI)对于颅盖骨的一些小病灶的发现具有重大价值。

放射性核素 CT 成像对于颅骨转移瘤是一项敏感的检测方法,并能显示全身骨骼及其他组织有无转移,是临床上常用的筛查手段,对制订治疗计划有重要参考价值,但因缺乏特异性,不能做定性诊断。

头颅 X 射线片目前应用相对较少,其对颅盖骨转移瘤有一定价值。

病理活检是对颅骨转移瘤有确诊意义,是颅骨转移瘤诊断的"金标准",尤其是在原发性恶性肿瘤不明确时的意义较大。对于颅盖骨转移瘤可采用经皮穿刺活检术,对于颅底骨转移瘤,尤其是前、中颅底中线区域的转移瘤,可采用内窥镜活检。

肿瘤标记物的全套检测在原发性恶性肿瘤不明确时有一定价值(图 6-14 ~ 图 6-16)。

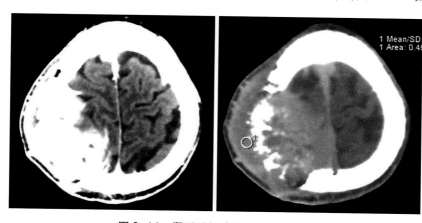

图 6-14 肾透明细胞癌颅骨转移 CT

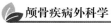
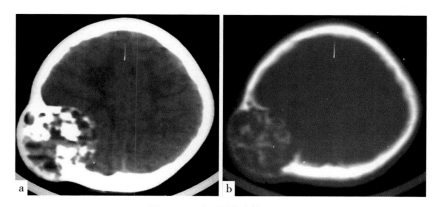

a、b. CT；c. MRI T_1；d. MRI T_1 增强。

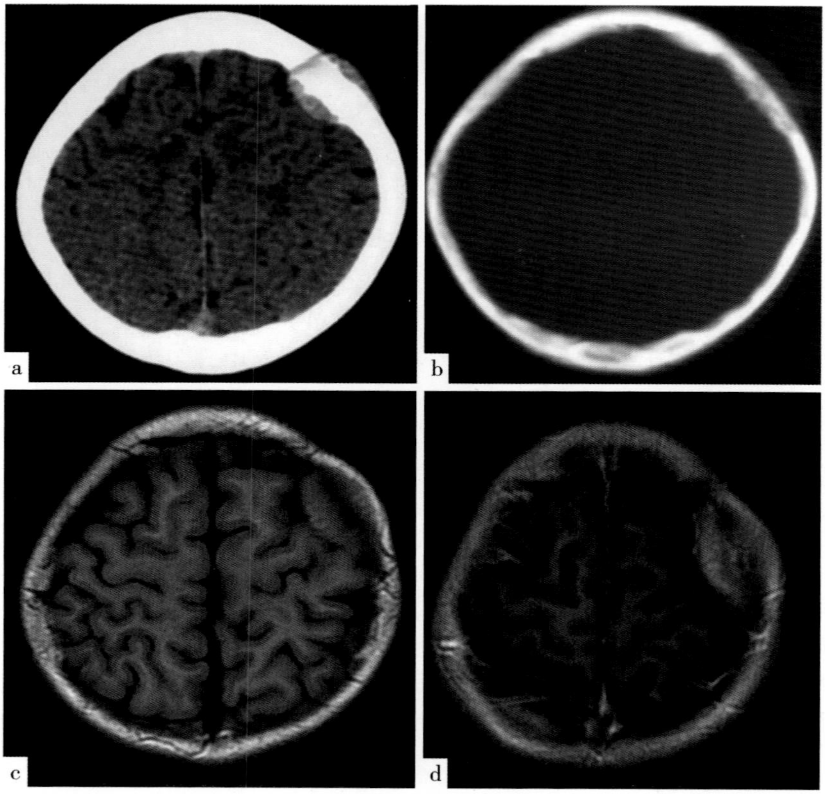

图 6-15 神经母细胞瘤颅骨转移 CT 和 MRI

图 6-16 颅骨鳞癌转移 CT

【诊断及鉴别诊断】

（一）诊断

有原发性恶性肿瘤病史的患者,颅盖部发现进展性不移动质硬肿块,尤其多发肿块,结合影像检查,一般不难诊断。但需注意若发生在枕部,由于肌肉较厚,早期不容易发现肿块。原发病变不明确者,可通过穿刺活检诊断。转移病灶在颅底者,往往在发生颅神经症状后进行影像检查得以诊断。

（二）鉴别诊断

颅骨转移瘤需要与某颅骨破坏性肿块进行鉴别。

1. 颅骨多发性骨髓瘤　颅骨转移瘤与颅骨骨髓瘤虽都常为多发病灶,好发于中老年。但后者有以下特点可帮助与前者鉴别:①一般没有原发恶性肿瘤病史;②除颅骨外,常同时累及肋骨、胸骨、锁骨、椎体、骨盆和长骨两端,以扁平骨多见且伴有严重疼痛;③尿中本周蛋白阳性;④早期颅骨 CT 或 X 射线检查可见颅骨内外板完整,后期表现为颅骨有多发圆形穿凿样破坏,边缘清晰,无硬化,病灶内很少有残余骨,周围无反应性骨增生等为其特征性;⑤T_1WI 为低信号,T_2WI 为极高信号。

2. 颅骨骨肉瘤　为原发恶性肿瘤,没有既往恶性肿瘤病史;好发于青少年;肿瘤坚硬,表面头皮发红,温度高,血管扩张,生长快,早期即发生转移;既有骨质破坏,又有新骨形成,成骨型者骨皮质增厚明显;平片及 CT 检查可见大小不一、形状不同、边界不清的骨质破坏,其内有肿瘤骨,新生的芒状粗大骨针侵入周围软组织是其特征性表现;MRI 所见 T_1 为混杂信号,T_2 是高信号,强化不均。据以上表现足以与转移瘤鉴别。

3. 嗜酸性肉芽肿　颅骨嗜酸性肉芽肿是一种病因不明的较为常见的类肿瘤性颅骨病变,多发生于儿童和青年,男性儿童相对多见,病变多发生在额部,颅骨病变绝大多数为单发,范围较小,发展缓慢。有间歇性疼痛和轻度触痛,同时可伴有乏力、低热和体重减轻。实验室检查可见血象嗜酸性细胞增多,白细胞总数偏高,红细胞沉降率加快。颅骨 X 射线片可见圆形或椭圆形穿凿样骨破坏,边界清且无硬化。CT 可见病灶局部颅骨内外板及板障均被破坏,呈圆形或椭圆形,密度欠均匀,其内可见脂质小点,病变系非浸润性,与周围组织间有一线样界限,晚期会有新骨形成。MRI 为等信号,边界清,强化较均匀。

【治疗】

对于颅骨转移瘤属于晚期病变,总体预后不良。但采取积极的综合治疗,可以提高患者的生存质量,延长生存时间。

（一）手术

对于诊断明确的单发转移瘤,症状明显,痛苦较大,原发病变已处理,无复发或病情稳定,没有其他部位转移的患者,可行达到正常骨的较大范围切除手术。不主张颅骨缺损修补。之后,进行适当的放、化疗。

1. 适应证　①出现神经功能障碍或颅内压明显增高者;②大范围的骨质破坏和(或)

硬脑膜浸润;③疼痛性肿块;④单发颅骨转移瘤。

2.禁忌证　①患者身体状况较差不能耐受手术者;②预估手术风险较大者,尤其是颅底骨转移瘤或除颅骨转移还有别处如肺转移的患者;③存在显著凝血功能障碍者;④已知对放疗和化疗较敏感的颅骨转移瘤。

3.手术前准备　完善血常规、血型、肝肾功能、凝血功能、电解质、传染病指标、心电图、胸部平片或 CT、头颅平片或 CT、颅脑 MR 平扫及增强、全身 PET-CT 扫描,必要时完善心脏彩超、肺功能检测、颅脑磁共振波谱分析(MRS)、肿瘤标记物的全套检测等。对于有些血供很丰富的颅骨转移瘤,可采用术前供血动脉栓塞等方法减少术中出血。

4.手术原则和要点　在保证患者生命安全和神经功能的前提下最大程度地去除病变。①颅底骨转移瘤术中应注意颅神经的保护,不要勉强全切除肿瘤;②术中应防止出血进入蛛网膜下腔,以免引起脑血管痉挛;③术中可连同周围正常的骨组织完整切除肿瘤,避免进入瘤内,避免出血难以控制;④硬脑膜受侵犯处一并切除,同时予以修补。

（二）放疗

多数学者认为,放疗对于大多数颅骨转移瘤均有疗效,可以缓解患者疼痛或颅神经功能障碍,而对于无症状的颅骨转移瘤也建议放疗,并且建议放疗应尽早进行,越早越好,症状超过 3 个月以上的放疗疗效明显较差。放疗手段包括普通放疗和立体定向放射治疗。

1.适应证　①对放疗高度敏感的病理类型如小细胞肺癌、淋巴瘤、精原细胞瘤、髓母细胞瘤的转移,中度敏感的病理类型如乳腺癌、肺鳞癌、食管鳞癌、头颈部鳞癌的转移,低度敏感的病理类型如前列腺癌、胃肠癌、胰腺癌的转移,也可以依据具体情况审慎选用;②手术不易切除的颅底骨转移瘤;③手术未切除完全的颅盖骨转移瘤,放疗可作为手术的补充治疗。

2.禁忌证　①心、肝、肾等重要脏器功能严重不全者;②严重感染未控制者;③血红蛋白低于 80 g/L 和(或)白细胞计数少于 3.0×10^9/L 者;④肿瘤晚期呈恶液质者;⑤肿瘤晚期已出现全身广泛转移;⑥对放疗不敏感的颅骨转移瘤。

（三）其他治疗

颅骨转移瘤的化疗、激素治疗、靶向药物治疗和免疫治疗方案应依据原发恶性肿瘤病理类型选择。

【预后】

颅骨转移瘤通常意味着原发性恶性肿瘤已处于晚期,预后总体较差,但其具体预后取决于原发性恶性肿瘤的病理组织类型和处理措施。笔者将 2000 年以后文献中病例数大于 10 颅骨转移瘤患者的生存结局汇成表 6-3。

表 6-3　颅骨转移瘤的生存时间概况

发生部位	作者及年份	例数	病理类型及占比情况	生存时间
颅盖骨和颅底骨	Stark 等，2003	12	乳腺癌 4(33%)，黑色素瘤 2(17%)，大肠癌、前列腺癌、腮腺癌、平滑肌肉瘤、软组织肉瘤、尤文肉瘤各 1(8.3%)	19.5 个月
	Mitsuya 等，2011	175	前列腺癌 11 (6.3%)	23.0 个月
			乳腺癌 96 (54.9%)	15.0 个月
			淋巴瘤 9 (5.1%)	6 个月
			肺癌 25 (14.3%)	5 个月
颅盖骨	Michael 等，2001	27	肾癌 13 (48%)，肉瘤 6 (22%)，前列腺癌 4 (15%)，黑色素瘤 3(11.1%)，腺癌 1(3.7%)	16.5 个月
颅底骨	Mori 等，2010	11	乳腺癌 5(45.5%)，前列腺癌、肝癌、肾癌、类癌、鼻部黑色素瘤、胆管癌各 1(9.9%)	4 例随访 16.0~28.0 个月时尚存活，7 例中位生存期 16.0 个月
	Chamoun 等，2012	27	肾癌 6(22.2%)，乳腺癌 3(11.1%)，肺癌、甲状腺癌、平滑肌肉瘤各 2(7.4%)，前列腺癌、结直肠癌、黑色素瘤、唾液腺腺癌、精原细胞瘤、鳞状细胞癌、神经内分泌癌、软骨肉瘤、尤文肉瘤、副神经节瘤、黏液样脂肪肉瘤、恶性纤维组织细胞瘤各 1(3.7%)	11.4 个月
	Pan 等，2013	27	乳腺癌 7(25.9%)，鼻咽癌 5(18.5%)，肺癌 4(14.8%)，小脑髓母细胞瘤 3(11.1%)，腮腺癌、前列腺癌、甲状腺癌、喉癌、下颌下腺癌、舌下腺淋巴瘤和不明病理类型各 1(3.7%)	1 年生存率 68%
	Chaichana 等，2013	29	肺癌 13(45%)，乳腺癌 7(24%)，原发性骨癌 4(14%)，胃肠道癌症 2(7%)，黑色素瘤、甲状腺癌和不明病理类型各 1(3.4%)	总体中位生存期 10 个月，6 个月、12 个月、24 个月和 36 个月的生存率分别为 58.4%、49.3%、38.4% 和 23.0%

（耿杰峰）

参考文献

［1］SHARMA R，MAHAJAN S，GUPTA D，Aggressive cranial osteoblastoma of the parietotemporo-occipital bone：a case report and review of literature with special emphasis on recurrence/residue［J］. World Neurosurg，2020，142：255-267.

［2］FITTALL M W，MIFSUD W，PILLAY N，et al. Recurrent rearrangements of FOS and FOSB define osteoblastoma［J］. Nat Commun，2018，9（1）：2150.

［3］WU M，XU K，XIE Y，et al. Diagnostic and management options of osteoblastoma in the spine［J］. Med Sci Monit，2019，25：1362-1372.

［4］CAZZATO R L，AULOGE P，DALILI D，et al. Percutaneous image-guided cryoablation of osteoblastoma［J］. AJR Am J Roentgenol，2019，213（5）：1157-1162.

［5］KOONER P，FERGUSON P. The use of denosumab in osteoblastoma of the metacarpal［J］. J Hand Surg Am，2019，44（11）：994. e1-994. e6.

［6］MESFIN A，BORIANI S，GAMBAROTTI M，er al，Can osteoblastoma evolve to malignancy？a challenge in the decision-making process of a benign spine tumor［J］. World Neurosurg，2020，136：150-156.

［7］周良辅. 现代神经外科学［M］. 2 版. 上海：复旦大学出版社，2015.

［8］黄重，贾瑞鹏，钟海琳，等. 骨肉瘤免疫疗法的研究进展［J］. 广西医学，2020，42（3）：347-350，374.

［9］LUO Z，CHEN W，SHEN X，et al. Head and neck osteosarcoma：CT and MR imaging features［J］. Dentomaxillofac Radiol，2020，49（2）：20190202.

［10］VILLEMURE-POLIQUIN N，TRUDEL M，LABONTÉ S，et al. low-grade surface osteosarcoma of the temporal bone in paediatric patients：a case report and literature review［J］. Clin Med Insights Pediatr，2019，26，13：1179556519855381.

［11］王子晗，时惠平，马晓璇，等. CT 诊断酷似骨肉瘤的不典型脑膜瘤 1 例［J］. 医学影像学杂志，2018，28（11）：1950-1951.

［12］郭亚飞，程敬亮，张勇，等. 颅骨原发性淋巴瘤一例［J］. 临床放射学杂志，2018，37（8）：1417.

［13］李云，赵沅杰，李彩，等. 恶性脑膜瘤 42 例 MRI 影像特征分析［J］. 中华实用诊断与治疗杂志，2018，32（6）：594-596.

［14］罗子怡，周芙玲. 2019 年美国国立综合癌症网多发性骨髓瘤诊治的指南更新解读［J］. 临床内科杂志，2020，37（1）：71-72.

［15］吴美红，王龙胜，郑穗生. 多发性骨髓瘤 M 蛋白分型与影像表现特点的相关性研究［J］. 医学影像学杂志，2019，29（9）：1561-1564.

［16］李勇，张莹，林琳，等. ^{18}F-FDG PET/CT 在多发性骨髓瘤诊断中的应用［J］. 肿瘤学杂志，2017，23（6）：483-488.

［17］席悦，满韦韬，宋明. 颅底孤立性浆细胞瘤的临床诊治进展［J］. 中华神经外科杂

志,2018,34(4):430-432.

[18]MICHELS T C,PETERSEN K E. Multiple myeloma:diagnosis and treatment[J]. Am Fam Physician,2017,95(6):373-383.

[19]DINGLI D,AILAWADHI S,BERGSAGEL P L,et al. Therapy for relapsed multiple myeloma[J]. Mayo Clinic Proceedings,2017,92(4):578-598.

[20]TAKAISHI K,TSUKAMOTO S,OHWADA C,et al. Low incidence of thromboembolism in multiple myeloma patients receiving immunomodulatory drugs:a retrospective single-institution analysis[J]. J Thromb Thrombolysis,2019,48(1):141-148.

[21]WELZEL T,MEYERHOF E,UHL M,et al. Diagnostic accuracy of DW MR imaging in the diffferentiation of chordomas and chondrosarcomas of the skull base:a 3.0-T MRI study of 105 cases[J]. Eur J Radiol,2018,105:119-124.

[22]JEONG W,KIM H J. Biomarkers of chondrosarcoma[J]. J Clin Pathol,2018,71(7):579-583.

[23]POLYCHRONIDOU G,KARAVASILIS V,POLLACK S M,et al. Novel therapeutic approaches in chondrosarcoma[J]. Future Oncol,2017,13(7):637-648.

[24]JONES R L,KATZ D,LOGGERS E T,et al. Clinical benefit of antiangiogenic therapy in advanced and metastatic chondrosarcoma[J]. Med Oncol,2017,34(10):167.

[25]邓健航,赖若沙,李葳,等. 原发性颞骨尤文肉瘤1例[J]. 临床耳鼻咽喉头颈外科杂志,2019,33(11):1101-1104.

[26]AYDIN S,YUKSEL O,TANRITANIR R,et al. Primary Ewing sarcoma of frontotemporal bone in geriatric patient[J]. World Neurosurg,2018,115:278-281.

[27]SARIGUL B,UYSAL E,AVCI İ,et al. Giant calvarial ewing's sarcoma:a case report[J]. J Neurol Surg Rep,2018,79(4):e79-e82.

[28]MICHAEL D,OLSON M D,KATHRYN M. et al. Wing sarcoma of the head and neck:the mayo clinic experience[J]. Head & Neck,2018,40(9):1999-2006.

[29]SCHARTZ D,DIVAKAR P,TAFE L,et al. Primary Ewing's sarcoma of the petroclival bone:a case report and literature review[J]. Surg Neurol Int,2020,11:6.

[30]MARTIN E,JOEKY T,SENDERS P,et al. Treatment and survival of osteosarcoma and Ewing sarcoma of the skull:a SEER database analysis[J]. Acta Neurochirurgica,2019,161(2):317-325.

[31]OZGIRAY E,PERUMAL K,CINAR C,et al. Management of calvarial tumors:a retrospective analysis and literature review[J]. Turk Neurosurg,2016,26(5):690-698.

第七章 颅骨类肿瘤

第一节 骨纤维异常增殖症

骨纤维异常增殖症(fibrous dysplasia,FD)是一种慢性进展性、自限性、良性骨纤维结构病变,神经外科将其归类于类肿瘤病变。由 Lichtenstein 于 1938 年作为一个单独疾病首次描述。可累及人体骨骼的任何部位,颅骨也是好发部位,病变多发生在额骨、蝶骨及颅底。是正常骨吸收,被发育不良的网骨骨小梁和均质梭形细胞的纤维组织代替。可能是网状骨未成熟期骨发育停滞或构成骨的间质分化不良所致,很多研究认为与偶发基因突变有关。发病率占所有骨肿瘤等 2.5%。骨纤维异常增殖症可发病于任何年龄,但绝大部分于 20 岁前发病,于 30 岁前出现临床症状,男女发病率大致相当。

【病因病理】

(一)病因

骨纤维异常增殖症病因不明,有多种说法,如外伤、感染、内分泌、代谢障碍,局部血液循环障碍等。其形成过程被认为是由于原始骨向成熟板层骨重塑过程中的发育不良和骨结构在机械应力作用下不能正常排列所致。骨结构的不能正常成熟导致大量不成熟的孤立小梁陷入发育不良的骨纤维组织中,而这些纤维组织不能完成重塑过程。此外,还表现为未成熟基质不能正常钙化。缺乏应力对齐和矿化不足的组合导致机械强度的下降,从而导致疼痛、畸形和病理性骨折等症状的出现。

该病的分子机制病因与位于染色体 20q13.2-13.3 的 $G\alpha$(鸟嘌呤核苷酸结合蛋白 α亚基)基因变异有关。突变细胞的分裂后的细胞都表现出发育不良的特征。临床表现因突变细胞在细胞团中的位置以及突变发生时胚胎发生过程中细胞团的大小而异。严重的临床表现可能与较早的突变事件有关,从而导致突变细胞的大量和广泛的分布。$G\alpha$基因突变首先在 McCune-Albright 综合征患者中发现,McCune-Albright 综合征是一种罕见的疾病,表现为多发性骨纤维异常增生、外隆起性皮肤褐色色素沉着和多种内分泌疾病以及性早熟。$G\alpha$ 基因还与多种内分泌肿瘤的发生相关。

Weinstein 等人分析了 4 位患有 McCune-Albright 综合征的患者的 DNA,发现这 4 位患者的基因都发生了突变,该突变可激活鸟嘌呤核苷酸结合蛋白 α 亚基(Gsα),从而在 G 蛋白偶联受体信号转导途径中抑制 GTPase 活性,并导致腺苷酸环化酶的激活和环磷酸腺苷(cAMP)的水平低升高。用聚合酶链反应扩增患者基因组 DNA 发现基因突变发生在 Gα 编码区 8。其他的分子研究也被用来筛选突变。突变的具体位置是 201 位,通常被精氨酸(R201)占据,并被半胱氨酸(R201C)或组氨酸(R201H)取代。在一项采用类似技术的多机构研究中,Shenker 等人在 3 例 McCune-Albright 综合征患者中确认了 Gα 基因 Arg 残基的突变。Bianco 等人的一项实验研究发现了支持纤维发育不良病因的遗传联系的最有力证据,他们分离了来自 McCune-Albright 综合征患者的 Gα 基因,将其移植到裸鼠体内,诱导出了骨生成异常。这种骨纤维异常增殖的动物模型说明了正常细胞及突变细胞在骨纤维发育不良中的重要性。Marie 等人在 McCune-Albright 综合征和单发 FD 患者的成骨细胞中发现了 Gα 的突变激活,导致腺苷酸环化酶的组成性激活、细胞增殖增加和细胞分化不当,导致单反和多发 FD 患者中紊乱的纤维骨基质产生过多。

基因突变导致的 cAMP 增加有几个所谓的下游效应。Yamamoto 等人发现两名 McCune-Albright 综合征患者的白细胞介素-6(IL-6)水平升高。在两例患者培养的成纤维细胞的基因组 DNA 中发现了导致细胞内 cAMP 含量增加和 IL-6 分泌增加的 Gα 突变。IL-6 可能与纤维异常增生中破骨细胞数量增加和骨吸收有关。c-fos 原癌基因在这些病变的成纤维细胞中的表达增加可能是 cAMP 的另一个下游效应,其可能在纤维发育不良的发病机制中起重要作用。通过基因扩增技术(如 PCR),现在有可能检测外周血样本中的基因突变。在最近的一项研究中,Bianco 等人用一种新的基于聚合酶链反应的方法分析了 10 例 McCune-Albright 综合征患者和 3 例孤立性 FD 患者外周血细胞的基因组 DNA,所有 13 名患者的基因组 DNA 都有 Gα 激活突变。

(二)病理

病变组织多为黄白色,比较坚实,散布在病变中的小骨小梁产生独特的砂砾感,通过钝性解剖,病灶易从反应性骨的包围层中剥离出来,并且病灶很少穿透反应性骨并延伸到软组织中。镜下可见形态各异的未成熟骨小梁,大小不一,小梁间间质纤维组织增生,局灶见纤维成骨现象(图7-1)。Riminucci 等人分析了 13 例 FD 患者的病变骨组织标本的病理特征,将其分为"汉字征"型、Paget 骨炎型以及细胞密集型。而 3 种病理类型与发病位置相关,颅骨骨纤维异常增殖症则表现为 Paget 骨炎型,即不同于典型的"汉字征"的骨小梁薄而不连续、纤维组织成分更多,Paget 骨炎型骨小梁厚而相互连接,且骨成分多于纤维组织成分。

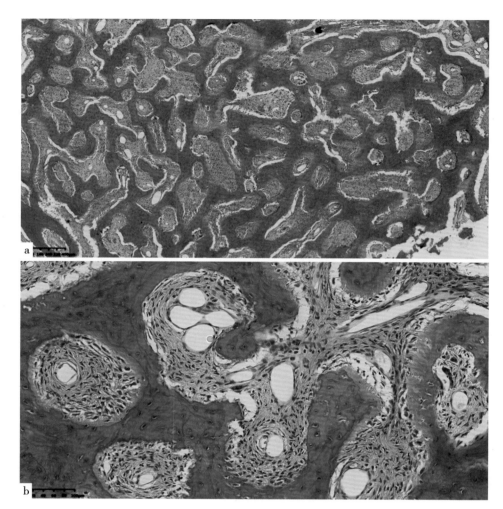

镜下可见杂乱散布旋涡状的未成熟的骨小梁和间充质细胞,成骨细胞少见。

图 7-1　骨纤维异常增殖症 HE 照片(a.4×;b.20×)

【临床表现】

(一)病史

骨纤维异常增殖症病变通常发现于幼年,在儿童和青少年时期病变缓慢增大。具有临床意义的骨病变通常在 5 岁时明显,15 岁后几乎没有明显病变出现。FD 病灶在成年后可能变得不那么活跃,这可能与携带突变的骨髓间充质干细胞的凋亡有关。颅面部的病变是最早被发现的,但可以保持"沉默",直到畸形发生。在一项报告骨骼负荷程度的研究中,90% 的颅面 FD 病变是在 3~4 岁时发现的。

(二)症状

颅面部骨纤维异常增殖症可分为单骨型、多骨型和 McCune-Albright 综合征(MAS)

3种。单骨型表现更为常见,病变随骨骼生长呈比例增大。大多数单骨型早期没有症状,随着病变的发展可出现局部凸起、变形,或有疼痛,甚至挤压周围组织产生相应症状。颅面骨骼中的骨纤维异常增殖可导致骨骼显著扩张,并伴有不同程度,不同部位的颅面部畸形,在额眶部受累时可导致眼眶等结构移位,变形,面部不对称畸形,出现巨颅或"骨性狮面征"。眶间距增宽,眼眶容积缩小,视神经管受累等,从而导致视力障碍、斜视、复视、突眼等。病变发生在颞骨时,可导致乳突隆起,外耳道或内耳道狭窄以及听骨受损,从而导致听力下降,甚至传导性耳聋。FD 累及鼻窦、鼻骨等可引起鼻塞等鼻部症状。

MAS 又称为多发性骨纤维异常增殖症伴性早熟综合征,该病罕见,发病率1/100 万～1/10 万,以骨纤维异常增殖、牛奶咖啡斑及性早熟三联症为特点。皮肤 Gα 基因突变使黑色素细胞分泌黑色素增多,故可出现皮肤咖啡斑。MAS 的骨外表现也反映了其潜在的嵌合体。个体可能表现出任何特征的组合,这些特征可能单独出现或与骨骼疾病相关。牛奶咖啡斑通常是 MAS 的第一个表现,在出生时或出生后不久出现,但这一体征并非 FD 特有,也是神经纤维瘤病的症状之一。这些病变具有典型的锯齿状边界,并倾向于沿身体中线分布,反映了胚胎细胞的迁移。内分泌疾病通常在儿童时期变得明显,并持续到成年。性早熟是女孩最常见的症状,影响近80%的 MAS 患者。自主功能的卵巢囊肿导致雌二醇的产生,导致反复阴道出血,骨骼过早的成熟,最终由于骨骺过早融合影响身高。大多数患有 MAS 的男孩都有睾丸受累,但性早熟很少发生。甲状腺病变是影响2/3 患者的常见表现,其中约一半患者发展为甲状腺功能亢进症。垂体受累导致10%～20%的患者生长激素过量,并且似乎仅发生在伴有颅底骨纤维异常增殖的患者。皮质醇增多较为罕见,仅发生在新生儿期,由胎儿肾上腺分泌皮质醇过量引起。

FD 的恶性改变非常罕见,多见于多发 FD,恶性变的发生率国外统计仅为0.5%,国内为2%。McCune-Albright 综合征恶性转化发生率为4%。Coley 和 Stewart 于1945年报道了第一例由 FD 引起的肉瘤。根据 Yabut 等人的早期文献报道,最常见的组织病理学类型是骨肉瘤,其次是纤维肉瘤和软骨肉瘤。其他一些孤立病例偶尔有报道。因该病是自限性疾病,大多数30 岁以后不再发展。

【辅助检查】

(一)实验室检查

骨纤维异常增殖症成骨细胞过度分泌成纤维细胞生长因子-23(FGF-23),降低了磷在肾脏的重吸收,可导致尿磷排泄增加。这可能导致慢性低磷血症和佝偻病/骨软化症。在 FD 患者中,低磷血症控制不佳可导致骨折、疼痛和畸形的风险增加。碱性磷酸酶可反映骨细胞活跃程度,其升高提示骨病变存在,所以碱性磷酸酶水平可用于评估病变情况和对治疗的反应。

(二)影像学检查

1. X 射线 骨纤维异常增殖症 X 射线表现特征大致可分为4 种类型:①囊状膨胀性改变,囊状区无包膜,内部可见点状钙化或硬化骨;②磨玻璃状改变;③骨质增生硬化性改变(丝瓜络样改变);④混合性改变。颅面部 FD 病变界限不清,常穿过骨缝,但未突破骨皮质。在颅底和病变晚期则多为硬化型,骨密度大,病变呈膨胀性,可见外板变薄,累及颅骨全层者往往有明显的畸形。

2. CT 头颅 CT 扫描有助于明确骨纤维异常增生病变及其周围结构的特殊性质。与 X 射线类似,以病变主要为纤维组织或不成熟骨组织等不同,病变可呈囊状低密度影,单囊或多囊改变,亦可呈毛玻璃样改变,病变部位膨隆,正常骨小梁结构消失。而头颅 CT 分辨率较 X 射线平片高,可显示病变内部纤维组织/骨组织等多种成分比例和含量,能提供更多病变及周围组织信息,对于诊断治疗更有价值(图 7-2)。

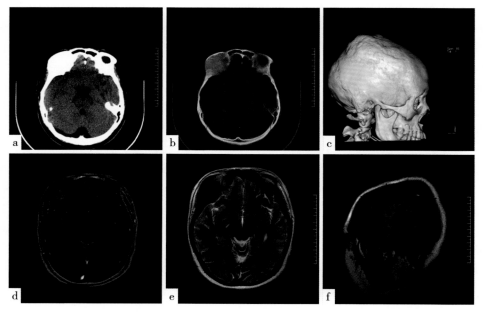

a. CT 平扫;b. CT 平扫骨窗;c. 薄层 CT 扫描三维重建;d. MRI 平扫 T_1WI 轴位;e. MRI 平扫 T_2WI 轴位;f. MRI 平扫 T_1WI 矢状位。

图 7-2　患者为 30 岁女性,为求容貌修复就诊

3. MRI 头部 MRI 能比 CT 更早发现骨纤维异常增殖,由于病灶和矿化骨比值等不同,T_1、T_2 信号多变,T_1 信号多为低信号或等信号,T_2 信号可轻度增高。增强可无强化。在出现大范围骨膨胀性增厚且明显强化时,应当心恶变的可能。若病变累及视神经管时,MRI 可明确眶内肌群、泪腺、眼球、视神经等结构等受压情况有明显优势。

4. SPECT/CT 颅骨可表现为块状放射性浓聚影,并可见膨胀畸形。全身骨显像为功能代谢显像,一次成像可发现全身多处病灶,且能反应代谢状态,可用于确定疾病范围及术后复发的探筛查。

【诊断及鉴别诊断】

(一)诊断

FD 的诊断应基于临床症状、影像学、病理学和分子诊断的综合。对于临床特征仅为单骨型 FD 的个体,可能需要活检和体细胞 GNAS 突变的鉴定来确诊。由于 CT 及 X 射线 FD 特征性的毛玻璃样改变,也可做出诊断。FD 的存在或 MAS 的任何特征应进行全面的筛查评估,包括 SPECT/CT 检查以确定是否为多发、血尿生化检测以及甲状腺和性腺超声检查以确定有无内分泌受累。影像学多发骨病变,咖啡牛奶斑及内分泌受累支持 MAS 诊断的,可无须进行骨活检。

虽然 GNAS 突变检测可作为 FD 诊断确诊方法,但 GNAS 突变检测可能会被因检测的敏感性和病变组织的嵌合体水平而受干扰。由于疾病的体细胞杂合特性,PCR 技术在检测受影响血液和皮肤中的突变方面的效用有限。基因测序等替代技术可能具有更高的敏感性。更为复杂的是,突变水平可能是可变的,并且可能随着时间的推移而改变,老年人的突变承载细胞较少。

(二)鉴别诊断

由于骨纤维异常增殖症发病形式的多样性,一些不典型病变的诊断较为困难。需要与其他颅骨疾病相鉴别。

1. 甲状旁腺功能亢进症 其骨内可形成单发或多发囊状液性低密度影,需与骨纤维异常增殖症相鉴别,但前者全身骨质疏松明显,有指骨骨膜下骨吸收,实验室检查血钙增高,血磷降低,尿液钙、磷增加。

2. 骨性纤维结构不良(osteofibrous dysplasia) 该病过去曾与 FD 视为同一种疾病。现在大多把二者看为两种疾病。骨性纤维结构不良发病于 10 岁之前的儿童,发病部位多在胫腓骨,病变组织行增殖细胞核抗原(proliferating cell nuclear antigen,PCNA)染色可有助于鉴别二者。

3. 非骨化性纤维瘤 多发生于长骨骨皮质内或骨皮质下,为多囊状、分叶状软组织密度,周围可见较厚硬化环。

4. 骨 Paget 病 分布与骨纤维发育不良相似,可单发或多发,但多见于中年发病,而不是早期。男性多见。影像学特征可能不同,但有时骨 Paget 病的吸收期可能类似于骨纤维发育不良。青少年骨 Paget 病或遗传性高磷血症,是一种罕见的骨 Paget 病,通常出现在婴儿期或儿童早期,该病几乎影响到身体的每一块骨头,X 射线检查易发现。特征是全身性的骨骼变宽,常呈弓形,头骨增厚。伴随着血清碱性磷酸酶水平的显著升高,易与 FD 区分。

【治疗】

由于骨纤维异常增殖症是缓慢生长,良性,自限性疾病,到达一定年龄后就不再发展。所以绝大多数症状不严重的患者不需要任何治疗,密切临床观察即可。

(一)手术

颅面部 FD 的治疗目标主要围绕功能和外观的改善以及缓解疼痛。治疗方法主要基于患者的年龄、骨病的程度和病变的临床表现。病变可表现为:静止(稳定,无生长)、非侵袭性(缓慢生长)或侵袭性(快速生长伴或不伴疼痛、感觉异常)。无症状患者可以行密切观察,包括临床检查、感觉神经测试和定期颅面部 CT 检查。对于有内听道或眼眶受累迹象的患者,应进行常规听力检查和眼科检查。如果诊断有疑问或者有侵袭性生长和(或)非典型临床表现,则需要进行活检。

手术仍然是颅面部 FD 治疗的重要方法。但可能会因术后的复发而使治疗变得困难复杂。有研究表明,68% 的患者术后会有复发,尤其是高生长激素水平未经治疗的患者。因此,在手术前应对所有潜在的内分泌疾病进行筛查和治疗。至今为止,仍不清楚为什么一些 FD 病变会出现术后复发,也无法预测其复发。颅面 FD 手术的研究表明,与更广泛的外科手术相比,活检与复发无关。为了防止复发,一些并非为了解决功能受损的手术,最好推迟到骨骼成熟后,这时病变趋于静止,手术复发率也许会降低,除非生长激素水平高,未得到控制。而对于是否应该行完全切除尚存争议,一些学者认为完全切除创伤过大,术后并发症太多。

FD 发生在前颅底及眼眶部的比例较多,所以面部畸形,视神经受累也相对常见。是 FD 最严重的并发症之一。有学者认为预防性视神经减压术不应被提倡用于治疗视神经管受累的 FD,认为预防性手术会增加视力丧失的风险。可先行密切观察作为视神经受压患者的首选方法。2011 年的一项对视神经管受压的 FD 患者进行的荟萃分析显示,与预期治疗的患者相比,无症状患者的手术与更差的预后相关。对于视神经管受压且有视力下降的患者可行开颅或经鼻内镜视神经管减压术(图 7-3)。

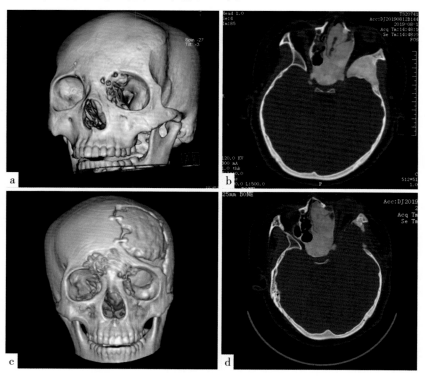

a. 术前 CT 三维重建;b. 术前 CT 平扫;c. 术后 CT 三维重建;d. 术后 CT 平扫。

图 7-3　患者为 13 岁女童,以"发现左侧头部包块,左眼视力下降 1 个月"为主诉入院,行开颅部分病变骨质切除和左侧眶壁及视神经管减压术。术后视力好转

FD 颞骨岩部病变引起的内听道狭窄可导致听力下降,异常鼓室声导抗图是 FD 最常见的听力学表现。虽然传导性听力损失更为常见,但 FD 患者中也有感音神经性和混合性听力损失的报道。除听力损失外,FD 患者还可能发生乳突胆脂瘤,从而导致骨质破坏和听力损失。

对于颅骨的骨纤维异常增殖症患者的治疗团队应包括口腔颌面外科、整形外科、耳鼻喉科、神经外科、病理科等多学科共同参与。对于手术时机的把握非常重要。病变组织完全去除后造成颅骨缺损者,颅骨的修复重建可使用髂骨、肋骨等自体骨,也可使用羟基磷灰石、聚醚醚酮(PEEK)、钛网等人工材料,近年郑州大学第一附属医院使用根据正常侧三维定制的聚醚醚酮或钛网进行患者的颅骨修复,可大大减少手术时间,并使患者颅面部外观得到良好的修复,取得了满意的治疗效果(图 7-4)。

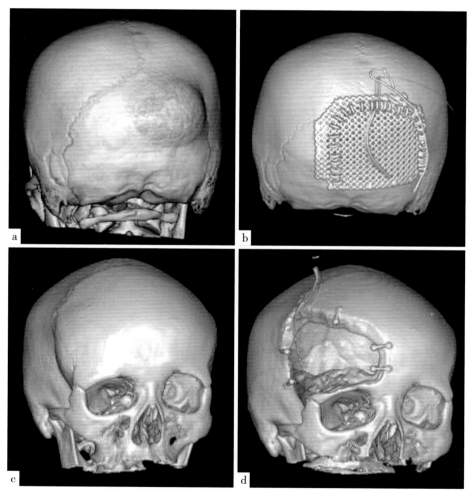

a. 术前三维 CT 重建;b. 颅骨病变切除和钛网修复术后三维 CT 重建;c. 另一患者术前三维 CT 重建;d. 颅骨病变切除和聚醚醚酮材料修复术后三维 CT 重建。

图 7-4 三维 CT 重建

（二）其他治疗

识别和治疗骨骼外病变是治疗的重要组成部分。内分泌疾病通常可以通过药物治疗。女孩的性早熟可使用芳香化酶抑制剂来曲唑治疗,而男孩通常需要同时使用芳香化酶抑制剂和睾酮受体拮抗剂。与 FGF-23 过量的其他疾病类似,低磷血症通过补充磷和维生素 D 来控制。目前,尚无有效的药物可治疗 FD。大约 40% 的颅面部骨纤维异常增殖症患者出现疼痛,可用双膦酸盐治疗。双膦酸盐是通过抑制破骨细胞的活性来减少骨转换的药物,通常用于治疗骨质疏松症和肿瘤骨转移。基于某些 FD 病变中存在的过度破骨细胞生成,双膦酸盐被认为是 FD 的一种潜在治疗方法。早期报道显示对骨痛有益,但对 FD 影像学表现的影响有争议。需要注意的是,最近有文献表明,FD 患者在双膦酸盐治疗后有发生颌骨坏死的风险,目前研究表面,静脉注射双膦酸盐可能对 FD 相关骨痛有治疗作用,但应以所需的最低剂量和较长间隔使用,以尽量减少颌骨坏死的风险。

目前有学者在进行骨骼干细胞/骨髓基质细胞移植的研究来治疗 FD,但目前还需要更多的转化研究。还有学者使用地舒单抗来进行 FD 治疗研究。地舒单抗是一种抗RANKL 的人源化单克隆抗体,目前已被批准用于治疗骨质疏松症、长骨巨细胞瘤和预防骨转移,地舒单抗抑制 RANKL 与其受体 RANK 的结合,从而阻止破骨细胞的活化和功能。有研究发现在 FD 样骨细胞和 FD 组织中 RANKL 过度表达,这表明 RANKL 可能在FD 的病理生理学中发挥作用。需要更多的研究来确定其治疗 FD 患者的安全性和有效性。

新近已有多种动物模型用于 FD 的研究,也有许多对于 $G\alpha$ 基因抑制分子的研究,这些研究对于我们对 FD 的发病机制以及治疗可能发挥积极的作用。

【预后】

颅骨骨纤维异常增殖症很少发展为严重颅面部畸形和神经受压,恶变或 MAS 型也非常少见。绝大多数是单发,进展缓慢,没有明显症状,到一定年龄自行静止。因而总体上预后是乐观的。

（郭松波）

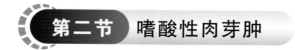

第二节　嗜酸性肉芽肿

嗜酸性肉芽肿是朗格汉斯细胞组织细胞增生症家族中病情最轻且最常见的一型。好发于扁平骨,如颅骨、肋骨、盆骨、肩胛骨等,颅骨受侵犯部位常为额骨。单发病灶占70%~85% 。一般不侵犯骨骼系统以外组织。多发生在儿童和青少年,男性多见。

【病因病理】

1.颅骨嗜酸性肉芽肿(eosinophilic granuioma,EG)病因不明,虽有内源性或外源性刺激因素导致的免疫功能异常,使髓基质环境局部失衡有关;骨病毒感染,临床上见到部分患者病变可以自行减轻或消退,支持该观点;过敏;代谢异常;与外伤有关等学说,但皆未得到证实。

2.病变组织大体观为灰褐色或灰黄色,质脆。组织学发展过程分为4个阶段。

(1)增殖期,病灶内出现大量排列不一的组织细胞,兼有少量浆细胞、淋巴细胞和嗜酸性细胞。

(2)肉芽期,出现大量嗜伊红细胞,富含血管的肉芽组织,并可见到巨噬细胞和泡沫细胞,伴有坏死或出血。

(3)黄色肿块期,肿块内出现大量含有脂质的细胞。

(4)纤维化期,大量结缔组织取代肉芽肿组织,可有新骨形成(图7-5)。

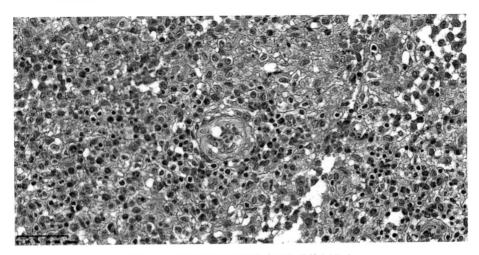

图7-5 颅骨嗜酸性肉芽肿 HE 照片(40×)

【临床表现】

多以慢性或亚急性的形式发病,头部出现单个结节性较硬肿块常为首发症状。患者常有间歇性轻度自觉痛和触痛。多发病灶常在半年内出现,1年后很少再发生新病灶。绝大多数无全身症状。极个别有低热及体重减轻。查体可见肿块边缘清、难推动,部分病例可触及颅骨缺损,好发于额骨、顶骨及颞骨,而枕骨少见。

【辅助检查】

(一)实验室检查

外周血象中的嗜酸性粒细胞比例常显著上升。白细胞总数略增高,红细胞沉降率加快。

(二)影像检查

1.X 射线　X 射线或可发现局部颅骨破坏的征象,由于骨外板破坏范围大于内板,形成"双边征"。

2.CT　圆形或椭圆形穿凿样溶骨性破坏,病灶局部颅骨内外板及板障均被破坏,密度不均匀,边缘不规则,多数无边缘硬化。破坏病灶内存在残留小骨片,有人称为"纽扣样骨坏死"。不同观点的学者认为小骨片发生在病变进展期,而非在修复期,且骨片密度远低于死骨,故不认为是"纽扣样死骨"。CT 尚可肉芽组织范围及是否向颅内发展(图 7-6)。

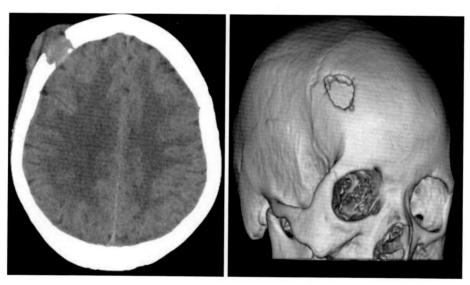

图 7-6　CT 可见溶骨性骨质破坏

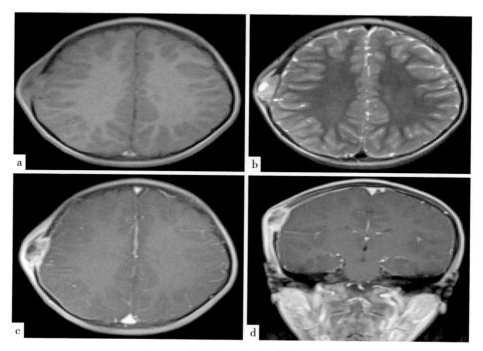

a.T_1;b.T_2;c 和 d.T_1 增强。

图 7-7　术前 MRI 可见长 T_1、长 T_2,增强明显不均匀强化

【诊断及鉴别诊断】

（一）诊断

依据患者的发病年龄,疾病自然史及特有的临床表现和辅助检查资料,有经验的医生一般都能做出正确诊断。然而在实际工作中仍需与某些颅骨破坏性病变进行鉴别。

（二）鉴别诊断

1.颅骨结核　多发生在青少年的额顶骨。起病缓慢,病程较长,大多数(85%)系身体其他部位结核迁徙而来,源于肺部结核者最多。可有长时间低热,午后明显,体温为37～38 ℃,面色苍白,两颊潮红,食欲减退,消瘦,体重减轻,乏力,盗汗,女性闭经等全身症状。头皮下有波动性寒性脓肿,窦道形成时可向外排出干酪样物及小块死骨。实验室检查周围血象白细胞数升高,其中淋巴细胞显著增多及红细胞沉降率加快。X射线及CT见不超过颅缝的圆或椭圆形骨破坏区/低密度区,边界清楚,其内含有大小、数目不等的死骨片。CT及MRI检查可以更清楚地看到病变整体及有无颅内侵犯。

2.颅骨转移瘤　颅骨转移瘤好发于中老年人,绝大多数有原发性恶性肿瘤病史,颅骨上有一个或数个小肿块,生长迅速,肿块长大时伴有疼痛。CT和MRI上常以膨胀性生长、溶骨性、边界欠清晰、有时邻近骨有增生和硬化,富血管病变为特点。

3.颅骨骨髓瘤　是颅骨板障骨髓浆细胞异常增生并侵蚀颅骨的恶性肿瘤。好发于中老年人。约2/3为多发性,此时多为全身多发性骨髓瘤侵犯颅骨的表现形式,除颅骨外,还常累及肋骨、胸骨、锁骨、椎体、骨盆和长骨两端。孤立的颅骨骨髓瘤又称为浆细胞瘤,患者可在几年后出现多发性骨髓瘤的全身表现。其临床表现多为头部痛性肿块,单发或多发,生长较快,有间歇性或持续性疼痛,质软,压痛明显。肿瘤侵及颅底也可引起颅神经麻痹、眼球突出等症状。其全身症状包括间歇性发热、高钙血症、高球蛋白血症、贫血、肾衰竭、尿中可查出本周蛋白和骨髓增生活跃等。颅骨CT或X射线表现为颅骨局部类圆形穿凿样骨破坏,边缘清晰,边缘无硬化,周围无反应性骨增生改变。

4.黄脂瘤病　亦称黄色脂病,是一种网织内皮细胞系统的类脂质沉积的代谢疾病,又称充脂性网织内皮细胞增生症。多见于3～5岁儿童,偶发生在成人。典型患者可有尿崩、眼球突出和颅骨地图样缺损组成的Christian三主征。此外,尚有低热、关节疼痛、无力、贫血、齿龈炎、淋巴结肿大、脾肿大、侏儒症及肢端肥大症等。实验室检查可有血糖及血脂增高,但胆固醇正常。颅骨平片在颞和顶部可见单发或多发的典型的地图样缺损,边缘清楚,锐利而无硬化带。在颅骨缺损区内有时可见正常骨片。

【治疗】

颅骨嗜酸性肉芽肿属良性病变。对单发病灶手术切除是最有效的疗法。切除范围达病损骨缘外3 mm即可,通常不需要颅骨修补。至于术后是否放疗存在不同的看法,我们一般术后辅以小剂量放疗,未见到复发病例。

本病对放射治疗较敏感,对多发、病变广泛者,经活检证实后应进行放射治疗,一般用15 Gy剂量照射即可。也可以加用适量激素。

【预后】

单发病变经治疗可以达到根治。多发病变放疗或放疗加激素等措施治疗者,预后也比较乐观。常用的简便随访方法是查血象嗜酸性粒细胞是否升高,必要时进行 X 射线或 CT 检查。

（李天豪）

第三节　黄色瘤病

颅骨黄色瘤病(xanthomatosis of skull),亦称黄色瘤性肉芽肿,又名汉-许-克病(Hand-Schuller-Christian disease,HSCD),为网状内皮细胞系统的类脂质沉积病,属于朗格汉斯细胞组织细胞增生症之一。主要累及骨骼系统骨髓内,除颅骨外也可发生在其他扁平骨。常为单一颅骨受累,多个颅骨发病者约占 20%。本病多见于 10 岁以下儿童,尤其 3～5 岁者。

【病因病理】

黄色瘤病确切病因未明,可能某种因素导致的免疫功能异常所致或为遗传性脂质沉积病。病变大体为黄色或灰黄色,质脆,肉芽肿样肿块。受累骨为溶骨性骨破坏。

镜下可观察到大量含胆固醇的泡沫细胞,还可见嗜酸性粒细胞及淋巴细胞浸润,有时可见细胞内含铁血黄素沉积(图 7-8)。

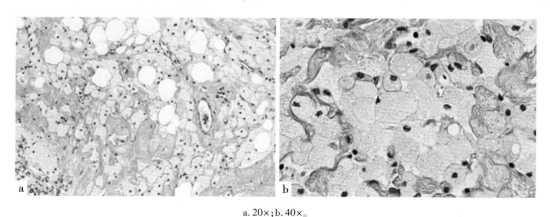

a. 20×;b. 40×。

图 7-8　黄色瘤病病理学表现镜下可见含胆固醇的泡沫细胞(HE)

【临床表现】

典型病例表现为尿崩、突眼和颅骨地图样缺损,称 Christian 三联征。三联征同时出现者很少,多数表现为一两个主征合并其他症状。其他症状包括低热、关节肌肉疼痛、乏力、贫血、肝脾大、侏儒症等。尿崩症见于 50% 以上的病例,常见于颅骨和眶骨受累的患者。颅骨病变开始为头皮表面隆起,硬而有轻度压痛,当病变蚀穿颅骨外板后,肿物变软。眶骨破坏一般为单侧,可表现为眼球突出或眼睑下垂。有时还可合并糖尿病、高脂血症等代谢性疾病。

【辅助检查】

颅骨 X 射线可见单发或多发的典型地图样缺损,边缘清楚锐利而无硬化带,骨破坏往往先从内板开始。CT 上可见溶骨性破坏,病变常于颅骨内呈膨胀性生长,骨皮质常完整,甚至增厚(图7-9a)。MRI 上病灶在 T_1 加权像多为低信号,T_2 加权像为高信号,强化呈多样性(图7-9b~d)。T_1 加权像及 T_2 加权像均为低信号时常提示该部位有含铁血黄素沉积及肉芽肿性病变。有尿崩症患者 MRI 可能发现下丘脑区受累。放射性核素扫描有助于了解其他骨骼有无病变(图7-9)。

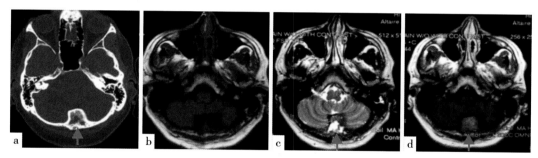

a. CT 显示枕骨膨胀性生长(骨皮质内板及外板增厚);b. MRI 平扫病变 T_1 加权像呈低信号;c. MRI 平扫病变 T_2 加权像呈高信号;d. MRI 增强病变呈中等强化。

图7-9 枕骨黄色瘤病影像学表现

实验室检查尚可见血糖、血脂升高,血小板减少等,但胆固醇多正常。

【诊断与鉴别诊断】

(一)诊断

依据发病年龄,结合典型临床表现、影像学检查可做出诊断。病理检查是诊断本病最可靠的根据,尤其是电镜下找到具有 Birbeck 颗粒的朗格汉斯细胞,结合临床即可确诊。

(二)鉴别诊断

黄色瘤病需与以下疾病鉴别。

1. 颅骨嗜酸性肉芽肿 与黄色瘤病不同点在于:①发病年龄可延续到青少年;②骨

破坏区内有残留小骨片,CT 值低于正常骨和死骨;③没有尿崩和突眼;④少有其他内分泌异常及全身症状;⑤周围血象嗜酸性粒细胞增高,红细胞沉降率加快;⑥病理切片内有大量嗜伊红细胞。

2. 颅骨骨肉瘤　该病好发于青少年男性;病程短,肿块迅速发展,疼痛明显;由于肿块迅速长大,血供丰富,肿瘤表面皮肤发红,皮温升高,甚至可看到迂曲的血管,听到血管杂音;不论哪种类型,均有骨质破坏和增生同时存在,不同的只是量的差别,尤其成骨型的芒状骨针具有特征性鉴别意义。

3. 颅骨表皮样囊肿/皮样囊肿　颅骨表皮样囊肿多位于额骨、顶骨、枕骨及蝶骨,邻近骨缝处。呈类圆形,边缘较光整,个别病例会发现"皮毛窦";对颅骨的影响是非侵袭性的,属于膨胀性压迫,因此,骨缺损边缘是光滑柔和的正常骨;部分位于骨内、部分进入颅内者则呈囊袋状。临床表现为局部头皮隆起,无自觉痛及压痛,病变体积较大者可压迫颅内结构,出现高颅压、抽搐及相应神经功能障碍等。病变 CT 平扫多呈低密度影,偶尔可见高密度钙化成分。病变在 MRI T_1 加权像多呈低信号,合并出血时可呈混杂高信号,T_2 加权像多呈高信号,DWI 序列上可见明显弥散受限,呈高信号。

4. 颅骨骨髓瘤　好发于 40 岁以上人群,尿蛋白电泳试验本周蛋白阳性。临床表现多为头部痛性肿块,单发或多发,生长较快,有间歇性或持续性疼痛,质软,压痛明显。骨髓象显示浆细胞增生。X 射线或 CT 显示颅骨溶骨性破坏。病灶在 MRI T_1 加权像多呈低信号,T_2 加权像多呈高信号。

5. 颅骨转移瘤　颅骨转移瘤为身体其他部位恶性肿瘤经各种途径侵犯颅骨所致,原发肿瘤以肺癌、乳腺癌、淋巴瘤等多见。常见于中老年患者,占颅骨恶性肿瘤的 12.4% ~ 17.0%。X 射线上可见病灶以多发常见,少数为单发。大小、形状不同,边缘不整且多不清晰的骨质破坏区,其内有残留碎骨片或肿瘤骨。CT 可清晰显示肿瘤对颅骨的破坏情况。肿瘤在 MRI 上多表现为长 T_1、长 T_2 信号。体积较小的肿瘤位于颅骨板障内,呈膨胀性生长。随着肿瘤体积的增大,肿瘤可侵犯颅骨内外板及硬脑膜,增强后多呈明显强化。

【治疗】

(一)手术

1. 适应证　对于颅骨单一性病灶,若无明显临床症状,可考虑随访或手术切除;若有明确相关临床症状,则倾向于尽可能手术全切。

2. 禁忌证　①患者身体状况较差不能耐受手术者,如合并严重的心肺或者全身多脏器功能障碍;②存在显著凝血功能障碍者;③多块颅骨受累。

3. 手术前准备　①完善血常规、血型、肝肾功能、凝血功能、传染病指标、心电图、胸部 CT、头颅 CT、头颅 MRI 等检查,充分评估病变的位置及大小,尤其是注意评估患者心肺功能,必要时完善心脏彩超、肺功能检测等;②对有尿崩及其他内分泌异常者,术前给予必要的治疗;③术区剃头;④术前 10 h 禁止饮食,保证手术时空腹,防止麻醉后出现呕吐甚至窒息的危险。⑤签署麻醉风险知情同意书、手术风险知情同意书等相关医疗文书。

4. 手术要点　手术尽量全切病变及受侵犯骨质和病骨以外 2 cm 以上正常骨,对颅骨缺损一般不予修补。

5. 手术并发症及术后处理 ①出血:主要为硬膜外出血,出血量多时甚至需行二次开颅手术清除血肿。②感染:预防性应用抗生素,一旦明确感染病原体则需调整应用敏感抗生素。③皮下积液:皮下积液少量的给予自行吸收,如果皮下积液量多甚至需要行穿刺抽吸加压包扎。④切口愈合不良:必要时需再次缝合切口。

（二）放疗

本病对放射线较敏感,放射治疗可阻止病变发展,对于手术后患者不管有无残留者均应放疗,因患者为幼儿,一般给予中等剂量。由于颅骨黄色瘤病罕见,尚无统一放射剂量标准。目前尚缺立体定向放射外科(如伽马刀、射波刀等)应用于此类疾病治疗的经验。

（三）其他治疗

目前尚无化疗及靶向治疗应用于此疾病治疗的经验,有报道提示类固醇药物可有效控制病变进展,改善临床症状、减小病灶体积,有尿崩症者与以尿崩停治疗。另外,对于合并症的治疗亦为重要,尤其对于未能完全切除病变的患者,通过药物治疗及生活方式干预积极控制高脂血症有利于减缓病变的复发及进展。

【预后】

颅骨黄色瘤病早期经手术全切后多预后较好,约不到 1/3 患者术后复发,复发部位多为原位,也可能其他部位发生新病灶。合并重要脏器损害者预后不良。

（王 蒙）

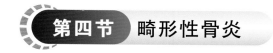

第四节 畸形性骨炎

畸形性骨炎,1870 年由 Paget 首次叙述,故又称骨 Paget 病(Paget disease of bone,PDB),是一种骨代谢异常的慢性进行性疾病。该病地域性明显,在北美、西欧、澳大利亚多见,而在亚洲地区少见。男性略多于女性,该疾病以中老年人多见,发生部位常见于颅骨、脊椎、胫骨、股骨和骨盆。

【病因病理】

（一）病因

本病发病原因不明,多数学者认为与慢性病毒感染和遗传因素有关。麻疹病毒、腮腺炎病毒、狂犬病病毒和副流感病毒等与 PDB 发病有关,常常感染多年后才表现出临床症状。近年来基因组学研究发现,$SQSTM1$ 突变是导致本疾病最重要的基因,该基因编码蛋白 P62,调节破骨细胞功能。

（二）病理

PDB 的病理学特征为缓慢进展的局部骨质破骨和成骨,二者常同时或交替进行,持续发展。病变早期因局部骨质吸收显示骨质疏松,颅骨外板先被破坏,内板尚完整,在此阶段,内板先发生硬化,随后外板逐渐增厚至内外板界线完全消失,病变区颅骨可增厚数倍。后期骨质致密硬化,骨小梁增生,新旧骨由于黏合线杂乱排列而呈现筛状的骨镶嵌结构(图 7-10)。

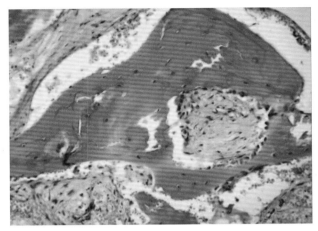

图 7-10　病理结果示:骨小梁内板层结构紊乱,骨母细
　　　　　胞与破骨细胞增生,见明显的黏合线,骨组织
　　　　　间见较多血管及纤维组织（HE 20×）

【临床表现】

PDB 临床表现缺乏特异性,早期一般无症状,多为偶然发现。疼痛为常见症状,晚上明显,多为钝痛或灼痛。病变部位显著隆起且因血管过度增生皮温升高。高流量的颈外动脉供血大多通过颞浅动脉导入,故可以看到该血管增粗迂曲。这一病理性盗血会致大脑供血不足引起嗜睡、淡漠、乏力等症状,并可诱发高排出性充血型心力衰竭。盗血也可发生在椎基底动脉。此外,内板向颅内膨入时会产生压迫症状。随着疾病进展,当颅骨增厚致颅底凹陷可表现颅内压增高症状,如听力障碍、视力下降等神经功能障碍。范围较大的病变,可使头颅增大及不对称。

【辅助检查】

1.**实验室检查**　骨吸收常常导致尿吡啶啉交联和脱氧吡啶啉交联等指标升高。骨增生常常表现为血碱性磷酸酶（ALP）水平的增高以及尿羟脯氨酸（HYP）水平的明显增加,而血钙、磷和镁水平一般正常。文献报道,血 ALP 水平的高低与病变活动程度及病变侵蚀范围相关,尤其病变广泛时 ALP 可以超出正常值 10 倍以上。

2.影像学检查

（1）X射线：表现为颅骨进行性不对称增大、增厚，并出现多发性溶骨破坏，全层颅骨骨板均可受侵，以外板和板障受累明显，X射线透光范围不等，周围无硬化带。严重者可出现颅骨多处钙斑并表现为絮状增生，称棉絮征。此种颅骨的溶骨与成骨并存系PDB在X射线的一种特征性表现（图7-11）。

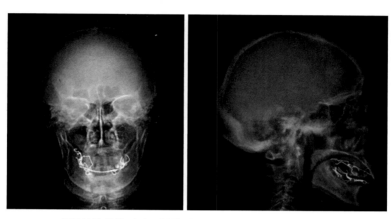

颅骨结构紊乱，密度不均并明显增厚，局部呈"棉絮样"状影。

图7-11　头颅X射线

（2）CT：不仅能够直观地显示颅骨病变部位的增生硬化及骨质破坏等变化，而且还能清晰地了解颅内脑组织有无受累等情况。早期CT上可表现颅骨板障不同程度增厚，呈不规则性及硬化性增生，内外板界限及颅缝均显示不清；颅底因骨质疏松而发生凹陷，颅骨CT三维重建对于显示颅底等部位有明显优势（图7-12）。

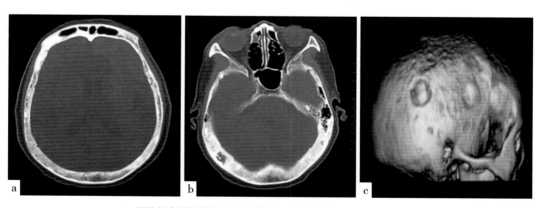

a、b.颅骨板障明显增厚，密度不均；c.三维骨重建显示颅骨凸凹不平。

图7-12　头颅CT示

（3）MRI：显示病变颅骨硬化区、破坏区及紊乱排列的骨小梁区呈低信号，其与骨髓组织的高信号形成鲜明对比，紊乱排列的骨小梁使受累颅骨在MRI上呈"朽木征"样改变,也是诊断颅骨 PDB 的典型征象。

如果 CT/MRI 检查发现软组织影,可能是肉瘤变(图 7-13)。

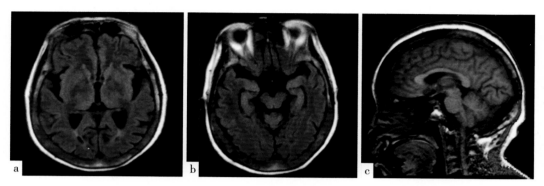

a～c.颅骨板障明显增厚,信号不均,局部呈"朽木"样改变。

图 7-13　头颅 MRI

【诊断及鉴别诊断】

1.诊断　颅骨 PDB 的诊断通常依据实验室检查、颅骨影像学特征并结合患者的临床资料等,但最终确诊需通过病理诊断。

2.鉴别诊断　典型的颅骨 PDB 诊断相对容易,但不典型病例仍需与颅骨骨纤维结构不良、颅骨嗜酸性肉芽肿和颅骨转移瘤等疾病进行鉴别。

(1)颅骨骨纤维结构不良:发病年龄在青少年,患者血碱性磷酸酶多正常或略高,颅骨病变进展较慢且自限,一般无痛苦,常常是在发现头面部畸形后就诊。部分可伴有内分泌症状,可与 PDB 进行鉴别。

(2)颅骨嗜酸性肉芽肿:是一种非肿瘤样增生的溶骨性病变,常发生于 10 岁以下儿童,多出现在额骨和顶骨,肿块处有自觉痛和触痛。影像学显示颅骨穿凿样破坏,内板和外板均可出现,并常有残留骨片。

(3)颅骨转移瘤:多数患者有相关癌症病史,病史较短,常为多发病灶,部分患者可查到原发灶,疼痛明显,实验室检查血碱性磷酸酶多不升高。影像学上 PDB 的特征表现,头颅多无增大,颅骨无畸形。

【治疗】

目前,双膦酸盐是治疗 PDB 的首选药物,双膦酸盐能够抑制过高的骨转换率,降低碱性磷酸酶的水平,缓解骨质的破坏和吸收。其次降钙素、雌激素和睾丸素等药物也有助于改善骨质代谢,一旦确诊为 PDB,还应增加营养支持,改善患者体质;并注意定期复查,早期给药可有助减少并发症的发生。

经上述治疗可以缓解病变。因病变血液循环特别丰富,手术异常困难,除个别需神经孔减压外,一般不主张手术治疗。早期可试行放射治疗。

【预后】

早发现、早治疗可以缓解病情。恶变者预后不良。

（丁大领）

参考文献

［1］舒凯翊,张智勇.颅颌面骨纤维异常增殖症的诊断与治疗［J］.中国美容整形外科杂志,2020,31（12）:64-66.

［2］赵卫良,谢森,缪国专.多骨性骨纤维异常增殖症 1 例［J］.中国微侵袭神经外科杂志,2019,24（12）:567-568.

［3］BURKE A B,COLLINS M T,BOYCE A M.Fibrous dysplasia of bone:craniofacial and dental implications［J］.Oral Diseases,2017,23（6）:697-708.

［4］杨树源,张建宁.神经外科学［M］.2 版.北京:人民卫生出版社,2015.

［5］ALBERT P E,PABLO N B,PALOMA M,et al.Imaging of skull vault tumors in adults［J］.Insights Imaging,2020,11:23.

［6］CARLOS S R,HEATHER A L,BRUNO L M,et al.Langerhans cell histiocytosis（eosinophilic granuloma）of the skull mimicking nummular headache.Report of two cases［J］.Cephalalgia,2018,38（4）:794-797.

［7］MICHALINA J,JOANNA S,GRZEGORZ R,et al.Langerhans cell histiocytosis in children-a disease with many faces.Recent advances in pathogenesis,diagnostic examinations and treatment［J］.Postepy Dermatol Alergol,2018,35（1）:6-17.

［8］ONG A A,ROSI-SCHUMACHER M,PIZZUTO M.Langerhans cell histiocytosis of the skull［J］.Ear Nose Throat J,2021,100（4）:219-221.

［9］王忠诚.王忠诚神经外科学［M］.武汉:湖北科学技术出版社,2015.

［10］周良辅.现代神经外科学［M］.上海:复旦大学出版社,2015.

［11］KENTA K,YUICHI K,JUN Y,et al.Generalized eruptive histiocytoma developing into xanthoma disseminatum with central diabetes insipidus［J］.J Dermatol,2019,46（8）:e281-e283.

［12］HAN Y,GAO W,LIANG P F,et al.Clinical features of bilateral temporal bone xanthoma with LDLR gene mutation［J］.Int J Pediatr Otorhinolaryngol,2015,79（7）:1148-1151.

［13］JAIN S,NG Z X,MANTOO S,et al.Right parietal skull xanthoma characterized as a metastatic deposit［J］.World Neurosurg,2020,140:56-59.

［14］HAN Y,GAO W,LIANG P,et al.Clinical features of bilateral temporal bone xanthoma with LDLR gene mutation.Int.J.Pediatr［J］.Otorhinolaryngol.2015,79（7）:1148-1152.

［15］BROADWAY S J,ARNAUTOVIC K I,ZHANG Y,et al. Xanthoma of the occipital bone and with preserved inner and outer bone cortex：case report［J］. J Neurol Surg Rep,2013,74(1):29-32.

［16］TURK C,BILGINER B,BENLI K,et al. Bilateral temporal bone xanthomas in type Ⅱ hypercholesterolemia［J］. Turk Neurosurg,2010,20(4):533-535.

［17］万强,张晓东,程毅飞,等. 全颅骨畸形性骨炎一例［J］. 中华神经外科杂志,2014,30(7):689.

［18］WANG Q Y,FU S J,DING N,et al. Clinical features,diagnosis and treatment of Paget's disease of bone in mainland China：a systematic review［J］. Rev Endocr Metab Disord,2020,21(4):645-655.

［19］RALSTON S H,CORRAL-GUDINO L,COOPER C,et al. Diagnosis and management of Paget's disease of bone in adults：a clinical guideline［J］. J Bone Miner Res,2019,34(4):579-604.

［20］HSU E. Paget'sdiseaseofbone：updatesforclinicians［J］. Curr Opin Endocrinol Diabetes Obes,2019,26(6):329-334.